メディカルスタッフのための
ひと目で選ぶ
統計手法

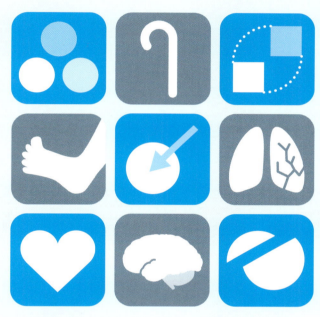

この別冊は本体から取り外して使用できます

別冊
マトリックス図集

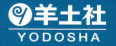

別冊目次

ひと目で選ぶマトリックス図 ……………… p4

事例早引きマトリックス図 ……………… p6

本書で用いている統計手法一覧 ……………… p14

別冊の詳しい使い方は本冊 p4「本書の使い方」をご覧ください

ひと目で選ぶマトリックス図
本書で用いている統計手法をまとめました

目的	○○を2群間で比較する（2群間の比較）		○○を3群間以上で比較する（3群間以上の比較）		○○と△△の関連性を検討す（関連性の検討）	
アウトカム尺度（ROC曲線は要因の尺度）	調整なし	調整あり※1	調整なし	調整あり※1	調整なし	調整あり※1
名義尺度	χ²検定 [なし][群≥2] p10 p12 p14 p16 Fischerの正確確率検定 [なし][群2] ログランク検定 [なし][●][群2]	Mantel-Haenszel検定 [なし][群≥2] ロジスティック回帰分析 [なし][群≥2] p10 p12 Cox比例ハザード回帰分析 [なし][●][群≥2] p14	χ²検定 [なし][群≥2] p36 p38 p40	Mantel-Haenszel検定 [なし][群≥2] ロジスティック回帰分析 [なし][群≥2] p34 p38 p40	χ²検定 [なし][群≥2] p58 p60	ロジスティック回帰分析 [なし][群≥2] p60 Cox比例ハザード回帰分析 [なし][●][群≥2] Mantel-Haenszel検定 [なし][群≥2]
順序尺度	Mann-WhitneyのU検定 [なし][群2] p18 p20 p22	順序ロジスティック回帰分析 [なし][群2]	Kruskal-Wallis検定 [なし][群3] p44 p46 p48	順序ロジスティック回帰分析 [なし][群≥2] p42	χ²検定 [なし][群≥2] p72 Spearmanの相関分析 p66 p68 p70	順序ロジスティック回帰分析 [なし][群≥2]
連続尺度	Student's t検定（対応のないt検定）[正][なし][群2] p26 p28 p30 p32 Mann-WhitneyのU検定 [非][なし][群2]	重回帰分析 [正][なし][群2] p26 p30 p32	一元配置分散分析 [正][なし][群≥2] p50 p54 p56 Kruskal-Wallis検定 [非][なし][群≥3]	共分散分析 [正][なし][群≥3] p54	Pearsonの相関分析 [正][なし][群≥3] p74 p76 p78 Spearmanの相関分析 [非] p76	偏相関分析 [正] 重回帰分析 [正] p74 p76

※アイコンの説明

[正] 正規分布（パラメトリック）　[非] 非正規分布（ノンパラメトリック）

[なし] 対応なし（くり返しなし）　[あり] 対応あり（くり返しあり）　● 打ち切り例のある二値変数

[群2] 比較群数 2　[群≥2] 比較群数 ≥2　[群≥3] 比較群数 ≥3

[回2] くり返し回数 2　[回≥2] くり返し回数 ≥2　[回≥3] くり返し回数 ≥3

○○の介入効果を検証する（介入効果の検証）		複数条件間で○○を比較する（複数条件間の比較）		カットオフ値を求める（カットオフ値）	○○の信頼性・妥当性を検討する（信頼性・妥当性）
調整なし	調整あり※1	調整なし	調整あり※1		
χ²検定 なし 群≧2 p82 p84 p86					κ係数 p138 p140 p142 p144
χ²検定 なし 群≧2 p94		Wilcoxon符号順位検定 あり 回2 p108　Friedman検定 あり 回≧3 p108 p110 p112		ROC曲線※2 p122 p124 p126 p128	重み付けκ係数 p146 p148 p152　Spearmanの相関分析 p146 p150
反復測定二元配置分散分析 あり 群≧2 回≧2 p98 p100 p102 p104	共分散分析 正 あり 群≧2 回≧2 p98 p104	対応のあるt検定 正 あり 回2 p120　Wilcoxon符号順位検定 非 あり 回2　反復測定一元配置分散分析 正 あり 回≧3 p116 p118　反復測定二元配置分散分析 正 あり 群≧2 回≧2 p114　Friedman検定 非 あり 回≧3	共分散分析 正 あり 群≧2 回≧2 p114　正 あり 回≧3 p118	ROC曲線※2 p130 p132 p134 p136	級内相関係数（ICC）正 p154 p156 p160　Bland-Altman分析 p158

※1　ここで，“調整あり”とは交絡因子を共変量とみなし調整変数として投入する統計手法を指す

※2　ここでは区別しやすいように，ROC曲線の場合のみ要因の尺度で分類している

目的とアウトカム尺度の特性より順を追って統計手法を選択する図を別冊pp14〜15に示します

事例早引きマトリックス図

目的 ○○○を2群間で比較する（2群間の比較）

対象 / アウトカム尺度	高齢者	運動器疾患	内部疾患	中枢神経疾患
名義尺度	高齢者における転倒経験と認知機能低下の有無との関係性 → χ^2検定 ロジスティック回帰分析 p10	高齢者における過去の運動習慣の有無と変形性膝関節症発症の関係性 → χ^2検定 ロジスティック回帰分析 p12	心疾患患者における再入院の有無と要介護認定取得の有無との関係性 → χ^2検定 Cox比例ハザード回帰分析 p14	脳卒中患者における半側空間無視合併の有無と食事動作の自立度の関係 → χ^2検定 p16
順序尺度	高齢者における社会的交流の程度と身体機能との関係性 → Mann-WhitneyのU検定 p18	人工膝関節全置換術後患者における疼痛の有無と手術満足度との関係性 → Mann-WhitneyのU検定 p20	人工呼吸器装着患者におけるICU-acquired weakness合併の有無と退院時歩行能力との関係 → Mann-WhitneyのU検定 p22	脳卒中片麻痺患者におけるバランス機能の良・不良と歩行自立度との関係性 → χ^2検定 残差分析 p24
連続尺度	高齢者における骨粗鬆症の有無とうつ症状との関係性 → Student's t検定（対応のないt検定）重回帰分析 p26	前十字靭帯再建術後患者における片脚前方ホップ距離と術側・非術側との関係性 → Shapiro-Wilk検定 Student's t検定（対応のないt検定）p28	高齢者における2型糖尿病の有無と認知機能との関係性 → Student's t検定（対応のないt検定）重回帰分析 p30	急性期脳梗塞患者における入院中の肺炎合併の有無と在院日数との関係性 → Student's t検定（対応のないt検定）重回帰分析 p32

対象 ── アウトカム尺度 ── 目的

目的 ○○を3群間以上で比較する（3群間以上の比較）

対象 / アウトカム尺度	高齢者	運動器疾患	内部疾患	中枢神経疾患
名義尺度	高齢者におけるメンタルヘルスと転倒との関係性 → ロジスティック回帰分析 p34	骨折患者における受傷前の介護状況と転倒場所との関係性 → χ²検定 残差分析 p36	心不全患者における自宅退院の可否とフレイルとの関係性 → χ²検定 ロジスティック回帰分析 p38	回復期脳卒中患者におけるバランス能力・認知機能の組み合わせと転倒発生との関係性 → χ²検定 ロジスティック回帰分析 p40
順序尺度	高齢者におけるからだの痛みと睡眠の質との関係性 → 順序ロジスティック回帰分析 p42	骨折患者における受傷前の介護保険取得状況と退院時ADLとの関係性 → Shapiro-Wilk検定 Kruskal-Wallis多重比較（Bonferroni法）p44	心不全患者における入院時心不全重症度と退院時歩行能力との関係性 → Kruskal-Wallis検定 p46	回復期脳卒中患者における年齢と歩行自立度との関係性 → Kruskal-Wallis検定 p48
連続尺度	高齢者における身体活動量と下肢筋力との関係性 → 一元配置分散分析 多重比較（Bonferroni法）p50	前十字靱帯再建術後患者における膝伸展筋力患健比と術後の経過月数との関係性 → Shapiro-Wilk検定 反復測定一元配置分散分析 多重比較（Tukey法）p52	慢性腎臓病（CKD）患者における重症度と握力値との関係性 → 一元配置分散分析 共分散分析 p54	脳梗塞患者における初回離床時の収縮期血圧変化と脳梗塞病型との関係性 → 一元配置分散分析 多重比較（Tukey法）p56

対象 ── アウトカム尺度 ── 目的

目的 ○○○と△△△の関連性を検討する（関連性の検討）

アウト カム尺度 ＼ 対象	1 高齢者	2 運動器疾患	3 内部疾患	4 中枢神経疾患
名義尺度	高齢者における転倒リスク群と転倒発生との関連性 → χ²検定 ロジスティック回帰分析 p58	前十字靱帯再建術後患者における膝伸展筋力の回復と術前の膝伸展筋力との関連性 → χ²検定 ロジスティック回帰分析 ROC曲線 p60	心不全入院者における運動機能と再入院との関連性 → Cox比例ハザード回帰分析 p62	脳卒中患者における退院時歩行速度と退院後の生活活動制限との関連性 → ロジスティック回帰分析 p64
順序尺度	高齢者における転倒関連セルフエフィカシーと要介護リスクとの関連性 → Spearmanの相関分析 p66	膝軟骨損傷を合併している前十字靱帯損傷患者における膝軟骨損傷の程度と手術前の待機期間との関連性 → Spearmanの相関分析 順序ロジスティック回帰分析 p68	心不全患者における身体能力改善と身体活動量との関連性 → Spearmanの相関分析 p70	脳卒中患者における退院時階段昇降自立度と退院時下肢運動麻痺との関連性 → χ²検定 p72
連続尺度	高齢者における咳嗽機能と身体機能との関連性 → Pearsonの相関分析 重回帰分析 p74	変形性股関節症患者における生活空間と各種因子との関連性 → Pearsonの相関分析 Spearmanの相関分析 重回帰分析 p76	心筋梗塞患者における各因子と運動耐容能との関連性 → Pearsonの相関分析 重回帰分析 p78	回復期脳卒中患者における退院時転倒恐怖感と退院時うつ症状との関連性 → 偏相関分析 p80

対象 —— アウトカム尺度 —— 目的

目的 ○○○の介入効果を検証する（介入効果の検証）

アウトカム尺度 ＼ 対象	高齢者	運動器疾患	内部疾患	中枢神経疾患
名義尺度	高齢者における運動による転倒予防プログラムの効果検証 → χ²検定 Fisherの正確確率検定 p82	人工膝関節置換術後患者における深部静脈血栓症発症に対する自己下腿マッサージの効果検証 → χ²検定 ロジスティック回帰分析 p84	心不全患者における外来リハビリテーションによる再入院予防の効果検証 → χ²検定 Cox比例ハザード回帰分析 p86	脳卒中患者における退院時転倒予防指導による転倒予防の効果検証 → Mantel-Haenszel検定 p88
順序尺度	高齢者における健康教育介入による健康管理セルフエフィカシー向上効果の検証 → 反復測定二元配置分散分析 p90	変形性股関節症患者におけるパワートレーニングによる股関節機能改善の効果検証 → 共分散分析 p92	生活習慣病患者における個別運動指導による行動変容ステージ進展効果の検証 → χ²検定 p94	小脳性運動失調患者における集中的協調性トレーニングによる協調運動障害改善の効果検証 → Mann-WhitneyのU検定 p96
連続尺度	高齢者におけるサルコペニア予防プログラムの骨格筋筋量などへの介入効果の検証 → 反復測定二元配置分散分析 共分散分析 p98	人工膝関節全置換術後患者における電気刺激介入による膝伸展筋力と歩行速度への効果検証 → 反復測定二元配置分散分析 p100	心臓外科術後患者における外来心臓リハビリ介入の頻度と効果の検証 → 反復測定二元配置分散分析 p102	脳卒中患者における身体活動量のフィードバックによる身体活動量向上・歩行能力改善の効果検証 → 反復測定二元配置分散分析 共分散分析 p104

対象 ── アウトカム尺度 ── 目的

目的 複数条件間で○○を比較する（複数条件間の比較）

対象 / アウトカム尺度	高齢者	運動器疾患	内部疾患	中枢神経疾患
順序尺度	高齢者における運動介入による転倒恐怖感の変化の比較 ↑ 反復測定二元配置分散分析 p106	変形性股関節症患者における人工股関節全置換術後の股関節機能の経時的比較 ↑ Friedman検定 Wilcoxon符号順位検定（Bonferroni法）p108	2型糖尿病患者における教育入院による心理的負担の経時的変化の比較 ↑ Friedman検定 多重比較（Bonferroni法）p110	脳卒中片麻痺患者における下肢装具の種類と自覚的疲労感の比較 ↑ Friedman検定 多重比較（Bonferroni法）p112
連続尺度	高齢者における転倒既往の有無による通常速度歩行と二重課題歩行の歩行様式，安定性の比較 ↑ 反復測定二元配置分散分析 共分散分析 p114	変形性股関節症患者における人工股関節全置換術後の大腿四頭筋筋厚の経時的比較 ↑ 反復測定一元配置分散分析 多重比較（Tukey法）p116	生活習慣病患者における動脈機能の季節ごとの比較 ↑ 反復測定一元配置分散分析 共分散分析 多重比較（Tukey法）p118	脳梗塞患者における肩装具使用の有無による運動パフォーマンス結果の比較 ↑ 対応のあるt検定 p120

対象 ── アウトカム尺度 ── 目的

目的 カットオフ値を求める（カットオフ値）

要因の尺度 ＼ 対象	高齢者	運動器疾患	内部疾患	中枢神経疾患
順序尺度	老研式活動能力指標は高齢者における社会的孤立の予測因子になりうるか → ロジスティック回帰分析 ROC曲線 p122	術前重症度・歩行時痛は人工膝関節置換術後患者における術後歩行時痛残存の予測因子になりうるか → ROC曲線 p124	COPD Assessment testはCOPD患者における歩行補助具使用開始の予測因子になりうるか → Mann-WhitneyのU検定 ROC曲線 p126	BRSは脳卒中患者における歩行自立獲得の予測因子になりうるか → ロジスティック回帰分析 ROC曲線 p128
連続尺度	運動機能テストは高齢者における転倒リスクの予測因子になりうるか → ロジスティック回帰分析 ROC曲線 p130	術前の運動機能は人工膝関節置換術患者における入院パス逸脱の予測因子になりうるか → Mann-WhitneyのU検定 ROC曲線 p132	術前eGFRは心臓血管外科術患者における離床遅延の予測因子になりうるか → ロジスティック回帰分析 ROC曲線 p134	入院時Alb値は急性期脳梗塞患者における自宅退院可否の予測因子になりうるか → ロジスティック回帰分析 ROC曲線 p136

対象 ── アウトカム尺度 ── 目的

カットオフ値では要因の尺度を選ぶ（アウトカム尺度は名義尺度）

目的 ○○の信頼性・妥当性を検討する（信頼性・妥当性）

アウトカム尺度 ＼ 対象	高齢者	運動器疾患	内部疾患	中枢神経疾患
名義尺度	高齢者における転倒[転倒]恐怖感の信頼性と妥当性 → κ係数 χ²検定 p138	前十字靱帯損傷疑い患者におけるラックマンテストの信頼性と妥当性 → κ係数 χ²検定 p140	脊椎骨転移を有するがん患者における医師とセラピスト間の脊椎不安定性評価の信頼性 → κ係数 p142	脳卒中後片麻痺者における歩行分析による異常歩行パターン分類の信頼性 → κ係数 p144
順序尺度	高齢者におけるSPPBによるバランス評価の信頼性と妥当性 → 重み付けκ係数 Spearmanの相関分析 p146	前十字靱帯再建術患者における膝関節腫脹に対するストロークテストの検査者間信頼性 → 重み付けκ係数 p148	進行肺がん患者における身体機能指標の妥当性 → Spearmanの相関分析 p150	脳性麻痺児における痙性の定量的評価指標の信頼性 → 重み付けκ係数 p152
連続尺度	高齢者における徒手筋力計を用いた膝伸展筋力測定の信頼性と妥当性 → Shapiro-Wilk検定 級内相関係数（ICC） Pearsonの相関分析 p154	人工膝関節全置換術後患者における膝関節屈曲角度評価の信頼性 → Shapiro-Wilk検定 級内相関係数（ICC） p156	がん患者における質問票による身体活動量評価の妥当性 → Bland-Altman分析 p158	脳卒中後片麻痺者における徒手筋力計を利用した筋力測定の信頼性 → Shapiro-Wilk検定 級内相関係数（ICC） p160

対象 —— アウトカム尺度 —— 目的

本書で用いている統計手法一覧
統計手法選択の流れ

目的	対応の有無 （くり返しの有無）	アウトカム尺度	正規性	要因		調整なし
				比較群数	くり返し回数	
差	対応なし （くり返しなし）	連続尺度	正規分布 （パラメトリック）	2		Student's t 検定（対応のない t 検定）
				≧3		一元配置分散分析
			非正規分布 （ノンパラメトリック）	2		Mann–Whitney の U 検定
				≧3		Kruskal–Wallis 検定
		順序尺度		2		Mann–Whitney の U 検定
				≧3		Kruskal–Wallis 検定
		名義尺度		2		χ^2 検定
						Fischer の正確確率検定
				≧3		χ^2 検定
		打ち切り例のある二値変数		≧2		ログランク検定 *
	対応あり （くり返しあり）	連続尺度	正規分布 （パラメトリック）		2	対応のある t 検定
					≧3	反復測定一元配置分散分析
				≧2	≧2	反復測定二元配置分散分析
			非正規分布 （ノンパラメトリック）		2	Wilcoxon 符号順位検定
					≧3	Friedman 検定
		順序尺度			2	Wilcoxon 符号順位検定
					≧3	Friedman 検定
		名義尺度		2	2	McNemar 検定
相関		連続尺度	正規分布 （パラメトリック）			Pearson の相関分析
			非正規分布 （ノンパラメトリック）			Spearman の相関分析
		順序尺度				Spearman の相関分析
信頼性		連続尺度	正規分布 （パラメトリック）			級内相関係数（ICC）
						Bland–Altman 分析
		順序尺度				重み付け κ 係数
						Spearman の相関分析
		名義尺度				κ 係数

統計手法		
		調整あり
対応ページ		対応ページ
26, 28, 30, 32	重回帰分析	26, 30, 32
50, 54, 56	共分散分析	54
132		
18, 20, 22, 96, 126	順序ロジスティック回帰分析	42
44, 46, 48		
10, 12, 14, 16, 58, 60, 82, 84, 86, 140	ロジスティック回帰分析	10, 12, 34, 38, 40, 60, 64, 84, 122, 128, 130, 134, 136
32	Mantel–Haenszel 検定	88
36, 38, 40, 86, 138		
58	Cox 比例ハザード回帰分析	14, 62, 86
20		
52, 116, 118		
98, 100, 102, 104, 114	共分散分析	98, 104, 114, 118
08		
08, 110, 112		
74, 76, 78, 154	偏相関分析	80
	重回帰分析	74, 76, 78
76		
6, 68, 70	順序ロジスティック回帰分析	68
54, 156, 160		
58		
46, 148, 152		
46, 150		
38, 140, 142, 144		

* Kaplan–Meier 曲線において，曲線を比較する場合に用いられるのがログランク検定
● 最適なカットオフ値の設定には ROC 曲線を用いる
● ここで，"**調整あり**" とは交絡因子を共変量とみなし調整変数として投入する統計手法を指す

別冊
マトリックス図集

メディカルスタッフのための

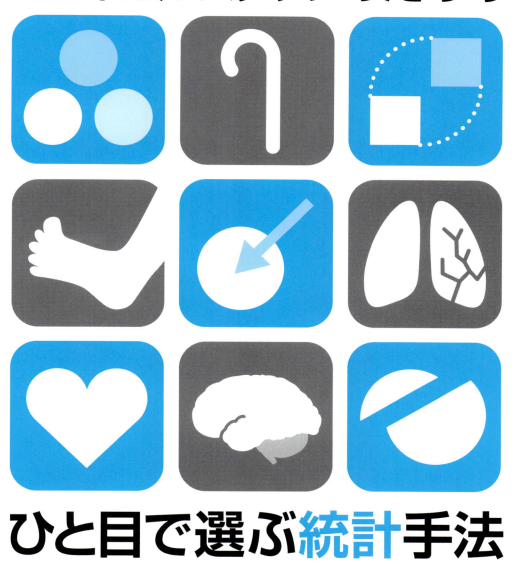

ひと目で選ぶ統計手法

編集：山田　実

編集協力：浅井　剛，土井剛彦

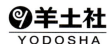

謹告

　本書に記載されている診断法・治療法に関しては，発行時点における最新の情報に基づき，正確を期するよう，著者ならびに出版社はそれぞれ最善の努力を払っております．しかし，医学，医療の進歩により，記載された内容が正確かつ完全ではなくなる場合もございます．

　したがって，実際の診断法・治療法で，熟知していない，あるいは汎用されていない新薬をはじめとする医薬品の使用，検査の実施および判読にあたっては，まず医薬品添付文書や機器および試薬の説明書で確認され，また診療技術に関しては十分考慮されたうえで，常に細心の注意を払われるようお願いいたします．

　本書記載の診断法・治療法・医薬品・検査法・疾患への適応などが，その後の医学研究ならびに医療の進歩により本書発行後に変更された場合，その診断法・治療法・医薬品・検査法・疾患への適応などによる不測の事故に対して，著者ならびに出版社はその責を負いかねますのでご了承ください．なお，本書に記載されている研究テーマ，データ，資料はすべて架空のものです．

はじめに

　本書は，統計解析を"敵方"から"味方"へコンバートさせる虎の巻です．

　"難しい"という先入観で統計手法を学ぶことから逃げ続けてきた理学療法士のAさんや言語聴覚士のBさん．専門書を開いてはみたけれど，「t検定」や「分散分析」というなじみのない言葉や難解な数式のオンパレードで統計に対してアレルギー反応が出てしまった看護師のCさん．データを収集したけれど「どの統計手法を選択すればよいのかわからなかった」，「変数の性質上，想定していた統計手法が使えなかった」など，変数と統計手法の選択が障害となり何度もつまずいたという作業療法士のDさんや管理栄養士のEさん．

　統計解析は"敵方"と思っていませんか？ 確かに統計解析は複雑かつ難解な存在です．しかし，われわれメディカルスタッフにとって（データをまとめる際に）統計解析は力強い"味方"であり，なくてはならない存在です．そして，本書には，敵陣営でどっしり構えている統計解析を，味方陣営に寝返らせるための戦術を多く掲載しています．

　本書では，統計解析を"味方"にするための戦術をマスターするために，次の4つのエッセンスをとり入れました．

　1つ目は，データの種類（変数の種類）から統計手法を選択できるようにした点です．従来のものは，「○○分析はアウトカムが△△変数の場合に□□を検討する際に用い…」というように，統計手法ありきの説明となるため，初学者はどうしても統計解析を敵視してしまいがちでした．その点，本書では「△△変数で□□の検討をしたいのであれば○○分析」というようにデータの種類と目的から統計手法を一目で選ぶことができるようにしました．

　2つ目は，統計解析をよりイメージしやすいように対象別（高齢者，運動器疾患，内部疾患，中枢神経疾患）に76の事例として紹介した点です．ご自身の興味に即した対象のページを読むことで，より身近に，そしてよりリアルに統計解析を体感することができます．

　3つ目は，統計解析の方法や結果を学会用抄録や論文としてまとめる際にどのように掲載しているのか，文章と図表による具体例を示した点です．具体化された統計解析を知ることで，ご自身がまとめる際の参考になることはもちろん，このような記載ができるようになるという統計解析の具体的な学習目標設定にもつながります．

　4つ目は，前述3つのエッセンスを見開きページで完結させた点です．本書は辞書のように，そのつど必要な内容を調べるという使い方もできます．短時間で読み切ることのできる見開きページ完結型となっているので，日々の臨床業務の合間にもすぐに確認することができます．

　これら4つのエッセンスには，統計解析を味方陣営に寝返らせる多くのヒントが含まれています．それでは，本書を片手に，研究というフィールドで統計解析とともに奮闘しましょう！ 統計解析はきっと大きな戦力となってくれるはずです．

2018年5月

山田　実

本書の使い方

本書では，適切な統計手法の選択について

Ⓐ アウトカム尺度の種類と目的から統計手法を選びたい
Ⓑ 身近なテーマを例に，どのような統計手法が選ばれ，使われるのかを知りたい
Ⓒ 統計手法をどう選んだらよいか，基本的な考え方を学びたい

の 3 つの方法でアプローチできます．

Ⓐ アウトカム尺度の種類と目的から統計手法を選びたい

▶ 別冊pp4〜5「ひと目で選ぶマトリックス図」を用意！

1 次の流れにそって，研究テーマを整理しよう

❶アウトカム尺度は？

名義尺度： 値に大小の関係がなく対象者の特徴を示すもの．
　　　　　　 例 性別，疾患の有無，転倒経験など

順序尺度： アンケートなどで4段階といった大小関係だけを示すもの．単位は不要．
　　　　　　 例 Brunnstrom Recovery Stage，徒手筋力検査など

連続尺度： 機器を用いて測定するような物理データ．単位が必要．
　　　　　　 例 身長，体重，歩行速度など

❷目的は？

○○を 2 群間で比較する（2 群間の比較）

○○を 3 群間以上で比較する（3 群間以上の比較）

○○と△△の関連性を検討する（関連性の検討）

○○の介入効果を検証する（介入効果の検証）

複数条件間で○○を比較する（複数条件間の比較）

カットオフ値を求める（カットオフ値）

○○の信頼性・妥当性を検討する（信頼性・妥当性）

2 「ひと目で選ぶマトリックス図」で統計手法をチェック

「ひと目で選ぶマトリックス図」で，調べたい行（❶アウトカム尺度）と列（❷目的）が交叉するセルにある統計手法をチェック

例　❶アウトカム尺度：順序尺度　❷目的：3群間以上の比較　の場合

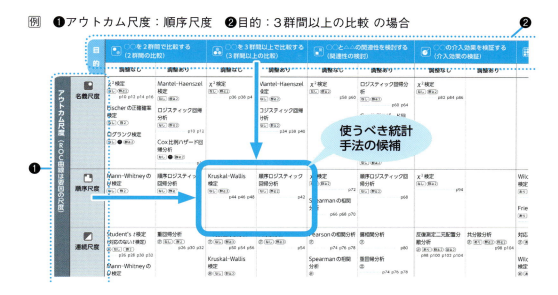

3 アウトカム尺度の特性から適切な統計手法を絞り込む

❶正規性は？（Shapiro-Wilk 検定やヒストグラムによって確認する）
　正規分布（パラメトリック）　　非正規分布（ノンパラメトリック）

❷対応（くり返し）は？
　ある　　ない

❸要因は？
　比較群数（くり返し回数）が　2　　≧2　　≧3

❹調整の有無は？（交絡因子を共変量とみなし調整するか？）
　調整あり　　調整なし

4 適切な統計手法の決定！

本冊の対応ページ先で具体的な使い方を確認します．

※目的（差・相関・信頼性）やアウトカム尺度の特性を選択していくことで適切な統計手法が選べる，
「本書で用いている統計手法一覧」を別冊 pp14〜15に収録しています．
お好みに応じて使い分けください．

Ⓑ 身近なテーマを例に，どのような統計手法が選ばれ，使われるのかを知りたい

➡ 別冊pp6～12「事例早引きマトリックス図」を用意！

1 次の流れにそって，研究テーマを整理しよう

❶目的は？

別冊

- ○○を2群間で比較する（2群間の比較） ……………………………… p6
- ○○を3群間以上で比較する（3群間以上の比較） ……………… p7
- ○○と△△の関連性を検討する（関連性の検討） ………………… p8
- ○○の介入効果を検証する（介入効果の検証） …………………… p9
- 複数条件間で○○を比較する（複数条件間の比較） ………… p10
- カットオフ値を求める（カットオフ値） ……………………………… p11
- ○○の信頼性・妥当性を検討する（信頼性・妥当性） ………… p12

❷アウトカム尺度は？

- **名義尺度**：値に大小の関係がなく対象者の特徴を示すもの．
  例 性別，疾患の有無，転倒経験など
- **順序尺度**：アンケートなどで4段階といった大小関係だけを示すもの．単位は不要．
  例 Brunnstrom Recovery Stage，徒手筋力検査など
- **連続尺度**：機器を用いて測定するような物理データ．単位が必要．
  例 身長，体重，歩行速度など

❸対象は？

- 高齢者
- 運動器疾患
- 内部疾患
- 中枢神経疾患

2 「事例早引きマトリックス図」で統計手法をチェック

「事例早引きマトリックス図」の ❶目的別のページに行き，行（❷アウトカム尺度）と列（❸対象）が交叉するセルにある統計手法をチェック，本冊の対応ページ先で具体的な使い方を確認

例 ❶目的：2群間の比較 ❷アウトカム尺度：順序尺度 ❸対象：運動器疾患 の場合

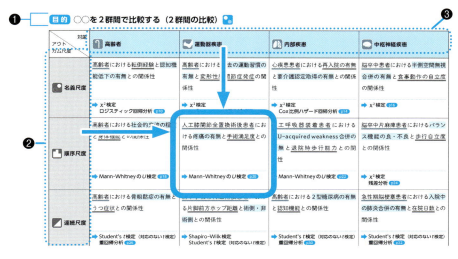

C 統計手法をどう選んだらよいか，基本的な考え方を学びたい

➡ 本冊 p162 付録「統計手法の選び方〜考え方のキホン」をご覧ください．

本冊紙面構成

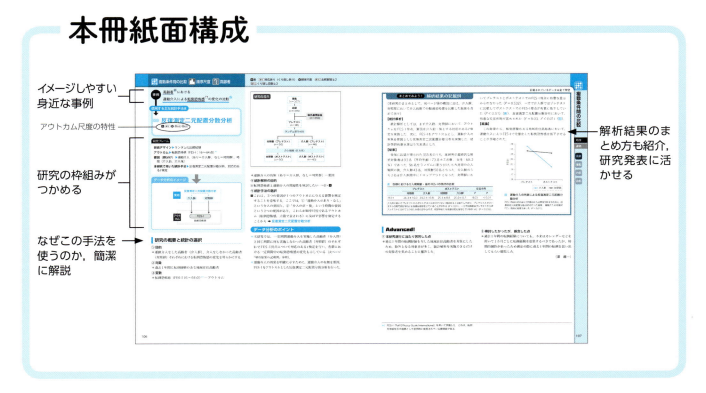

名義
順序
連続

高齢
運動
内部
中枢

信頼性・妥当性

カットオフ値

複数条件間の比較

介入効果の検証

関連性の検討

3群間以上の比較

2群間の比較

メディカルスタッフのための
ひと目で選ぶ
統計手法

2群間の比較　名義尺度　高齢者

差 なし 対応なし（くり返しなし）　名 名義尺度　群≧2 比較群数≧2

事例 高齢者[1]における転倒経験[2]と認知機能低下の有無[3]との関係性

使用する主な統計手法は

χ²検定
差 なし 名 群≧2

ロジスティック回帰分析
差 なし 名 群≧2

研究フレーム

- **研究デザイン** ▶ 横断研究
- **アウトカム** ▶ 転倒経験（あり，なし）
- **要因（群分け）** ▶ 認知機能低下（あり群，なし群）
- **本研究で用いた統計手法** ▶ χ²検定，ロジスティック回帰分析，Student's t検定（対応のないt検定）

データ分析のイメージ

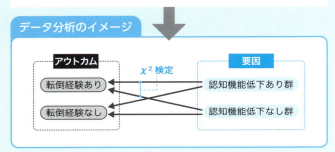

研究の概要と統計の選択

① 目的
- 転倒（過去1年間における転倒歴）と認知機能低下の関連性を検討する．

② 対象
- 地域在住高齢者

③ 変数
- 転倒経験（あり，なし；過去1年以内）…アウトカム
- 認知機能低下（あり群，なし群）*1…要因
- 年齢 ┐
- 性別 │…共変量*2（④-b において）
- 服薬数 │
- 歩行速度 ┘

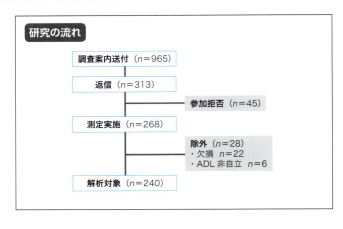

④ 統計解析の目的
a. 認知機能低下の有無と転倒経験の有無の関連性を検討したい → ⑤-a
b. 転倒経験の有無に認知機能低下の有無が及ぼす影響の大きさを共変量を含めて検討したい → ⑤-b

⑤ 統計手法の選択
a これは，アウトカム（転倒経験）について2群（認知機能低下あり群，なし群）間で比較することを意味する．

　まず「転倒経験と認知機能低下の間には関連がない」という仮説を設定して統計量を計算し，統計学的有意水準と比較して判定する〔水準より小さい値（確率）であれば仮説は棄却され，関連があるといえる〕．アウトカムは転倒経験のあり，なしという名義尺度であるから ➡ χ²検定（カイ）

b これは，アウトカムに影響を与える変数はどれか，その影響（効果）はどのくらいかを分析することを意味する（効果の程度はオッズ比として算出する）．

　アウトカム＝従属変数は転倒経験であり，要因（認知機能低下）以外のいくつかの変数（年齢，性別，服薬数，歩行速度）は共変量とみなしてそれらの影響を取り除く．ここではアウトカムが転倒経験のあり，なしという名義尺度であるから ➡ ロジスティック回帰分析（強制投入法）

データ分析のポイント

- 転倒経験の有無について，偶発的な転倒のことを考慮し2回以上を経験ありにした解析も行ったが，結果に影響がみられなかったため，1回以上を経験ありとした解析を行った．
- 認知機能を先行研究*4のカットオフ値を参照しカテゴリー化することで，ロジスティック回帰分析の解釈をわかりやすくした．

記載されているデータは全て架空

2 群間の比較

| 名義 |
| 順序 |
| 連続 |

| 高齢 |
| 運動 |
| 内部 |
| 中枢 |

まとめてみよう！ 解析結果の記載例

（本研究のまとめとして，前ページ④の検討に加え，認知機能低下の有無と基本特性ならびに共変量の群間比較も含めた結果を示す）

【統計解析】

認知機能低下あり群となし群において，基本特性ならびに共変量に差がみられるかを検討するためにStudent's t 検定または χ^2 検定を実施し，群間比較を行った．転倒経験と認知機能との関連性を検討するために，アウトカムに転倒経験の有無（過去1年間に1回以上），要因に認知機能低下の有無と共変量をあわせて投入したモデルにおいてロジスティック回帰分析を実施した．なお，共変量は年齢，性別，服薬数，歩行速度を投入した．統計学的有意水準は5％とした．

【結果】

解析対象者は240名（71.7±5.0歳，女性140名）で，認知機能低下あり群が44名，認知機能低下なし群が196名であった．全対象者のうち転倒経験がある者は79名（33％）であった．認知機能低下による群間比較を行った結果，認知機能低下あり群において，転倒経験を有する者の割合は高かった（$P<0.001$）（表1）．一方で，年齢，服薬数，歩行速度，性別の割合に有意な差はみられなかった（表1）．

ロジスティック回帰分析の結果，過去1年間の転倒経験に対し認知機能低下において有意な関連性が認められた（表2）．

表1 各変数における認知機能低下による違い

	Mean±SD or %		P 値
	認知機能低下なし群 （$n=196$）	認知機能低下あり群 （$n=44$）	
年齢（歳）	71.8±4.8	71.3±5.9	0.603
性別, 女性（名）	117	23	0.367
服薬数（種類）	2.5±1.8	2.7±1.2	0.448
歩行速度（m/s）	1.37±0.20	1.37±0.19	0.926
転倒経験, あり（名）	50	29	<0.001

群間比較をStudent's t 検定もしくは χ^2 検定にて実施した．

表2 転倒と認知機能低下との関係

	オッズ比（95％信頼区間）	P 値
認知機能低下	6.64（3.16-13.95）	<0.001
年齢	1.11（1.04-1.18）	0.001
性別	0.78（0.43-1.43）	0.425
服薬数	0.92（0.76-1.10）	0.342
歩行速度	0.50（0.10-2.44）	0.388

ロジスティック回帰分析を行い，オッズ比を算出した．認知機能低下なし群をReferenceとした．

Advanced!

①本研究遂行に当たり苦労した点

● 比較的多くの対象者に，測定時間を要する認知機能検査を実施したため，会場でのブースづくりや予約の当てはめに苦労した．

②検討したかったが，断念した点

● 研究目的からは，前向きコホート研究にて転倒の発生を追跡することが望ましかったが，研究予算の都合により横断的に検討するにとどまった．

（土井剛彦）

*1 MMSE（Mini Mental State Examination）を用いて評価し，24点未満を認知機能低下あり群とした．

*2 転倒リスクとして先行研究[3]で報告されている変数のうち，認知機能と転倒に影響を及ぼす可能性があると考えられる変数を共変量として調整した解析を行うことで，的確な解析結果を得ることができる．

*3 Tinetti ME：Clinical practice. Preventing falls in elderly persons. N Engl J Med, 348：42-49, 2003

*4 Mitchell AJ：A meta-analysis of the accuracy of the mini-mental state examination in the detection of dementia and mild cognitive impairment. J Psychiatr Res, 43：411-431, 2009

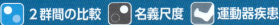

事例
高齢者における過去の運動習慣の有無と変形性膝関節症発症の関係性

使用する主な統計手法は

χ²検定
差 なし / 名 / 群≥2

ロジスティック回帰分析
差 なし / 名 / 群≥2

研究フレーム

研究デザイン ▶ 後ろ向きコホート研究
アウトカム ▶ 変形性膝関節症の発症（あり，なし）
要因（群分け） ▶ 過去の運動習慣（あり群，なし群）
本研究で用いた統計手法 ▶ χ²検定，ロジスティック回帰分析

データ分析のイメージ

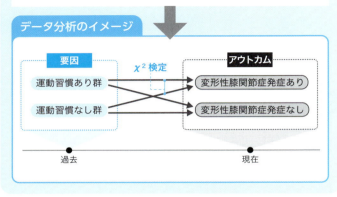

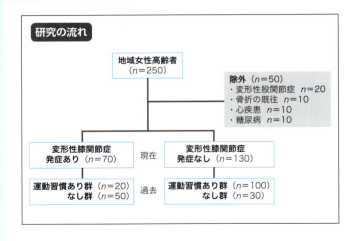

研究の概要と統計の選択

①目的
● 過去の運動習慣の有無が変形性膝関節症の発症に与える影響を検討する．

②対象
● 地域の女性高齢者

③変数
● 変形性膝関節症の発症（あり，なし）…アウトカム
● 運動習慣（あり群，なし群）*¹…要因
● 年齢 ┐
● BMI ┘ …共変量（④-ⓒにおいて）

④統計解析の目的
ⓐ 変形性膝関節症の発症と過去の運動習慣の有無の関連性を検討したい → ⑤-ⓐ
ⓑ 変形性膝関節症の発症に，過去の運動習慣の有無が与える影響の大きさを検討したい → ⑤-ⓑ
ⓒ 変形性膝関節症の発症に，過去の運動習慣の有無が与える影響の大きさを共変量を含めて検討したい → ⑤-ⓒ

⑤統計手法の選択

ⓐ これは，アウトカム（変形性膝関節症の発症）について2群（運動習慣あり群，なし群）間で比較することを意味する．
アウトカムは変形性膝関節症の発症あり，なしという名義尺度であるから ➡ **χ²検定***²

ⓑ これは，アウトカムに要因（運動習慣の有無）がどのくらい影響を与えるか，分析することを意味する（効果の程度はオッズ比として算出する）．
アウトカム（従属変数）が変形性膝関節症の発症あり，なしの名義尺度であり，要因が1つであるから ➡ **ロジスティック回帰分析**

ⓒ これは，アウトカム（変形性膝関節症）に要因（運動習慣の有無）がどのくらい影響を与えるか，共変量（年齢，BMI）を含めて分析することを意味する（効果の程度はオッズ比として算出する）．
アウトカム（従属変数）は変形性膝関節症の発症であり，要因は運動習慣，共変量は年齢，BMIとみなす．アウトカムに影響を及ぼしうる共変量で調整し，主となる要因の影響を検討する．アウトカムが変形性膝関節症の発症あり，なしの名義尺度であり，要因が複数であるから ➡ **ロジスティック回帰分析（強制投入法）**

データ分析のポイント

● 関連性のみではなく，ロジスティック回帰分析を用いて，要因がアウトカムに与える影響の強さも検討した．
● 共変量を含めて，主となる要因の影響度を検討した．
● 単変量解析の結果と多変量解析の結果を比較することで，共変量の影響を考慮した状態で，運動習慣の有無の影響を検討することが可能となる．
● BMIの分布はアウトカムに対して直線的ではなくU字型の関連を示したため，連続変数として投入することは不向きであると判断した．そのため，今回は，痩せ（18.5未満），標準（18.5～25未満），肥満（25以上）の3カテゴリーに分けて分析した．

記載されているデータは全て架空

2 群間の比較

名義
順序
連続

高齢
運動
内部
中枢

まとめてみよう！ 解析結果の記載例

【統計解析】

　統計解析は，過去の運動習慣と変形性膝関節症発症の関連性を検証するために χ^2 検定を実施した．さらに，運動習慣が変形性膝関節症発症に与える影響を検証するために，変形性膝関節症発症の有無をアウトカム，運動習慣の有無を要因に投入したロジスティック回帰分析を行った．加えて，年齢とBMIを共変量として調整したロジスティック回帰分析を行い，運動習慣の影響を再検証した．

【結果】

　対象は，200名（平均年齢72.0±7.4歳）の地域女性高齢者であり，このうち，変形性膝関節症発症を発症したのは70名（35％）であった．運動習慣を有していたのは120名であり，このなかで変形性膝関節症を発症したのは20名（16.7％）であった．一方，運動習慣を有していなかった80名のなかで変形性膝関節症を発症したのは50名（62.5％）であった（表1）．χ^2検定では，運動習慣と変形性膝関節症発症に有意な関連性を認め（$P<0.05$），過去に運動習慣がある高齢者は，変形性膝関節症発症割合が少なかった．ロジスティック回帰分析では，変形性膝関節症の発症に運動習慣の有無が有意に寄与し（$P<0.05$），調整済みオッズ比は8.75（95％信頼区間：4.47–17.14）となった（表2）．

【結論】

　運動習慣は変形性膝関節症の発症に関与し，運動習慣がないことにより発症オッズが約8倍になることが示唆された．運動習慣をもつことにより，変形性膝関節症の予防を可能にすることが考えらえる．

表1　基本属性

		全数	変形性膝関節症	
			発症あり（$n=70$）	発症なし（$n=130$）
平均年齢[標準偏差]（歳）		72.0[7.4]	71.9[7.3]	72.4[7.5]
BMI	痩せ（n）	72	29	43
	標準（n）	55	23	32
	肥満（n）	73	18	55
運動習慣	あり（n）	120	20	100
	なし（n）	80	50	20

表2　変形性膝関節症発症に与える運動習慣の影響

	Model 1	Model 2
偏回帰係数	2.12	2.13
オッズ比	8.33	8.75
95％信頼区間	4.31–16.12	4.47–17.14
P 値	<0.05	<0.05

《Model 1》アウトカム：変形性膝関節症発症の有無，要因：運動習慣
《Model 2》Model 1＋共変量（年齢，BMI）

Advanced!

① 本研究遂行に当たり苦労した点

● 過去のデータを抽出する際に，時間を要した．普段からデータベースを活用し，データ管理する必要があった．

● 多くの共変量を用意することが困難であり，年齢とBMIにとどまった．

② 検討したかったが，断念した点

● 後方視的（後ろ向き）研究であったため，運動習慣や身体機能などの詳細な情報を取得できなかった．今後は，前方視的（前向き）研究の計画を立て，詳細な情報を得ることが必要である．

（田中友也）

＊1　運動習慣の調査はアンケート調査から収集した．

＊2　χ^2検定には，Pearson（ピアソン）のχ^2検定が最もよく利用される．しかし，

該当する分布が0（該当なし）の場合や，期待度数が5未満のセルが全セルの20％以上ある場合には，Fisher（フィッシャー）の正確確率検定を利用する．

2群間の比較 名義尺度 内部疾患

事例 心疾患患者における再入院の有無と要介護認定取得の有無との関係性

使用する主な統計手法は

χ²検定
差[なし] 名 [群≧2]

Cox比例ハザード回帰分析
差[なし] ● [群≧2]

研究フレーム

- 研究デザイン ▶ 後ろ向きコホート研究
- アウトカム ▶ 再入院の有無（全再入院，心血管再入院）
- 要因（群分け）▶ 入院時の要介護認定取得の有無（認定群，非取得群）
- 本研究で用いた統計手法 ▶ χ²検定，Cox比例ハザード回帰分析

データ分析のイメージ

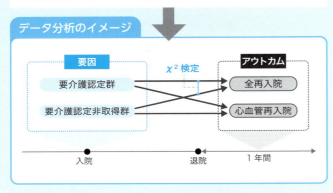

研究の流れ

心疾患患者（n=209）
（急性期病院に入院しリハビリテーションを施行した65歳以上の患者）
↓
要介護認定の有無が聴取可能（n=199）
↓
除外（n=69）
・当院でのフォローなし n=34
・検査や教育目的での入院 n=30
・データ欠損 n=5
↓
要介護認定群（n=42）　要介護認定非取得群（n=88）

研究の概要と統計の選択

①目的
- 再入院の有無と要介護認定取得の有無の関連を検討する．

②対象
- 心疾患患者

③変数
- 再入院の有無（全再入院，心血管再入院；退院後1年間）[*1] …アウトカム
- 入院時の要介護認定取得の有無（認定群，非取得群）[*2] …要因
- 入院期間
- 入院時の年齢
- 性別
- BMI
- BNP[*3]
- eGFR[*3]
…共変量（④-ⓑにおいて）

④統計解析の目的
ⓐ 再入院の有無と入院時の要介護認定取得の有無に関連があるかを検討したい → ⑤-ⓐ
ⓑ 再入院の有無に影響を与える主な因子は何かを検討したい → ⑤-ⓑ

⑤統計手法の選択
ⓐ これは，アウトカム（再入院の有無）について2群（入院時の要介護認定群，非取得群）間で比較することを意味する．
アウトカムは再入院の有無で，あり，なしという名義尺度であるから ➡ **χ²検定**

ⓑ これは，アウトカムの発生に影響を与える変数はどれか，その影響（効果）はどのくらいか分析することを意味する（効果の程度はハザード比として算出する）．
アウトカム＝従属変数は再入院の有無であり，要因（入院時の要介護認定）以外のいくつかの変数（入院期間，入院時の年齢，性別，BMI，BNP，eGFR）を共変量とみなしてその影響を取り除く．ここではアウトカムである再入院が観察期間内にどれくらいの早さで発生したかであるから ➡ **Cox比例ハザード回帰分析（強制投入法）**

データ分析で工夫した点

- アウトカムを全再入院だけでなく，心血管イベントでの再入院も取り入れることで，心疾患患者に特異的な再入院理由についても検討した．
- 要介護認定取得の有無をその他の因子（年齢，性別，BMI，BNP，eGFR）を含めても影響があるか検討した．
- 本研究では，心疾患の病型の違いにより要介護認定取得の有無による全再入院，心血管再入院に違いがあると予測されたため，病型を分けた検定も行った（次ページ「解析結果の記載例」参照）．

記載されているデータは全て架空

2群間の比較

名義
順序
連続
高齢
運動
内部
中枢

まとめてみよう！ 解析結果の記載例

（本研究のまとめとして，前ページ④の検討に加え，心疾患の病型別再入院の有無と要介護認定取得との関連性解析も含めた結果を示す）

【統計解析】

統計解析は，はじめに，心疾患患者における退院後1年間での再入院（全再入院，心血管再入院）の有無をアウトカム，入院時の要介護認定取得の有無を要因としたχ^2検定を実施した．次に，心疾患の病型を，心筋梗塞，心不全，外科術後に細分化し，同様の検定を実施した．最後に，要介護認定取得の有無が再入院に与える影響をCox比例ハザード回帰分析を用いて実施した．なお，統計学的有意水準は5％とした．

【結果】

本研究は130例（認定群42例，32％）の心疾患患者が取り込まれた．対象者の初回入院時の病型は，心筋梗塞52％，心不全18％，外科術後29％であった．すべての心疾患患者における要介護認定取得の有無と全再入院，心血管再入院の有無を検討した結果，有意な関連が認められた（全再入院

$P < 0.001$，心血管再入院 $P < 0.05$）（表1）．加えて，病型別に同様の関連を検討した結果，心筋梗塞患者では全再入院，心血管再入院ともに有意な関連が認められず，心不全患者では両再入院に有意な関連が認められた（全再入院 $P < 0.001$，心血管再入院 $P < 0.05$）．また，外科術後患者は全再入院にのみ有意な関連が認められた（全再入院 $P < 0.001$）．共変量で調整した比例ハザード回帰分析の結果は，全再入院にのみ要介護認定取得の有無に有意な関連を認め（ハザード比：2.78，95％信頼区間：1.34-5.44，$P < 0.01$），心血管再入院には有意な関連が認められなかった（ハザード比：0.65，95％信頼区間：0.19-2.15，$P = 0.476$）（表2）．

【結論】

このことより，要介護認定を取得していた心疾患患者は，取得していない心疾患患者と比べ有意に再入院の割合が高く，特に要介護認定を取得していた心不全患者が再入院の割合が高いという結果であった．

表1　心疾患の病型別再入院の有無と要介護認定取得の有無の関連（χ^2検定）

		心疾患 (n=130)			心筋梗塞 (n=68)			心不全 (n=24)			外科術後 (n=38)		
		認定群 (n=42)	非認定群 (n=88)	P値	認定群 (n=20)	非認定群 (n=48)	P値	認定群 (n=12)	非認定群 (n=12)	P値	認定群 (n=10)	非認定群 (n=28)	P値
全再入院 (n) [%]	あり	34 [81]	33 [38]	<0.001	14 [70]	26 [54]	0.232	11 [92]	1 [8]	<0.001	9 [90]	8 [29]	<0.001
	なし	8 [19]	55 [62]		6 [30]	22 [46]		1 [8]	11 [92]		1 [10]	20 [71]	
心血管再入院 (n) [%]	あり	17 [40]	21 [24]	0.049	6 [30]	16 [33]	0.794	9 [75]	3 [25]	0.042	2 [20]	2 [7]	0.264
	なし	25 [60]	67 [76]		14 [70]	32 [67]		3 [25]	9 [75]		8 [80]	26 [93]	

表2　要介護認定取得の有無が再入院に与える影響（Cox比例ハザード分析）

	Crude			Model 1[※1]			Model 2[※2]		
	ハザード比	95%信頼区間	P値	ハザード比	95%信頼区間	P値	ハザード比	95%信頼区間	P値
全再入院	2.55	1.59-4.08	<0.001	2.68	1.38-5.21	0.004	2.78	1.34-5.44	0.006
心血管再入院	1.75	0.92-3.32	0.086	0.83	0.29-2.35	0.721	0.65	0.19-2.15	0.476

※1　Model 1：要介護認定取得の有無＋（年齢，性別，BMI）
※2　Model 2：Model 1＋（BNP，eGFR）

Advanced!

① 本研究遂行に当たり苦労した点
● 対象者209例を診療録より後方視的（後ろ向き）に調査したため，情報収集に時間を要した．

② 検討したかったが，断念した点
● 要介護認定区分別に再入院との関連を検討したかったが，サンプルサイズの点から認定取得の有無での2群にとどまった．
● 当院で外来フォローされなかった対象者について，その後，追跡することができず，当院でフォローされた対象者のみにとどまった．

（小山真吾）

---

*1　すべての原因での再入院を全再入院，心血管イベントでの再入院を心血管再入院とした．

*2　入院時に要介護認定取得の有無を聴取した．

*3　BNP：Brain Natriuretic Peptide（脳性ナトリウム利尿ペプチド）
eGFR：estimate Glomerular Filtration Rate（推算糸球体濾過量）

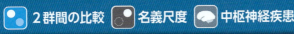

事例: 脳卒中患者における半側空間無視合併の有無と食事動作の自立度の関係性

使用する主な統計手法は

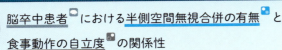

χ²検定
差 なし 名 群≧2

研究フレーム

- **研究デザイン** ▶ 横断研究
- **アウトカム** ▶ 食事動作の自立度（自立，介助）
- **要因（群分け）** ▶ 半側空間無視（USN*¹）合併（あり群，なし群）
- **本研究で用いた統計手法** ▶ χ²検定

データ分析のイメージ

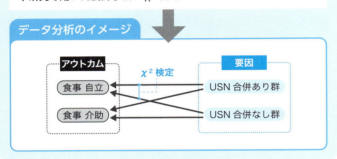

研究の概要と統計の選択

① **目的**
- USNの評価を行い，USN合併の有無が食事動作の自立度に差を生じるか検討する．

② **対象**
- 脳卒中患者

③ **変数**
- 食事動作の自立度（自立，介助）…アウトカム
- USN合併（あり群，なし群）…要因

④ **統計解析の目的**
- ⓐ USN合併の有無によって食事動作の自立度に違いがあるか検討したい → ⑤-ⓐ

⑤ **統計手法の選択**
- ⓐ これは，アウトカム（食事動作の自立度）について2群（USN

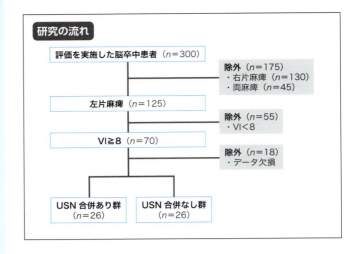

合併あり群，なし群）間で比較することを意味する．

まず「食事動作の自立度とUSN合併の有無の間には関連がない」という仮説を設定して統計量を計算し，統計学的有意水準と比較して仮説を検討する〔水準より小さい値（確率）であれば仮説は棄却され，関連があるといえる〕．データの様子は2×2クロス集計表（USN合併あり群・なし群×食事動作自立・介助）で整理する．アウトカムが食事動作自立か・介助かの名義尺度，要因もUSN合併ありか・なしかの名義尺度であるため ➡ χ²検定

データ分析のポイント

- 意欲低下の影響を除くために，先行研究*²のカットオフ値を参考にVI*³が8点以上の者を対象とした．本来であれば多変量解析にて調整ありの分析をすべきであるが，分析対象者数が52名と制約もあることから，今回は影響を及ぼすと考えられた意欲低下者を除外して分析した．
- 効果の大きさも合わせて検討する必要がある．要因にダミー変数を用いているためφ（ファイ）係数を算出した．また2×2のクロス集計表での検討であるため，Cramer's V（クラメール）ではなくφを用いた．効果量φを基準と比べることによって，2群間に実質的に意味のある違いが生じているのか検討できる．なお，効果量φの基準はφ＝0.10（効果量小），φ＝0.30（効果量中），φ＝0.50（効果量大）である*⁴,⁵．
- USN合併の有無と食事動作自立度の関係性を検討するため，残差*⁶を算出した．

まとめてみよう！ 解析結果の記載例

【統計解析】

分析に当たり，USN 合併の有無から USN 合併あり群 26 名と USN 合併なし群 26 名に分類した．2 群間における食事動作自立度の差を明らかにするために χ^2 検定を行った．加えて，効果量（ϕ）を算出した．なお，統計学的有意水準は 5 ％ とした．

【結果】

食事動作の自立度は，自立 36 名，介助 16 名であった．全体に占める USN を有する者の割合は，自立，介助の順に 23.1 ％，26.9 ％ であった（図）．χ^2 検定の結果，USN 合併あり・合併なしの 2 群と食事動作自立度との間には有意差が認められ，強い関連性がみられた（$\chi^2 = 13.00$，自由度 ＝ 1，$P < 0.001$，$\phi = 0.50$）（表）．残差は，「USN 合併あり群で食事動作介助」，「USN 合併なし群で食事動作自立」で 6.00，その他の 2 つで－6.00 であった．

【結論】

χ^2 検定の結果と残差から，USN 合併ありの者のほうが食事動作に介助を要することが多かった．

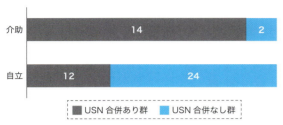

図　食事動作自立度ごとの人数
食事動作自立もしくは介助において USN 合併の有無を確認した．

表　USN と食事動作自立度のクロス集計表

			食事動作自立度		計
			自立	介助	
USN	合併あり群	度数	12	14	26
			23.1 %	26.9 %	50.0 %
		残差	－6.00	6.00	
	合併なし群	度数	24	2	26
			46.2 %	3.8 %	50.0 %
		残差	6.00	－6.00	
	計	度数	36	16	52

$\chi^2 = 13.00$，$P < 0.001$，$\phi = 0.50$

Advanced!

① 本研究遂行に当たり苦労した点

- USN の評価を行うに当たり，客観的な指標を用いていないため，評価者の経験が必要であった．

② 検討したかったが，断念した点

- USN の重症度を考慮する必要があったが，詳細な評価を行っておらず分析を断念した．
- 食事動作の自立度を検討する際，USN と意欲以外にも運動麻痺や認知機能などその他の要因も考えられたが，サンプルサイズの影響より分析に加えることができなかった．

（佐藤惇史）

---

*1　USN：Unilateral Spatial Neglect
*2　「高齢者総合的機能評価ガイドライン」（鳥羽研二／監　長寿科学総合研究 CGA ガイドライン研究班／著），厚生科学研究所，2003
*3　VI：Vitality Index
*4　Cohen J：A Power Primer. Psychol Bull, 112：155-159, 1992
*5　Kotrlik JW：Reporting and Interpreting Effect Size in Quantitative Agricultural Education Research. J Agric Edu, 52：132-142, 2011
*6　クロス集計表の「残差」は，「度数」から「期待度数」を引いたものである．

2群間の比較　順序尺度　高齢者

差 なし　対応なし（くり返しなし）　順 順序尺度　群2 比較群数2

事例　高齢者における社会的交流の程度と身体機能との関係性

使用する主な統計手法は

Mann-Whitney の U 検定
差 なし 順 群2

研究フレーム

- 研究デザイン ▶ 横断研究
- アウトカム ▶ 身体機能（SPPB；0〜12点）*1
- 要因（群分け）▶ 社会的交流（非親密群，親密群）
- 本研究で用いた統計手法 ▶ Mann-Whitney の U 検定

データ分析のイメージ

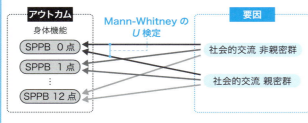

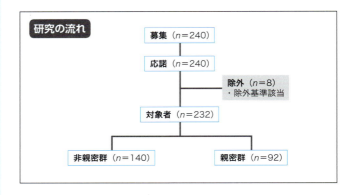

③ 変数
- 身体機能（SPPB 0〜12点）*1 …アウトカム
- 社会的交流（非親密群，親密群）*2,3 …要因

④ 統計解析の目的

ⓐ 社会的交流の程度によって身体機能に違いがあるかを検討したい → ⑤-ⓐ

⑤ 統計手法の選択

ⓐ これは，変数（身体機能）について2群（社会的交流の非親密群，親密群）間で比較することを意味する．

　まず「身体機能と社会的交流の間には関連がない」という仮説を設定して統計量を計算し，統計学的有意水準と比較して仮説を検討する〔水準より小さい値（確率）であれば仮説は棄却され，関連があるといえる〕．変数の身体機能は13件法の順序尺度であり，正規分布が仮定しにくくノンパラメトリック検定となるから ➡ **Mann-Whitney の U 検定**
（マン・ホイットニー）

データ分析のポイント

- 身体機能はSPPBにより判定された順序尺度データである．順序尺度は平均値を比較するのではなく，中央値（平均順位）を比較する検定法であるノンパラメトリック検定を用いる．

研究の概要と統計の選択

① 目的
- 社会的交流の程度によって身体機能に違いがあるか検討する．

② 対象
- 地域在住高齢者

記載されているデータは全て架空

まとめてみよう！ 解析結果の記載例

【統計解析】
　統計解析としては，アウトカムに身体機能，要因に社会的交流を投入したMann-WhitneyのU検定を行った．社会的交流については，高齢者総合的機能評価の項目の一部を用いて，非親密群と親密群の2群に分けた．2群において身体機能に差があるか比較・検討した．統計学的有意水準は5％とした．

【結果】
　本研究には232名（77.4±38.1歳）の地域在住高齢者が参加した．SPPBの値（中央値［四分位範囲］）は非親密群8［6-8］点，親密群10［8-12］点であり（図），Mann-WhitneyのU検定によって有意差を認めた（P＜0.01）（表）．非親密群は親密群に比べて有意に身体機能が低いという結果が得られた．

【結論】
　このことより，社会的交流が非親密な者は身体機能が低下している可能性が示唆された．

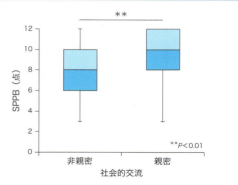

図　社会的交流とSPPBの関係

表　社会的交流とSPPBの関係

	非親密　n＝140	親密　n＝92	P値
SPPB（点）	8［6-8］	10［8-12］	P＜0.01

SPPB：中央値［四分位範囲］

Advanced!

①本研究遂行に当たり苦労した点
- 一度に多くの対象者を測定する必要があり，測定に際し多くの協力者が必要であった．
- 身体機能の判定に用いたSPPBは下肢筋力やバランスなどの数種類の項目から構成され，各項目の合計点を算出するものであるが，測定に際し被験者間で判定に差がないように十分な準備を行う必要があった．

②検討したかったが，断念した点
- 社会的交流については高齢者総合的機能評価の項目の一部を用いて判定し，4つにカテゴリー化する予定であった．しかし，データの偏りが著しかったので非親密と親密の2値変数として解析を行った．

（阿部祐樹）

*1　SPPB（Short Physical Performance Battery）を用いて評価した．
*2　高齢者総合的機能評価の項目の一部を用いて「たいへん親密」「普通の交流」「あまり交流がない」「交流皆無」のいずれかを問い，うち「たいへん親密」だったものを親密群，それ以外を非親密群に判定した．
*3　社会的交流の違いが身体機能に関連することを予想し，このようなアウトカムを設定した．

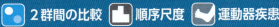

2群間の比較　順序尺度　運動器疾患

差 なし 対応なし（くり返しなし）　順 順序尺度　群2 比較群数2

事例　人工膝関節全置換術後患者における疼痛の有無と手術満足度との関係性

使用する主な統計手法は

Mann-WhitneyのU検定
差 なし 順 群2

研究フレーム

- **研究デザイン** ▶ 横断研究
- **アウトカム** ▶ 人工膝関節全置換術後の手術満足度（GRS；−7〜7）*¹
- **要因（群分け）** ▶ 術部の疼痛（あり群，なし群）
- **本研究で用いた統計手法** ▶ Mann-WhitneyのU検定

データ分析のイメージ

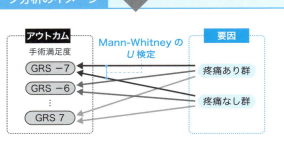

研究の流れ

人工膝関節全置換術後患者（n=150）

除外（n=30）
・感染症 n=2
・創部癒合不全 n=2
・測定不参加 n=26

疼痛なし群（n=84）　疼痛あり群（n=36）

② **対象**
- 術後6カ月に測定が可能であった人工膝関節全置換術後患者

③ **変数**
- 手術満足度（GRS −7〜7；術後6カ月）*¹ …アウトカム
- 疼痛（あり群，なし群）*² …要因

④ **統計解析の目的**

ⓐ 疼痛の有無によって手術満足度に違いがあるかを検討したい
　→ ⑤-ⓐ

⑤ **統計手法の選択**

ⓐ これは，アウトカム（手術満足度）について2群（疼痛あり群，なし群）間で比較することを意味する．
　　アウトカムの手術満足度は15件法の順序尺度であり，正規分布が仮定しにくくノンパラメトリック検定となるから ➡ Mann-WhitneyのU検定

データ分析のポイント

- 疼痛の評価より，NRS 3以下を疼痛なし群，NRS 4以上を疼痛あり群として定義した．
- 群分けするカットオフ値は，先行研究の方法を参考に決定した．

研究の概要と統計の選択

① 目的
- 術部の疼痛と手術満足度の関連について検討する．

記載されているデータは全て架空

まとめてみよう！ 解析結果の記載例

【統計解析】

統計解析として，NRSを用いて疼痛を評価し，3以下と答えた患者を疼痛なし群，4以上と答えた患者を疼痛あり群の2群に分け，Mann–WhitneyのU検定を用いて，手術満足度の群間比較を行った．統計学的有意水準は5％とした．

【結果】

対象は，術後6カ月に測定が可能であった人工膝関節全置換術後患者120名（73.7±7.5歳，女性63％）であり，このうち疼痛なし群が84名（70％）であった．各群の記述統計は，疼痛なし群84名（男性34名，女性50名），平均年齢74.2歳，疼痛あり群36名（男性10名，女性26名），平均年齢72.9歳となった（表1）．2群の術部疼痛の特徴を度数分布で示す（表2）．疼痛なし群の手術満足度の中央値は5（四分位範囲：4-7），疼痛あり群の手術満足度の中央値は0（四分位範囲：−1.75-2）となった．術後6カ月の手術満足度における群間比較の結果，疼痛なし群（平均ランク77.6）は疼痛あり群（平均ランク20.5）に比べ，有意に高値を示した（P＜0.05）．

【結論】

術後に残存した疼痛が，手術満足度に影響を与えることが示唆された．臨床において良好な手術成績を得るために，疼痛を残存させない介入が必要である．

表1 基本属性

		全数	疼痛 あり群（n = 84）	疼痛 なし群（n = 36）
平均年齢［標準偏差］（歳）		73.7[7.5]	74.2[7.1]	72.9[8.5]
性別，男性	(n)	44	34	10
女性		76	50	26

表2 術部疼痛の特徴（度数分布）

		疼痛なし群（n）	疼痛あり群（n）
GRS	7	24	
	6	17	
	5	16	
	4	17	
	3	6	5
	2	1	8
	1	2	4
	0	1	4
	−1		6
	−2		4
	−3		3
	−4		2
		中央値：5 最頻値：7	中央値：0 最頻値：2

Advanced!

①本研究遂行に当たり苦労した点

● 手術満足度の測定指標を探すことに時間を要した．

● 術後6カ月経過した患者に研究対象者の募集をよびかけたが，対象者の集まりが悪く，研究が終了するまでに時間を要した．

募集方法を再考する必要がある．

②検討したかったが，断念した点

● 対象数が少ないため，年齢層と性別で分けたサブグループ解析が行えなかった．

（田中友也）

*1 15段階のGRS（Grobal Rating Scale）を用いて測定した．

*2 疼痛の評価は11段階のNRS（Numerical Rating Scale）を用いて測定し，10〜4を疼痛あり群，3〜0を疼痛なし群とした．

2群間の比較　順序尺度　内部疾患

差 [なし] 対応なし（くり返しなし）　順 順序尺度　群2 比較群数2

事例　人工呼吸器装着患者[a]における ICU-acquired weakness 合併の有無[b]と退院時歩行能力[c]との関係性

使用する主な統計手法は

Mann-WhitneyのU検定
差 [なし] 順 群2

研究フレーム

研究デザイン ▶ 後ろ向きコホート研究
アウトカム ▶ 退院時のFIM歩行自立度（1〜7点）*1
要因（群分け） ▶ ICU退室時のICU-acquired weakness（ICU-AW）合併（あり群，なし群）
本研究で用いた統計手法 ▶ Mann-WhitneyのU検定，χ²検定，ロジスティック回帰分析

データ分析のイメージ

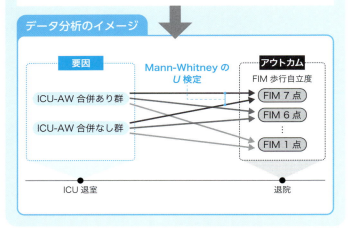

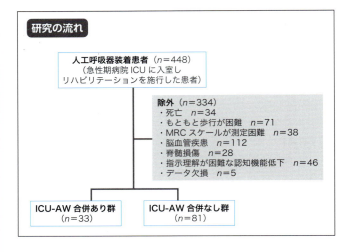

研究の流れ
人工呼吸器装着患者（n=448）
（急性期病院ICUに入室しリハビリテーションを施行した患者）

除外（n=334）
・死亡　n=34
・もともと歩行が困難　n=71
・MRCスケールが測定困難　n=38
・脳血管疾患　n=112
・脊髄損傷　n=28
・指示理解が困難な認知機能低下　n=46
・データ欠損　n=5

ICU-AW合併あり群（n=33）　　ICU-AW合併なし群（n=81）

研究の概要と統計の選択

①目的
● ICU退室時のICU-AW合併の有無が退院時歩行能力に及ぼす影響を検討する．

②対象
● ICUに入室し人工呼吸器を装着した重症疾患患者

③変数
● FIM歩行自立度（1〜7点；退院時）*1…アウトカム
● ICU-AW合併（あり群，なし群；ICU退室時）*2…要因

④統計解析の目的
[a] 重症疾患患者の退院時歩行能力（FIM歩行自立度）とICU-AW合併の有無に関連があるかを比較検討したい → ⑤-[a]

⑤統計手法の選択
[a] これは，変数の1つ（FIM歩行自立度）について2群（ICU-AW合併あり群，なし群）間で比較することを意味する．
　アウトカムである歩行自立度はFIMによる7件法の順序尺度であり，正規分布が仮定しにくいことからノンパラメトリック検定となる ➡ **Mann-WhitneyのU検定**

データ分析のポイント

● FIM歩行は7件法の順序尺度であり，正規分布していなかったため，ノンパラメトリック検定であるMann-WhitneyのU検定を使用した．

記載されているデータは全て架空

2 群間の比較

名義
順序
連続
高齢
運動
内部
中枢

まとめてみよう！ 解析結果の記載例

（本研究のまとめとして，前ページ④の検討に加え，ICU-AW合併の有無が退院時歩行自立に与える影響の解析も含めた結果を示す）

【統計解析】

統計解析は，ICUに入室し人工呼吸器を装着した重症疾患患者の退院時FIM歩行自立度をアウトカム，ICU退室時のICU-AW合併の有無を要因としたMann-WhitneyのU検定を実施した．次に，FIM歩行自立度を歩行自立（6点以上），非自立（6点未満）に2値化した変数をアウトカム，ICU-AW合併の有無を要因，年齢，性別，BMI，APACHE II（重症度評価），入院期間，MMSE（認知機能）を共変量として投入したロジスティック回帰分析を実施し，ICU-AW合併の有無が退院時歩行自立に与える影響とそのオッズ比を検討した．なお，統計学的有意水準は5％とした．

【結果】

本研究は114例（年齢中央値：70歳，男性40％）のICUに入室し人工呼吸器を装着した重症疾患患者が取り込まれた．退院時FIM歩行自立度とICU退室時ICU-AW合併の有無を比較検討した結果，ICU-AWを合併することで，有意にFIM歩行自立度は低値を示した（$P<0.001$）（表1）．またICU-AW合併の有無が歩行自立に与える影響をロジスティック回帰分析にて検討した結果，年齢，性別，BMI，APACHE II，入院期間，MMSEで調整しても，ICU-AWの合併は歩行自立に影響があり，そのオッズ比は0.28（95％信頼区間：0.79-0.98，$P=0.047$）であった（表2）．

【結論】

このことより，ICUに入室し人工呼吸器を装着した重症疾患患者はICU退室時にICU-AWを合併していることにより退院時歩行が自立できないことが，予測可能となった．

表1 退院時FIM歩行自立度とICU退室時ICU-AW合併の関連（Mann-WhitneyのU検定）

	Overall (n=114)	ICU-AW合併あり群 (n=33)	ICU-AW合併なし群 (n=81)	P値
年齢（歳）※	70 [65-77]	68 [56-76]	70 [67-77]	0.049
性別，男性（n）[%]	46 [40]	14 [42]	32 [40]	0.774
BMI（kg/m²）※	21 [18-22]	18 [17-20]	22 [20-23]	<0.001
APACHE II（点）※	18 [17-20]	19 [18-20]	18 [17-20]	0.721
入院期間（日）※	34 [30-41]	43 [35-50]	33 [35-50]	<0.001
MMSE（点）※	29 [28-30]	29 [27-30]	30 [28-30]	0.165
FIM歩行自立度（点）※	5 [4-6]	4 [4-5]	6 [6-7]	<0.001
MRCスケール（点）※	52 [46-56]	38 [30-47]	55 [51-60]	<0.001

※ 中央値 [第1四分位−第3四分位]

表2 ICU退室時ICU-AW合併の有無が退院時歩行自立に与える影響（ロジスティック回帰分析）

	Crude			Model 1			Model 2			Final Model		
	オッズ比	95% CI	P値	オッズ比	95% CI	P値	オッズ比	95% CI	P値	オッズ比	95% CI	P値
ICU-AW合併	0.15	0.54-0.39	<0.001	0.23	0.74-0.68	0.008	0.24	0.69-0.83	0.024	0.28	0.79-0.98	0.047

95％CI：95％信頼区間
Model 1：ICU-AWの有無＋（年齢，性別，BMI）
Model 2：Model 1＋（APACHE II，入院期間）
Final Model：Model 2＋MMSE

Advanced!

① 本研究遂行に当たり苦労した点

● 除外基準に該当する症例が多く，対象者数の確保に時間を要した．

● 重症疾患患者が対象であり，せん妄や意識障害の影響でMRCの測定が困難な症例が多く存在した．

② 検討したかったが，断念した点

● 退院後，中長期的な予後（歩行能力や日常生活活動など）との関連を検討したかったが，対象者の退院先がさまざまであり（転院，施設など），フォローすることができず断念した．

● ICU入室時の機能状態を測定し，予後との関連を検討したかったが，重症疾患人工呼吸器装着患者であり，測定による有害事象が発生する可能性があったため測定を断念した．

（小山真吾）

*1 FIM（Functional Independence Measure）で評価した．

*2 MRC（Medical Research Council）スケールで評価し，48点未満を合併あり群，49点以上を合併なし群とした．なお，MRCスケールは両側の肩関節外転，

肘関節屈曲，手関節背屈，股関節屈曲，膝関節伸展，足関節背屈の徒手筋力検査の合計値であり，60点満点である．

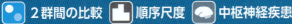

事例
脳卒中片麻痺患者におけるバランス機能の良・不良と歩行自立度との関係性

使用する主な統計手法は

χ^2 検定

残差分析

研究フレーム
- **研究デザイン** ▶ 横断研究
- **アウトカム** ▶ FIM 歩行自立度（1〜7点）*1
- **要因（群分け）** ▶ バランス機能（良好群，不良群）
- **本研究で用いた統計手法** ▶ χ^2 検定，Haberman の残差分析

データ分析のイメージ

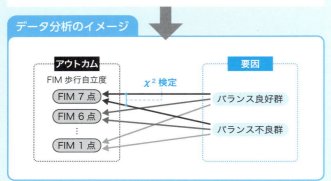

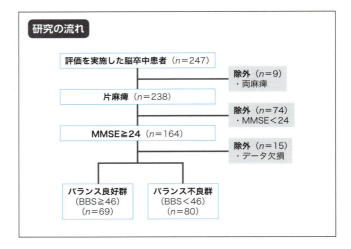

まず「FIM 歩行自立度とバランス機能の間には関連がない」という仮説を設定して統計量を計算し，統計学的有意水準と比較して仮説を検討する〔水準より小さい値（確率）であれば仮説は棄却され，関連があるといえる〕．データの様子は 2×7 クロス集計表（バランス良好群・不良群×FIM 歩行自立度 1〜7 点）で整理する．アウトカム（FIM 歩行自立度）は順序尺度，要因はバランス良好・不良群の名義尺度であるため➡ χ^2 検定

ⓑ これは，3 変数以上の χ^2 検定にて有意差が認められたとき（関連あり），どのセルがその関連に大きく寄与しているのか調べることを意味する．すなわち，期待値が観測値とどのくらい離れているのかを分析するため➡ 残差分析

データ分析のポイント
- 認知機能低下の影響を除くために先行研究*3 を参考にして MMSE*4 が 24 点以上の者を対象とした*5．
- BBS のカットオフ値に関する先行研究*6 を参考に，バランス良好群（BBS≧46 点）とバランス不良群（BBS＜46 点）を定義した．
- サンプルサイズが 149 名と小さいため，効果の大きさを検討する必要がある．要因にダミー変数を用いているため，効果量としては相関係数ではなく Cramer's V を算出した．効果量 Cramer's V を基準と比べることによって，2 群間に実質的に意味のある違いが生じているのかを検討できる．なお，効果量 Cramer's V の基準は，Cramer's V ＝ 0.10（効果量小），Cramer's V ＝ 0.30（効果量中），Cramer's V ＝ 0.50（効果量大）である*7．
- 両側検定による残差分析の有意確率の判定には，「調整済み残差（r）」を確認する．
  - |r|＞2.58：$P<0.01$
  - |r|＞1.96：$P<0.05$*8

研究の概要と統計の選択

①目的
- バランス機能の評価を行い，バランス良好群とバランス不良群の間に歩行自立度の違いがあるか検討する．

②対象
- 脳卒中患者

③変数
- FIM 歩行自立度（1〜7点）*1 …アウトカム
- バランス機能評価（良好群，不良群）*2 …要因

④統計解析の目的
ⓐ バランス機能の違いによって，FIM 歩行自立度に違いがあるかを検討したい → ⑤-ⓐ
ⓑ バランス機能の違いによって，FIM 歩行自立度のどのレベルに違いがあるかを検討したい → ⑤-ⓑ

⑤統計手法の選択
ⓐ これは，アウトカム（FIM 歩行自立度）について 2 群（バランス良好群，不良群）間で比較することを意味する．

記載されているデータは全て架空

まとめてみよう！ 解析結果の記載例

【統計解析】

　分析に当たり，BBSの得点からバランス良好群（BBS≧46点）69名とバランス不良群（BBS＜46点）80名に分類した．2群間におけるFIM歩行自立度の差を明らかにするためにχ^2検定を行った．加えて，効果量（Cramer's V：V）を算出した．また，バランス良好・不良の2群とFIM歩行自立度とのクロス集計表から，どの組み合わせが期待値から大きく乖離しているか確認するためにHabermanの残差分析を行い，調整済み残差を算出した．統計学的有意水準は5％とした．

【結果】

　解析対象者は149名（72.8±6.4歳，女性47.2％）であった．FIM歩行自立度ごとのバランス良好群，バランス不良群の人数を図に示す．χ^2検定の結果，バランス良好・不良の2群とFIM歩行自立度との間には有意差が認められ，強い連関性がみられた（χ^2＝57.78，自由度＝6，P＜0.001，V＝0.62）（表）．Habermanの残差分析の結果，バランス良好群ではFIM 6点（P＜0.05），FIM 7点（P＜0.01）の者が有意に多く，バランス不良群ではFIM 1点（P＜0.01），FIM 2点（P＜0.01），FIM 3点（P＜0.05）の者が有意に多かった．

【結論】

　バランス機能が良好な者ほど歩行の自立度が高いことが示唆された．

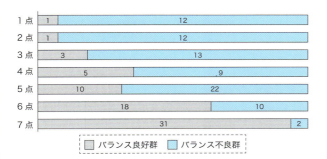

図　歩行自立度ごとの人数
FIMの歩行自立度ごとにバランス良好群，バランス不良群の人数を確認した．

表　バランス機能とFIM歩行自立度のクロス集計表

			FIM歩行自立度							計
			1点	2点	3点	4点	5点	6点	7点	
バランス機能	バランス良好群	度数	1	1	3	5	10	18	31	69
			0.7％	0.7％	2.0％	3.4％	6.7％	12.1％	20.8％	46.3％
		調整済み残差	－2.92	－2.92	－2.34	－0.84	－1.93	2.12	6.22	
	バランス不良群	度数	12	12	13	9	22	10	2	80
			8.1％	8.1％	8.7％	6.0％	14.8％	6.7％	1.3％	53.7％
		調整済み残差	2.92	2.92	2.34	0.84	1.93	－2.12	－6.22	
		度数	13	13	16	14	32	28	33	149

χ^2＝57.78，P＜0.001，V＝0.62

Advanced!

①本研究遂行に当たり苦労した点
● 複数のスタッフでBBS，FIMの評価を行ったため，信頼性の高い評価結果が得られるよう，測定方法の細かな点まで統一する必要があった．

②検討したかったが，断念した点
● 歩行自立度を検討する際，バランス機能と認知機能以外にも，運動麻痺や注意機能などその他の要因も考えられたが，サンプルサイズを考慮し分析に加味しなかった．

（佐藤惇史）

＊1　FIM（Functional Independence Measure）（全介助：1点〜完全自立：7点）で評価した．
＊2　バランス機能の評価はBBS（Berg Balance Scale）を用いて測定し，46点未満をバランス不良群とした．
＊3　Mungas D：In-office mental status testing: a practical guide. Geriatrics, 46：54-58, 1991
＊4　MMSE：Mini Mental State Examination
＊5　本来であれば，多変量解析にて調整ありの分析をすべきであるが，対象者数の制約もあることから，今回は大きく影響を及ぼすと考えられた認知機能低下者を除外して分析した．
＊6　Doğan A, et al：Evaluation of the effect of ankle-foot orthosis use on balance and mobility in hemiparetic stroke patients. Disabil Rehabil, 33：1433-1439, 2011
＊7　Kotrlik JW, et al：Reporting and Interpreting Effect Size in Quantitative Agricultural Education Research. J Agric Educ, 52：132-142, 2011
＊8　「Relational Communication: An Interactional Perspective To the Study of Process and Form」（Rogers LE & Escudero V/ed），Psychology Press, 2004

2群間の比較 連続尺度 高齢者

差 なし 対応なし（くり返しなし） 連 連続尺度 正 正規分布（パラメトリック） 群2 比較群数2

事例 高齢者における骨粗鬆症の有無とうつ症状との関係性

使用する主な統計手法は

- **Student's t 検定**（対応のない t 検定）
  差 なし 連 正 群2
- **重回帰分析**
  差 なし 連 正 群2

研究フレーム

- **研究デザイン** ▶ 横断研究
- **アウトカム** ▶ うつ症状スコア（GDSの得点）
- **要因（群分け）** ▶ 骨粗鬆症（あり群，なし群）
- **本研究で用いた統計手法** ▶ Student's t 検定（対応のない t 検定），重回帰分析

データ分析のイメージ

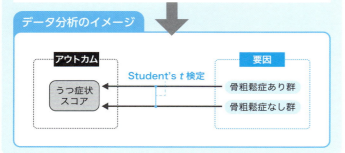

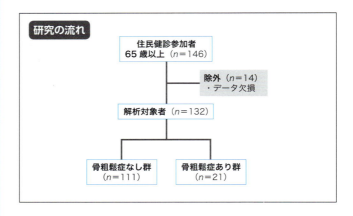

研究の概要と統計の選択

① 目的
- 高齢者における骨粗鬆症とうつ症状の関連について検討する．

② 対象
- 住民健診を受けた高齢者

③ 変数
- うつ症状スコア（GDSの得点）*1 …アウトカム
- 骨粗鬆症（あり群，なし群）*2 …要因
- 年齢
- 性別
- BMI   …共変量（④-b において）
- 独居
- 現在の喫煙習慣
- 身体機能（TUG）*3

④ 統計解析の目的
a 骨粗鬆症の有無でうつ症状スコアに違いがあるかどうかを検討したい → ⑤-a
b 共変量の影響を取り除いても骨粗鬆症はうつ症状スコアと関連するかを検討したい → ⑤-b

⑤ 統計手法の選択

a これは，アウトカムであるうつ症状スコアについて2群（骨粗鬆症あり群，なし群）間で比較することを意味する．
　まず「骨粗鬆症の有無でうつ症状スコアに違い（差）はない」という仮説を設定して統計量を計算し，統計学的有意水準と比較して仮説を検討する〔水準より小さい値（確率）であれば仮説は棄却され，関連があるといえる〕．アウトカムはうつ症状のスコアが何点かという連続尺度であるから ➡ **Student's t 検定**

b これは，共変量の影響を取り除いたうえで，ある要因がアウトカムに影響するか，影響の強さはどれくらいかを分析することを意味する（効果の程度は回帰係数として算出する）．
　アウトカム＝従属変数はうつ症状のスコアであり，要因（骨粗鬆症）以外のいくつかの変数（年齢，性別，BMI，独居，現在の喫煙習慣，身体機能）は共変量とみなしてそれらの影響を取り除く．ここではアウトカムがうつ症状のスコアという連続尺度であるから ➡ **重回帰分析（強制投入法）**

データ分析のポイント

- 観察研究であるため，共変量の影響についての考慮が不可欠であり，今回は独居のような社会的因子，喫煙のような生活習慣に関する因子を含めて多角的な調整を行った．
- 本研究では，骨量減少に関する男女間の性質上の違いを考慮して，男女での層別解析も実施した（次ページ「解析結果の記載例」参照）．

記載されているデータは全て架空

まとめてみよう！ 解析結果の記載例

（本研究のまとめとして，前ページ④の検討に加え，骨量減少に関する男女間の性質上の違いを考慮して実施した，男女での層別解析も含めた結果を示す）

【統計解析】

統計解析ではまず，骨粗鬆症あり群，なし群でのうつ症状スコアの平均値をStudent's t 検定を用いて比較した．また，共変量の影響を調整するため，アウトカムをうつ症状スコア，要因を骨粗鬆症の有無，さらに調整変数として共変量（年齢，性別，BMI，独居，現在の喫煙習慣，身体機能）をすべて投入した重回帰分析を行い，骨粗鬆症の有無による交絡調整済みのうつ症状スコアの平均値の差とその95％信頼区間を算出した．さらに，骨量の減少に関する男女間の性質上の違いを考慮し，男女での層別で同様の線形回帰分析を行った．

【結果】

データの欠測のない132名（平均年齢72歳，男性割合47％）が解析対象となった．うつ症状スコアの平均値（標準偏差）は骨粗鬆症あり群で4.29（0.79），なし群で2.67（0.27）であった．共変量（年齢，性別，BMI，独居，現在の喫煙習慣，身体機能）を調整した重回帰分析においても，うつ症状スコアの調整済みの平均値の差［95％信頼区間］は1.59［0.13-3.05］であり，統計学的に有意な関連を認めた（表1）．

男女での層別解析では，男性のみで統計学的に有意な関連を認めた（男性2.94［0.95-4.92］，女性0.25［−1.96-2.45］）（表2）．

【結論】

高齢者における骨粗鬆症とうつ症状の関連については，性別を考慮したうえで解釈する必要がある．

表1 骨粗鬆症とうつ症状スコアの関連についての分析

		うつ症状スコア	
	n	平均値（標準偏差）	調整済みの平均値の差［95％信頼区間］
骨粗鬆症なし群	111	2.67（0.27）	Reference
骨粗鬆症あり群	21	4.29（0.79）	1.59［0.13-3.05］

《重回帰分析》アウトカム：うつ症状スコア，要因：骨粗鬆症の有無
年齢，性別，BMI，独居，現在の喫煙習慣，身体機能で調整．

表2 男女層別による骨粗鬆症とうつ症状スコアの関連についての分析

	うつ症状スコア	
	調整済みの平均値の差［95％信頼区間］	
	男性（$n=58$）	女性（$n=74$）
骨粗鬆症なし群	Reference	
骨粗鬆症あり群	2.94［0.95-4.92］	0.25［−1.96-2.45］

《重回帰分析》アウトカム：うつ症状スコア，要因：骨粗鬆症の有無
年齢，BMI，独居，現在の喫煙習慣，身体機能で調整．

Advanced!

① 本研究遂行に当たり苦労した点

● GDSを自己記入式で行ったため，欠測値が他の項目よりも多く発生した．対応できる範囲で，直接対象者にコンタクトをとり，欠測データの補完を試みた．

② 検討したかったが，断念した点

● うつ症状スコアの低下との関連を検討するために縦断的研究をデザインしたかったが，大規模なサンプルサイズや長期にわたる追跡期間が必要となることが想定されたため，実現可能性の観点から今回は横断研究とした．

● 超音波測定法を用いた骨量評価の妥当性は議論の残るところであり，本来はゴールドスタンダードであるX線を使用したDXA法を用いたかったが，住民健診というセッティングでは実施が困難であった．

（紙谷　司）

*1 GDS（Geriatric Depression Scale）スコアを用いて測定した．

*2 骨粗鬆症は超音波測定法で評価した踵骨の骨量から判断した．若年成人者の平均値に対して70％未満の場合を骨粗鬆症あり群とした．

*3 TUG（Timed up & Go test）を用いて測定した．

2群間の比較　連続尺度　運動器疾患

差 なし 対応なし（くりかえしなし）　連 連続尺度　正 正規分布（パラメトリック）　群2 比較群数2

事例 前十字靱帯再建術後患者における片脚前方ホップ距離 と術側・非術側 との関係性

使用する主な統計手法は

- Shapiro-Wilk 検定
- Student's t 検定（対応のない t 検定）

差 なし 連 正 群2

研究フレーム

- **研究デザイン** ▶ 横断研究
- **アウトカム** ▶ 片脚前方ホップ距離（cm）
- **要因（群分け）** ▶ 手術の有無（術側，非術側）
- **本研究で用いた統計手法** ▶ Shapiro-Wilk検定，Student's t 検定（対応のない t 検定）

データ分析のイメージ

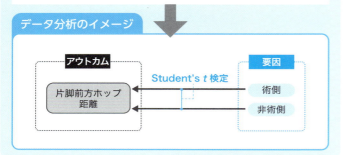

研究の概要と統計の選択

①目的
- 前十字靱帯再建術後患者における片脚前方ホップ距離の術側・非術側の差を明らかにする．

②対象
- 術後6カ月経過した前十字靱帯再建術後の女性患者

③変数
- 片脚前方ホップ*1距離（cm）…アウトカム
- 手術の有無（術側，非術側）…要因

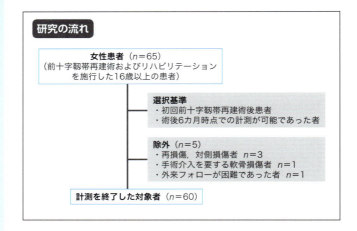

④統計解析の目的
ⓐ データの分布が正規分布しているかを確認したい → ⑤-ⓐ
ⓑ 片脚前方ホップ距離における術側と非術側の差を検討したい → ⑤-ⓑ

⑤統計手法の選択
ⓐ これは，「データは正規分布に従っている」という仮説を設定して有意確率を算出する．有意確率が5％未満で有意な場合，正規分布していないと判断する．一方で有意確率が5％を超えて有意ではない場合，正規分布していると判断する ➡ Shapiro-Wilk 検定

ⓑ これは，変数（片脚前方ホップ距離）について2群（術側，非術側）間で比較することを意味する．
　まず「片脚前方ホップ距離における術側と非術側の差はない」という仮説を設定して有意確率を算出する．次に統計学的有意水準と比較する．ホップ距離の平均値の差を比較するに当たって，変数の距離は連続尺度であり，ⓐより正規分布が確認されたため ➡ Student's t 検定

データ分析のポイント

- t 検定は2群間の差を比較するシンプルな分析手法である一方，年齢，性別，術後からの期間などの要因を考慮した分析ができない．そのため，他の要因の影響を減らすために，本研究の対象は術後6カ月経過した女性患者に限定した．

まとめてみよう！ 解析結果の記載例

【統計解析】

術側・非術側の片脚前方ホップ距離の分布が正規分布しているかをShapiro–Wilk検定を用いて分析した．正規分布している場合にはStudent's t 検定を，正規分布していない場合にはMann–Whitney の U 検定を用いて術側・非術側の差を比較した．

【結果】

計測を終了した対象者は女性60名（平均年齢22.6 ± 3.7歳，身長158.6 ± 4.8 cm，体重52.2 ± 10.8 kg，BMI 21.2 ± 1.6）であった．

術側の片脚前方ホップ距離の平均値（標準偏差）は123.8 cm（32.6）で非術側は135.9 cm（29.9）であった．Shapiro–Wilk検定の結果，術側（$P = 0.079$）と非術側（$P = 0.077$）はいずれも正規分布していた．Student's t 検定の結果，2群間に有意差を認め（$P = 0.036$），術側と比較して非術側が有意に大きかった（図）．

【結論】

前十字靭帯再建術後の女性患者では，術後6カ月経過していても術側の片脚前方ホップ距離が非術側に対して有意に短いことが示された．

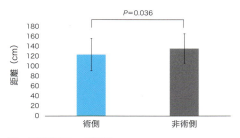

図　片脚前方ホップ距離

Advanced!

①本研究遂行に当たり苦労した点

t 検定はシンプルな検定であり行いやすい検定である反面，性別やスポーツ競技のレベルなど，結果に影響しうる要因を共変量として考慮することができないため結果の解釈に難渋した．そのため，データを収集する段階で性別を女性にしぼった．

②検討したかったが，断念した点

片脚前方ホップ距離は，スポーツの種目やレベル，または年齢による影響を受けることが考えられる．しかし，本研究ではそれらの要因を含めることができなかった．

（大路駿介）

---

*1 片脚前方ホップ：片脚で前方にホップし，着地に成功した際の距離を計測する．

2群間の比較　連続尺度　内部疾患

差 なし 対応なし（くり返しなし）　連 連続尺度　正 正規分布（パラメトリック）　群2 比較群数2

事例 高齢者における2型糖尿病の有無と認知機能との関係性

使用する主な統計手法は

- **Student's t検定**
  （対応のないt検定）
  差なし 連 正 群2

- **重回帰分析**
  差なし 連 正 群2

研究フレーム

研究デザイン▶横断研究
アウトカム▶全般的認知機能（MMSEおよびMoCA-Jの得点）
要因（群分け）▶2型糖尿病（あり群，なし群）
本研究で用いた統計手法▶Student's t検定（対応のないt検定），重回帰分析，χ²検定

データ分析のイメージ

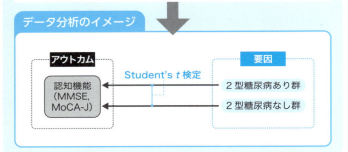

研究の概要と統計の選択

① 目的
- 2型糖尿病の有無によって認知機能に差を認めるかを検討する．
- 糖尿病と認知機能の関連を共変量の影響を取り除いて検討する．

② 対象
- 地域在住高齢者

③ 変数
- 全般的認知機能（MMSEおよびMoCA-Jの得点）[*1]…アウトカム

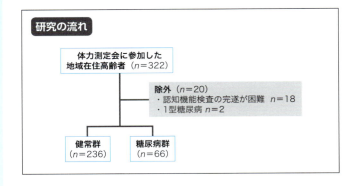

- 糖尿病〔あり群（＝糖尿病群），なし群（＝健常群）〕…要因
- 年齢
- 教育年数（9年未満，9〜12年，12年以上） …共変量（④-b において）

④ 統計解析の目的

a 全般的認知機能と糖尿病の有無の関連性を検討したい →
⑤-a

b 認知機能に影響を与える主な因子は何かを検討したい →
⑤-b

⑤ 統計手法の選択

a これは，変数（全般的認知機能）について2群（糖尿病あり群，なし群）間で比較することを意味する．
　変数の全般的認知機能はMMSEおよびMoCA-Jの得点という連続尺度であるから ➡ **Student's t検定**

b これは，アウトカム（全般的認知機能）に対して要因（糖尿病）が他の因子で調整しても独立した影響をもつかを分析することを意味する（効果の程度は標準化回帰係数として算出する）．
　アウトカム＝従属変数は全般的認知機能であり，要因（糖尿病）以外のいくつかの変数（年齢，教育年数）は共変量とみなしてそれらの影響を取り除く．ここでは正規性の確認をした[*2] アウトカムが全般的認知機能で，MMSEおよびMoCA-Jの得点という連続尺度であるから ➡ **重回帰分析（強制投入法）**

データ分析のポイント

- シンプルな2群の認知機能比較にとどまるのではなく（Student's t検定），糖尿病の有無が共変量で調整してもなお認知機能の関連因子であるかを明らかにするために，重回帰分析を実施した．

記載されているデータは全て架空

まとめてみよう！ **解析結果の記載例**

（本研究のまとめとして，前ページ④の検討に加え，糖尿病群と健常群における基本属性の群間比較も含めた結果を示す）

【統計解析】

まず糖尿病群と健常群の2群間の基本属性および認知機能を比較するために，連続尺度についてはStudent's t検定にて，名義尺度についてはχ^2検定にて群間比較を実施した[*3]．さらに，認知機能検査の総得点をアウトカムに，糖尿病の有無を要因に，さらに年齢，教育年数を共変量に投入した重回帰分析を実施した．なお，統計学的有意水準は5%とした．

【結果】

本研究は322名の地域在住高齢者が取り込まれ，除外基準に該当する20名を除いた302名が解析対象者となった．内訳は，健常群236名（73.9±4.9歳，女性57.2%），糖尿病群66名（75.6±4.9歳，女性48.5%）であった．2群間の基本属性を比較したところ，年齢，教育年数に有意差が認められた（年齢$P=0.012$，教育年数$P=0.020$）．また，認知機能については，MMSEでは2群間に有意差が認められなかったが（$P=0.250$），MoCA-Jでは有意差が認められた（$P<0.001$）（表1）．MoCA-Jをアウトカムに投入した重回帰分析の結果，糖尿病の有無は，年齢や教育年数で調整しても有意な関連性を示した（$\beta=-0.47$，$P<0.01$）（表2）．

【結論】

地域在住高齢者において，MMSEは健常群と糖尿病群に有意差を認めなかったが，MoCA-Jでは有意差を認めた．以上より，糖尿病群は健常群に比べ軽度認知機能低下を有する可能性が高いことが明らかとなった．また年齢や教育年数の影響を加味しても，糖尿病はMoCA-J得点の関連因子であった．

表1 糖尿病の有無における基本属性および認知機能の比較

	健常群（$n=236$）	糖尿病群（$n=66$）	有意確率（P）
年齢（歳）	73.9±4.9	75.6±4.9	0.012
性別，女性（%）	57.2	48.5	0.131
教育年数（%）			
9年未満	20.8	37.9	0.020
9〜12年	42.8	33.3	
12年以上	36.4	28.8	
MMSE（点）	28.2±1.8	27.8±2.2	0.250
MoCA-J（点）	25.3±2.4	22.1±2.8	<0.001

表2 認知機能（MoCA-J）と糖尿病の重回帰分析

	標準化回帰係数（β）	有意確率（P）	95%信頼区間	
			下限	上限
糖尿病	−0.47	<0.01	−3.51	−2.90
年齢	−0.41	<0.01	−0.28	−0.19
教育年数	0.45	<0.01	1.39	1.94

調整済みR²値＝0.87

Advanced!

① 本研究遂行に当たり苦労した点

● 多くの対象者に参加してもらう必要があり，行政機関との調整など，地域在住高齢者の募集に苦慮した．

② 検討したかったが，断念した点

● 本研究は横断研究であるため，認知機能と糖尿病の因果関係には言及できなかった．そのため，今後縦断的に調査を行うことが，因果関係を明らかにするためには必要である．

● 認知機能の検査をする際には，全般的認知機能検査のみではなく，記憶や遂行機能など領域別の認知機能検査を実施することが望ましいが，時間的な制約があり実施できなかった．

● 糖尿病の有無は聴取によって分類しており，重症度やHbA1cの数値は不明であったため，これらを考慮した検討が行えなかった．

（音部雄平）

[*1] 一般的にMMSE（Mini Mental State Examination）は認知症の，MoCA-J（Japanese version of Montreal Cognitive Assessment）はより軽度な認知機能低下のスクリーニングに使用される指標であり，ともに30点満点である．

[*2] 重回帰分析はアウトカムが正規分布に従うことが原則であり，事前にShapiro-Wilk（シャピロ・ウィルク）検定を行い，正規性の確認をする必要がある．

[*3] χ^2検定の際，たとえば教育年数では9年未満を0，9〜12年を1，12年以上を2などダミー変数化してから統計解析を行った．

2群間の比較

名義
順序
連続
高齢
運動
内部
中枢

2群間の比較　連続尺度　中枢神経疾患

差[なし] 対応なし（くり返しなし）　連 連続尺度　正 正規分布（パラメトリック）　群2 比較群数2

事例 急性期脳梗塞患者における入院中の肺炎合併の有無と在院日数との関係性

使用する主な統計手法は

Student's t 検定
（対応のない t 検定）
差[なし] 連 正 群2

重回帰分析
差[なし] 連 正 群2

研究フレーム
- **研究デザイン** ▶ 後ろ向きコホート研究
- **アウトカム** ▶ 在院日数（日）
- **要因（群分け）** ▶ 入院中の肺炎合併（合併群，非合併群）
- **本研究で用いた統計手法** ▶ Student's t 検定（対応のない t 検定），重回帰分析，χ^2 検定

データ分析のイメージ

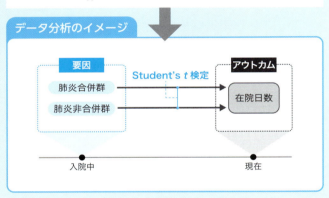

研究の流れ

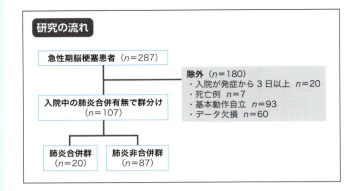

- 年齢
- 性別
- 入院時脳卒中重症度（NIHSS[*1]）　…共変量（④-ⓑにおいて）

④ 統計解析の目的
ⓐ 在院日数と肺炎合併の有無の関連性を検討したい → ⑤-ⓐ
ⓑ 在院日数に影響を与える主な因子は何かを検討したい → ⑤-ⓑ

⑤ 統計手法の選択
ⓐ これは，アウトカム（在院日数）について2群（肺炎合併群，非合併群）間で比較することを意味する．
　まず「在院日数と肺炎合併の間には違いがない」という仮説を設定して統計量を計算し，統計学的有意水準と比較して仮説を検討する〔水準より小さい値（確率）であれば仮説は棄却され，違いがあるといえる〕．アウトカムの在院日数は連続尺度であるから ➡ **Student's t 検定**

ⓑ これは，アウトカムに影響を与える変数はどれか，その影響（効果）はどのくらいかを分析することを意味する（効果の程度は標準化回帰係数として算出する）．
　アウトカム＝従属変数は在院日数であり，要因（肺炎合併）以外のいくつかの変数（年齢，性別，NIHSS）は共変量とみなしてそれらの影響を取り除く．ここではアウトカムの在院日数が連続尺度であるから ➡ **重回帰分析（強制投入法）**

データ分析のポイント
- 在院日数に対する肺炎合併の影響を調査するため，肺炎合併の有無について2群間比較を行うだけでなく，共変量を用いた一般線形モデルの1つ，重回帰分析を用いた検討を行った．
- 共変量として使用する因子は，在院日数に影響を及ぼす可能性がある因子や，肺炎の発症に影響する因子を選択した．

研究の概要と統計の選択

① 目的
- 入院中の肺炎合併により急性期病院の在院日数に違いがあるか検討する．

② 対象
- 基本動作に介助を要する急性期脳梗塞患者

③ 変数
- 在院日数（日）…アウトカム
- 肺炎合併（合併群，非合併群）…要因

記載されているデータは全て架空

まとめてみよう！ 解析結果の記載例

（本研究のまとめとして，前ページ④の検討に加え，肺炎合併群・非合併群間での各種因子の群間比較も含めた結果を示す）

【統計解析】

入院中の肺炎の有無における年齢，入院時 NIHSS，在院日数の2群間比較には Student's t 検定，性別の2群間比較には χ^2 検定を行った．その後，アウトカムを在院日数，要因を肺炎合併の有無，共変量を年齢，性別，入院時 NIHSS とした重回帰分析を有意水準5％にて実施した．

【結果】

本研究は，基本動作に介助を要す急性期脳梗塞患者107名（平均年齢 72.5 ± 15.3歳，入院時 NIHSS 12.1 ± 9.8点，平均在院日数 37.7 ± 17.2日）を対象とした．全対象のうち，入院中に肺炎を合併した症例は20名（18.7％）であった．

入院中の肺炎合併有無により群分けした結果，年齢では肺炎合併群（79.9 ± 13.1歳）が肺炎非合併群（70.8 ± 15.3歳）と比較し有意に高く（$P = 0.015$），在院日数は肺炎合併群（50.6 ± 19.2日）が肺炎非合併群（34.8 ± 15.4日）より有意に延長していた（$P = 0.002$）（表1）．

年齢，性別，入院時 NIHSS を共変量とした重回帰分析では，肺炎合併有無は入院時 NIHSS に次いで在院日数に対して有意に影響を及ぼしていた（標準偏回帰係数0.26，$P = 0.005$）（表2）．

【結論】

以上より，基本動作に介助を要する急性期脳梗塞患者の肺炎合併は，在院日数に有意な影響を及ぼしており，早期から肺炎を予防する理学療法介入が，在院日数の短縮に寄与する可能性がある．

表1 肺炎合併による2群間比較

	全体		肺炎合併群		肺炎非合併群		t検定または χ^2検定
	平均値	標準偏差	平均値	標準偏差	平均値	標準偏差	P値
年齢（歳）	72.5	15.3	79.9	13.1	70.8	15.3	0.015
性別，男性（%）	66.4		80.0		63.2		0.152
入院時 NIHSS（点）	12.1	9.8	15.5	10.0	11.3	9.6	0.086
在院日数（日）	37.7	17.2	50.6	19.2	34.8	15.4	0.002

表2 重回帰分析を用いた在院日数に対する各因子の影響度（標準化回帰係数）

	Model 1	Model 2	Model 3	Model 4
肺炎合併	0.36*	0.35*	0.34*	0.26*
年齢		0.04	0.05	0.11
性別			−0.06	−0.08
入院時 NHISS				0.41*

アウトカム：在院日数，要因：肺炎合併有無
Model 1：Crude Model（共変量未調整）
Model 2：共変量＝年齢
Model 3：共変量＝年齢，性別
Model 4：共変量＝年齢，性別，入院時 NIHSS
*$P < 0.05$

Advanced!

①本研究遂行に当たり苦労した点

● 後ろ向き（後方視的）調査を行った際，肺炎の程度や詳細情報の診療録記載方法が統一されておらず，肺炎合併症例の抽出に難渋した．

②検討したかったが，断念した点

● 肺炎の合併した時期を加味した検討を行いたかったが，診療録による後方視的調査からの肺炎発症時期の特定は困難だった．
● 在院日数に影響を及ぼす因子間の関連性は，本研究で調査することはできなかった．

（國枝洋太）

*1 NIHSS：National Institute of Health Stroke Scale

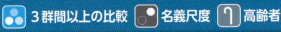
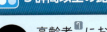

3群間以上の比較　名義尺度　高齢者

事例 高齢者におけるメンタルヘルスと転倒との関係性

使用する主な統計手法は

ロジスティック回帰分析
差 なし　名　群≧2

研究フレーム

研究デザイン ▶ 前向きコホート研究
アウトカム ▶ 転倒発生（あり，なし）
要因（群分け） ▶ メンタルヘルススコア（心の健康度）（四分位で分類；Q1群～Q4群）
本研究で用いた統計手法 ▶ ロジスティック回帰分析

データ分析のイメージ

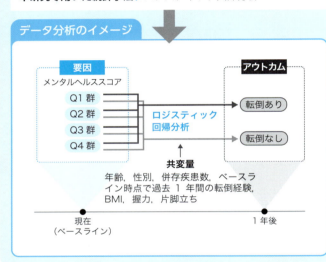

研究の概要と統計の選択

① **目的**
● 高齢者におけるメンタルヘルスの程度と転倒の関連について検討する．

② **対象**
● 地域在住高齢者

③ **変数**
● 転倒発生（あり，なし）[*1]…アウトカム

差 なし 対応なし（くり返しなし）　名 名義尺度　群≧2 比較群数≧2

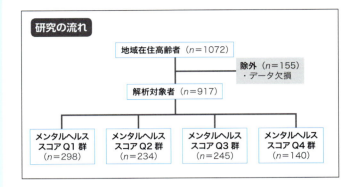

● メンタルヘルススコア
（四分位で分類；Q1群～Q4群）[*2]…要因
● 年齢
● 性別
● 併存疾患数（0，1，2つ以上）
● ベースライン時点で過去1年間の転倒経験　…共変量
● BMI
● 握力
● 片脚立ち

④ **統計解析の目的**

[a] メンタルヘルススコアの低下によって転倒リスクが増加する傾向があるかを確認したい → ⑤-[a]

⑤ **統計手法の選択**

[a] これは，共変量の影響を取り除いたうえで，ある要因がアウトカムに影響するか，影響の強さはどれくらいかを分析することを意味する（効果の程度はオッズ比として算出される）．

アウトカム＝従属変数は転倒経験の有無であり，要因は四分位によって4つにカテゴリー分けされたメンタルヘルススコアである．年齢，性別，併存疾患数，ベースライン時点で過去1年間の転倒経験，BMI，握力，片脚立ちを共変量とみなしてその影響を取り除く．アウトカムは転倒経験ありか，なしかという名義尺度であるから➡**ロジスティック回帰分析（強制投入法）**

データ分析のポイント

● メンタルヘルスの低下と転倒リスクの増加が直線的関係であることを確認するため，メンタルヘルスをカテゴリー化して解析を行った．

34

まとめてみよう！ 解析結果の記載例

（本研究のまとめとして，前ページ④の検討に加え，メンタルヘルススコアと転倒発生の関連性，ならびに④の傾向性の確認も含めた解析結果を示す）

【統計解析】

統計解析では，まずメンタルヘルススコアを連続値のまま要因，転倒の発生をアウトカムとして用いたロジスティック回帰分析を行い，年齢，性別，併存疾患数（0，1，2つ以上），ベースライン時点で過去1年間の転倒経験，BMI，握力，片脚立ち（30秒以上の保持が可能か）を共変量として調整したうえでの両者の関連性について，オッズ比と95％信頼区間を用いて評価した．また，メンタルヘルススコアの四分位によって4つのカテゴリー（Q1～Q4）に分類し，最もメンタルヘルスが良好なカテゴリーQ1をReferenceカテゴリーとして要因に投入し，前述と同様のロジスティック回帰分析を実施した．さらに，共変量を調整したうえでの傾向性の確認のため，メンタルヘルスの4カテゴリーを1～4の連続変数としてモデルに投入し，同様のロジスティック回帰分析を実施した．

【結果】

データに欠測のない917名（平均年齢72歳，男性割合 39％）が解析対象となった．メンタルヘルススコアは転倒発生と統計学的に有意な関連を認めた（調整済みオッズ比 1.01，95％信頼区間 1.00-1.02）（表）．メンタルヘルスの4カテゴリーを使用した解析では，最もメンタルヘルスが良好なQ1と比較して，各カテゴリーの調整済みオッズ比と95％信頼区間は，Q2：1.75［1.10-2.78］，Q3：2.24［1.43-3.50］，Q4：2.91［1.93-4.43］であり，いずれも有意な関連を認めた．さらにこれらの傾向性についても統計学的に有意な結果であった（P＜0.001）（図）．

【結論】

メンタルヘルスが低下するごとに転倒リスクが増加する量反応関係（線形関係）が認められ，因果関係についてより強く示唆することができた．

表　転倒とメンタルヘルススコアの関連についての分析

	転倒		
	n	調整済みオッズ比	95％信頼区間
メンタルヘルススコア Per 1 points	917	1.01	1.00-1.02

《ロジスティック回帰分析》アウトカム：転倒，要因：メンタルヘルススコア（連続尺度）
年齢，性別，併存疾患数，ベースライン時点で過去1年間の転倒経験，BMI，握力，片脚立ちで調整．

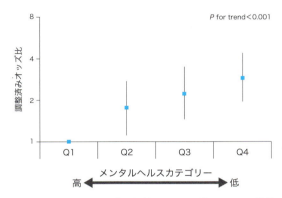

図　メンタルヘルスの悪化と転倒リスクの関連についての分析
《ロジスティック回帰分析》アウトカム：転倒，要因：メンタルヘルススコア（Q1～Q4）
年齢，性別，併存疾患数，ベースライン時点で過去1年間の転倒経験，BMI，握力，片脚立ちで調整．
メンタルヘルスの悪化に伴い転倒リスクが増加する関係性が統計学的にも有意に認められた．

Advanced!

①本研究遂行に当たり苦労した点

- 質問票調査がメインのため，欠測値の問題が大きかった．また，1年後の転倒に関する調査に来なかった人が一定数存在したため，選択バイアスの影響が考えられる．

②検討したかったが，断念した点

- メンタルヘルスのカテゴリー化を四分位点に基づいて行ったが，臨床的に意義のあるカットオフ値が存在すればそれに従ったカテゴリー化を行いたかった．
- 転倒した際に病院で治療を受けたかどうかを調査し，より重症な転倒との関連を検証したかったが，1年間での発生割合が非常に少なくなり，統計解析に使用することは困難であった．

（紙谷　司）

---

*1 質問票で過去1年間での転倒の有無を調べた．
*2 健康関連QOL尺度であるSF-36の下位尺度Mental Helthを用いて評価し，そのスコアを四分位で4カテゴリーQ1～Q4に分けた．

3群間以上の比較　名義尺度　運動器疾患

差 なし 対応なし（くり返しなし）　名 名義尺度　群≥2 比較群数≥2

事例　骨折患者における受傷前の介護状況と転倒場所との関係性

使用する主な統計手法は

χ²検定
差 なし 名 群≥2

残差分析

研究フレーム

- **研究デザイン** ▶ 横断研究
- **アウトカム** ▶ 転倒場所（自宅内，自宅外）
- **要因（群分け）** ▶ 受傷前の介護状況（未申請群，要支援群，要介護群）
- **本研究で用いた統計手法** ▶ χ²検定，残差分析，一元配置分散分析

データ分析のイメージ

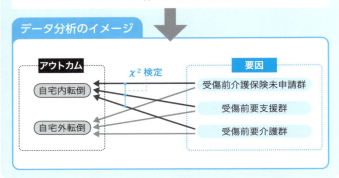

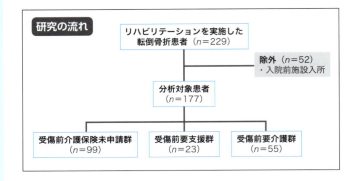

研究の概要と統計の選択

①目的
- 受傷前の介護保険取得状況と転倒場所を比較する．

②対象
- 高齢骨折患者

③変数
- 転倒場所（自宅内，自宅外）[*1]…アウトカム
- 受傷前の介護状況（未申請群，要支援群，要介護群）…要因

④統計解析の目的
ⓐ 受傷前の介護状況の違いによって，転倒場所に違いがあるか検討したい → ⑤-ⓐ
ⓑ 受傷前の介護状況と転倒場所にどのような関連があるか検討したい → ⑤-ⓑ

⑤統計手法の選択
ⓐ これは，変数（転倒場所）について3群（未申請群，要支援群，要介護群）間で比較することを意味する．
　まず「転倒場所と受傷前の介護状況の間には関連がない」という仮説を設定して統計量を計算し，統計学的有意水準と比較して仮説を検討する〔水準より小さい値（確率）であれば仮説は棄却され，関連があるといえる〕．データの様子は2×3クロス集計表（自宅内・自宅外×未申請群・要支援群・要介護群）で整理する．変数の転倒場所は内か外かという名義尺度であるから ➡ **χ²検定**

ⓑ これは，χ²検定にて有意（関連あり）となったとき，どのセルがその関連に大きく寄与しているのかを意味する．すなわち，期待値からどのくらい離れているのかを分析することであるから ➡ **残差分析**

データ分析のポイント

- さまざまな転倒場所を『自宅内』と『自宅外』の2つに分類して解析した．
- 下位検定として残差分析を行い，各群間の有意差を検討した．
- 3群以上の比較を行うχ²検定では，どの群に有意差が生じているかわからないため，調整済み残差を用いた残差分析を行った．
- 残差分析は，調整済み残差の絶対値が標準正規分布を使った検定の限界値を超えていれば有意とみなす．限界値は1％水準で2.58，5％水準では1.96である[*2]．

記載されているデータは全て架空

まとめてみよう！ 解析結果の記載例

（本研究のまとめとして，前ページ④の検討に加え，性別や骨折部位，年齢との関連性も調べた結果を含めて示す）

【統計解析】

　統計解析は，受傷機転となった転倒場所を自宅内と自宅外に分類し，受傷前の介護状態3群間（未申請，要支援，要介護）で比較するためにχ^2検定および下位検定として残差分析を実施した．また，性別，骨折部位についても同様にχ^2検定を，年齢については一元配置分散分析をそれぞれ行った．統計学的有意水準は5％とした．

【結果】

　本研究は177名（81.2±7.7歳，女性70.6％）の高齢骨折患者を対象とした．受傷前未申請群，受傷前要支援群，受傷前要介護群の3群間において年齢や性別に有意差は認められなかった．転倒場所は3群間において有意差が認められた（$P < 0.001$）（表1）．残差分析の結果，未申請群では自宅外転倒割合が有意に高く，要介護群では自宅内転倒割合が有意に高かった（$P < 0.01$）（表2）.

【結論】

　このことより，要介護群では未申請群と比較して自宅内での転倒の割合が有意に高まることが示唆された．この結果は，在宅生活における介護度別の転倒予防対策の一助となる．

表1　対象者の属性

	未申請（$n = 99$）	要支援（$n = 23$）	要介護（$n = 55$）	P値
年齢〔歳（mean ± SD）〕	80.5 ± 8.4	81.9 ± 7.1	82.2 ± 6.8	0.365
性別，女性（n）〔％〕	71〔71.7〕	13〔56.5〕	41〔74.5〕	0.265
骨折部位（n）〔％〕				0.748
上肢の骨折	12〔12.1〕	3〔12.5〕	9〔16.4〕	
体幹・下肢の骨折	87〔87.9〕	21〔87.5〕	46〔83.6〕	
転倒場所，自宅内（n）〔％〕	52〔52.5〕	18〔78.3〕	49〔89.2〕	< 0.001

表2　残差分析の結果

	未申請（$n = 99$）	要支援（$n = 23$）	要介護（$n = 55$）	計（$n = 177$）
自宅内転倒（n）〔％〕	52〔52.5〕	18〔78.3〕	49〔89.2〕	119〔67.2〕
調整済み残差	【−4.7】	【1.2】	【4.2】	
自宅外転倒（n）〔％〕	47〔47.5〕	5〔21.7〕	6〔10.8〕	58〔32.8〕
調整済み残差	【4.7】	【−1.2】	【−4.2】	

Advanced!

① 本研究遂行に当たり苦労した点

● 対象者のなかには，玄関や庭が転倒場所であったケースが少なくなく，転倒場所を自宅内または自宅外に分類することに難渋した．本研究では，自宅屋内での転倒を自宅内の転倒と定義した．

② 検討したかったが，断念した点

● 転倒場所以外にも転倒の時間帯などの検討もしたかったが，聴取できていないケースが多く，転倒場所のみの調査にとどまった．

（筧　智裕）

---

*1　受傷前に要介護状態の方は自宅内での転倒が多いと予想し，このようなアウトカムを設定した．

*2　郷式　徹：クロス集計表に対する統計分析の手法—χ^2検定とFisher の直説法および残差分析と多重比較による下位検定．心理科学，28：56-66，2008

3群間以上の比較　名義尺度　内部疾患

差 なし 対応なし（くり返しなし）　名 名義尺度　群≥2 比較群数≥2

事例　心不全患者における自宅退院の可否とフレイルとの関係性

使用する主な統計手法は

χ²検定
差 なし 名 群≥2

ロジスティック回帰分析
差 なし 名 群≥2

研究フレーム

- **研究デザイン** ▶ 横断研究
- **アウトカム** ▶ 自宅退院（可，不可）
- **要因（群分け）** ▶ 入院前の機能区分（ロバスト群，プレフレイル群，フレイル群）
- **本研究で用いた統計手法** ▶ χ²検定，ロジスティック回帰分析，一元配置分散分析，多重比較（Bonferroni法）

データ分析のイメージ

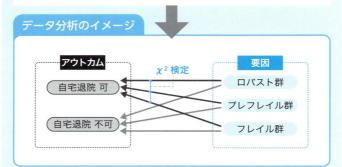

研究の概要と統計の選択

①目的
- 自宅退院の可否とフレイルの関連を検討する．

②対象
- 高齢心不全患者

③変数
- 自宅退院（可，不可）*1…アウトカム
- 入院前の機能区分（ロバスト群，プレフレイル群，フレイル群）*2…要因
- 年齢
- 性別
- BMI
- 入院期間　　…共変量（④-ⓑにおいて）
- 世帯構成人数
- 認知機能*4
- BNP*5

研究の流れ

心不全患者（n=312）
（急性期病院に入院しリハビリテーションを施行した患者）
↓
心不全患者（n=216）
（入院前自宅で生活していた65歳以上の患者）

除外（n=62）
・入院前歩行困難　n=28
・認知機能低下により本人または家族からの基本チェックリストの聴取困難　n=34

↓
ロバスト群（n=66）　プレフレイル群（n=59）　フレイル群（n=29）

④統計解析の目的
ⓐ 入院前の機能区分と自宅退院の可否の関連性を検討したい → ⑤-ⓐ
ⓑ 入院前の機能区分が自宅退院の可否に与える影響の大きさを検討したい → ⑤-ⓑ

⑤統計手法の選択
ⓐ これは，変数の1つ（自宅退院の可否）について3群（ロバスト群，プレフレイル群，フレイル群）間で比較することを意味する．
　アウトカムである自宅退院の可，不可という名義尺度であるから ➡ **χ²検定**

ⓑ これは，アウトカムに影響を与える変数はどれか，その影響（効果）はどのくらいかを分析することを意味する（効果の程度はオッズ比として算出する）．
　アウトカム＝従属変数は自宅退院可否であり，要因（入院前の機能区分）以外のいくつかの変数（年齢，性別，BMI，入院期間，世帯構成人数，認知機能，BNP）は共変量とみなしてそれらの影響を取り除く．ここではアウトカムの自宅退院は可，不可の名義尺度であるから ➡ **ロジスティック回帰分析（強制投入法）**

データ分析のポイント

- 本研究では，順序尺度である基本チェックリストを3値へ分ける方法を工夫した．
- ロジスティック回帰分析では，自宅退院の可否に対するオッズ比を，ロバストをReferenceとし，プレフレイル，フレイルで算出した．
- しかし，要因に対するサンプル数の不足が影響しており，オッズ比の信頼区間が広く，推定が不安定となった．

記載されているデータは全て架空

まとめてみよう！ 解析結果の記載例

（本研究のまとめとして，前ページ④の検討に加え，入院前の機能区分と入院期間との関連性を調べた結果も示す）

【統計解析】

統計解析は，高齢心不全患者の自宅退院の可否，ならびに入院期間をアウトカム，基本チェックリストにより3値化したロバスト，プレフレイル，フレイルを要因とした，χ^2検定，一元配置分散分析および多重比較（Bonferroni法）を行った．次に，自宅退院の可否をアウトカム，3カテゴリー化した機能区分（ロバスト，プレフレイル，フレイル）を要因としたロジスティック回帰分析を行い，ロバストをReferenceとした際のプレフレイルとフレイルのオッズ比をそれぞれ算出した．なお，統計学的有意水準は5％とした．

【結果】

本研究には，154例（78.6±6.7歳，男性53％）の高齢心不全患者が取り込まれた．内訳は，ロバスト66例，プレフレイル59例，フレイル29例であった．自宅退院の可否，ならびに入院期間をアウトカムとして3群間を比較した結果，自宅退院の可否に有意差を認めたものの（$P<0.001$），入院期間には有意差は認められなかった（$P=0.247$）（表1）．次に，機能区分が自宅退院の可否に与える影響をロジスティック回帰分析にて検討した結果，ロバストと比較したオッズ比は，プレフレイルで30.82（95％信頼区間：6.87-140.53，$P<0.001$），フレイルで34.88（95％信頼区間：7.09-171.13，$P<0.001$）であった（表2）．

【結論】

このことにより，高齢心不全患者における入院前フレイル，プレフレイルが自宅退院に強く影響することが明らかとなった．今後，症例数を増やし再検討することが必要である．

表1 ロバスト，プレフレイル，フレイルの3群間の比較検討（χ^2検定，一元配置分散分析）

	ロバスト（$n=66$）	プレフレイル（$n=59$）	フレイル（$n=29$）	P値
年齢（歳）	78.1±6.8	79.2±6.3	78.9±7.1	0.674
性別，男性（n）[%]	32[48]	31[53]	19[66]	0.312
BMI（km/m²）	21.7±4.4	20.8±3.2	20.2±4.5	0.194
世帯構成人数（人）	2.4±0.9	2.3±0.9 *1	3.1±1.3 *1, 2	0.022
MMSE（点）	27.2±3.3	26.5±2.9 *1	23.2±4.5 *1, 2	<0.001
基本チェックリスト（点）	1.6±1.3	5.1±1.1 *1	12.8±3.1 *1, 2	<0.001
自宅退院の可否　自宅（n）[%]	56[85]	51[86]	5[17]	<0.001
その他（n）[%]	10[15]	8[14]	24[83]	
入院期間（日）	26.1±24.7	26.8±16.2	33.3±14.6	0.247
BNP（pg/mL）	161.4±129.6	161.5±154.5	195.4±188.9	0.555

*1　$P<0.05$ vs. ロバスト，　*2　$P<0.05$ vs. プレフレイル

表2 フレイル，プレフレイルが自宅退院の可否に与える影響（ロジスティック回帰分析）

	Crude			Model 1			Final Model		
	オッズ比	95%信頼区間	P値	オッズ比	95%信頼区間	P値	オッズ比	95%信頼区間	P値
ロバスト	(ref)		<0.001	(ref)		<0.001	(ref)		<0.001
プレフレイル	26.91	8.34-87.12	<0.001	26.91	7.92-91.34	<0.001	30.82	6.87-140.53	<0.001
フレイル	30.62	9.11-103.47	<0.001	34.54	9.42-126.66	<0.001	34.88	7.09-171.13	<0.001

Model 1：（ロバスト，プレフレイル，フレイル）＋年齢，性別，BMI
Final Model：Model 1＋（入院期間，世帯構成人数，認知機能，BNP）

Advanced!

① 本研究遂行に当たり苦労した点

- 入院前の基本チェックリストを聴取する際，認知機能低下症例では，信頼性が乏しく，面会時をねらってご家族へ聴取したため，ご家族，病棟看護師への連携が必要であった．

② 検討したかったが，断念した点

- 自宅退院だけでなく，回復期や療養施設への転院との関連を調査検討したかったが，症例数が少なく断念した．

（小山真吾）

*1　自宅退院に至った例を0，自宅退院に至らなかった例（転院，転居）を1とした．なお，本研究は退院時に採取したデータであり，退院できない症例は取り込まれていない．

*2　基本チェックリストを用いて評価し，先行研究*3を参考に，0〜3点をロバスト，4〜7点をプレフレイル，8点以上をフレイルとした．

*3　Satake S, et al：Validity of the Kihon Checklist for assessing frailty status. Geriatr Gerontol Int, 16：709-715, 2016

*4　MMSE（Mini Mental State Examination）を用いて評価した．

*5　BNP：Brain Natriuretic Peptide（脳性ナトリウム利尿ペプチド）

3群間以上の比較　名義尺度　中枢神経疾患

差 [なし] 対応なし（くり返しなし）　名 名義尺度　群≧2 比較群数≧2

事例　回復期脳卒中患者におけるバランス能力・認知機能の組み合わせと転倒発生との関係性

使用する主な統計手法は

χ²検定
差 なし　名　群≧2

ロジスティック回帰分析
差 なし　名　群≧2

研究フレーム
- **研究デザイン** ▶ 前向きコホート研究
- **アウトカム** ▶ 転倒発生（あり，なし）
- **要因（群分け）** ▶ バランス能力（良好群，低下群）と認知機能（良好群，低下群）の組み合わせ
- **本研究で用いた統計手法** ▶ χ²検定，ロジスティック回帰分析，一元配置分散分析，多重比較（Bonferroni法）

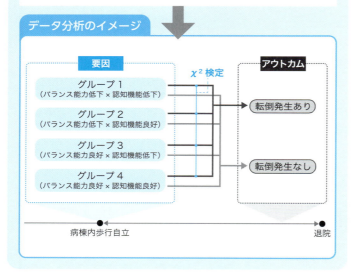

データ分析のイメージ

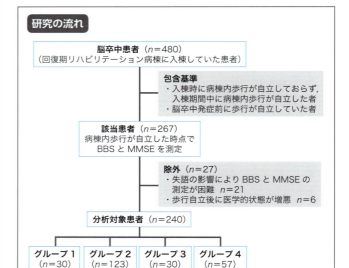

研究の流れ

- バランス能力（良好群，低下群）*1
- 認知機能（良好群，低下群）*2 ……（組み合わせて）要因
- 年齢　　●性別
- 病型　　●損傷側
- 入棟期間　●薬剤の数 ……共変量（④-b において）
- Charlson 併存疾患指数
- 下肢BRS*3　●歩行速度

④統計解析の目的
a バランス能力と認知機能の組み合わせと，転倒発生の有無の関連性を検討したい → ⑤-a
b バランス能力と認知機能の組み合わせが転倒発生の有無に与える影響の大きさを検討したい → ⑤-b

⑤統計手法の選択
a アウトカム（転倒発生の有無）について，バランス能力と認知機能の組み合わせによる4群間で差があるかを検定する．

アウトカムである転倒発生の有無は2値の名義尺度，バランス能力と認知機能の組み合わせは4値の名義尺度であり，ともに名義尺度どうしの検定であることから ➡ χ²検定

b アウトカム（従属変数＝転倒発生の有無）について，バランス能力と認知機能の組み合わせによる4群（要因）のうち，有意な影響を与える組み合わせはどれか，またその影響（効果）はどれくらいかを分析する（効果の程度はオッズ比として算出される）．

また，アウトカム（転倒発生の有無）にはバランス能力と認知機能の組み合わせ（要因）以外にもさまざまな要因が関与するため，いくつかの変数（年齢，病型，損傷側，入棟期

研究の概要と統計の選択

①目的
- バランス能力と認知機能の組み合せが転倒発生に及ぼす影響を検討する．

②対象
- 回復期脳卒中患者

③変数
- 転倒発生（あり，なし；病棟内歩行が自立した日から退院までの期間）…アウトカム

---

*1 BBS（Berg Balance Scale）を用いて評価し，45点未満をバランス能力低下あり群とした．

*2 MMSE（Mini Mental State Examination）を用いて評価し，24点未満を認知機能低下あり群とした．

*3 BRS：Brunnstrom Recovery Stage

*4 バランス能力と認知機能の組み合わせによって歩行能力の予後が異なると予想し，このようなアウトカムを設定した．

間，下肢BRS）を共変量として使用し，それらの影響を加味したうえで要因がアウトカムに与える影響を分析する．ここでは，アウトカム（転倒発生の有無）が2値の名義尺度であることから ➡ **ロジスティック回帰分析（強制投入法）**

データ分析のポイント

● 連続変数であるBBSとMMSEを2値にカテゴリー化して組み合わせることで，バランス能力と認知機能が転倒発生に及ぼす影響を複合的に検討した．

記載されているデータは全て架空

まとめてみよう！ 解析結果の記載例

（本研究のまとめとして，前ページ④の検討に加え，バランス能力と認知機能の組み合わせと，歩行能力の予後との関連性[*4] を調べた結果もあわせて示す）

【統計解析】

統計解析としては，アウトカムに転倒発生の有無，要因にBBSとMMSEの組み合わせを投入したχ^2検定を実施した．また，アウトカムに転倒発生の有無，要因にBBSとMMSEの組み合わせ，共変量に単変量解析にて$P < 0.05$であった変数を投入したロジスティック回帰分析を行った．

さらに，アウトカムに退院時の歩行速度を，要因にBBSとMMSEの組み合わせを投入した一元配置分散分析および多重比較（Bonferroni法）を行った．統計学的有意水準は5％とした．

【結果】

本研究には240名（68.2±12.2歳，男性63.7％）の脳卒中患者が参加し，基本属性の群間比較では，年齢，病型，脳の損傷側，入棟期間，下肢BRSに有意差が認められた（表1）．χ^2検定の結果，4群の転倒発生に有意差が認められ，グループ1では16名（53.3％），グループ2では15名（12.2％），グループ3では10名（33.3％），グループ4では10名（17.5％）

と，グループ1で最も転倒発生率が高くなっていた（$P < 0.001$）．ロジスティック回帰分析の結果，グループ4（バランス能力良好×認知機能良好）をReferenceとした際に，グループ1（バランス能力低下×認知機能低下）のみ有意な関連性が認められ，調整済みオッズ比（95％信頼区間，P値）は5.12（1.82-17.13，< 0.005）であった（表2）．一元配置分散分析の結果，4群の退院時の歩行速度に有意差が認められ（$P < 0.001$），グループ1とグループ2で，グループ3，グループ4に比して低くなっていた．

【結論】

バランス能力低下と認知機能低下をあわせもつ場合に転倒発生リスクは有意に高いことが示された．また，バランス能力低下を有する，もしくはバランス能力低下と認知機能低下をあわせもつ場合に歩行能力の予後は有意に不良であることが示された．

表2 転倒発生の有無に対するロジスティック回帰分析の結果

	n	調整済みオッズ比	95％信頼区間	P値
グループ1	30	5.12	1.82-17.13	< 0.005
グループ2	123	0.86	0.36-1.19	0.118
グループ3	30	2.48	0.93-7.59	0.083
グループ4	57	1.00		ref

共変量：年齢，病型，損傷側，入棟期間，BRS

表1 患者背景の群間比較

	全対象者 ($n=240$)	グループ1 ($n=30$)	グループ2 ($n=123$)	グループ3 ($n=30$)	グループ4 ($n=57$)	P値
年齢（歳）	68.2±12.2	72.0±14.0	65.9±11.9	76.8±5.8	66.3±12.7	0.001
性別，男性(n)[%]	153[63.7]	21[70.0]	75[61.0]	18[60.0]	39[68.4]	0.230
病型，脳梗塞(n)[%]	153[63.7]	27[90.0]	69[56.1]	21[70.0]	12[63.2]	<0.001
損傷側，右側(n)[%]	126[52.5]	12[40.0]	78[63.4]	3[10.0]	33[57.9]	<0.001
入棟期間（日数）	122.8±41.2	137.7±23.8	136.8±34.9	137.7±23.8	95.9±46.4	<0.001
薬剤の数，5剤≧(n)[%]	150[62.5]	20[66.6]	74[60.1]	21[70.0]	35[61.4]	0.266
Charlson併存疾患指数，3≧(n)[%]	100[41.6]	13[43.3]	55[44.7]	12[40.0]	20[35.1]	0.389
下肢BRS，3≦(n)[%]	54[22.5]	3[10.0]	48[39.0]	0[0.0]	3[5.3]	<0.001
転倒発生の有無，あり(n)[%]	51[21.3]	16[53.3]	15[12.2]	10[33.3]	10[17.5]	<0.001
退院時の歩行速度（m/sec）	0.72±0.36	0.65±0.26	0.55±0.28	1.04±0.34	0.98±0.34	<0.001

表記がない箇所は平均値±標準偏差

Advanced!

① 本研究遂行に当たり苦労した点

● 本研究では各対象者の担当セラピストがBBSとMMSEの測定を実施したため，セラピスト間の信頼性を担保する必要があった．研究開始以前より協議を重ねて，誰が見ても同様の方法で測定が行えるようなマニュアルを作成した．

② 検討したかったが，断念した点

● 転倒発生にはバランス能力や認知機能以外にも視覚機能など非常にさまざまな要因が関与するため，これらの因子も共変量としてロジスティック回帰分析に投入したかったが，臨床業務の時間内に測定できる項目数が限られていたため断念した．

（木村鷹介）

3群間以上の比較　順序尺度　高齢者

差 なし 対応なし（くり返しなし）　順序尺度　群≧2 比較群数≧2

事例　高齢者における からだの痛みと睡眠の質との関係性

使用する主な統計手法は

順序ロジスティック回帰分析
差 なし 順 群≧2

研究フレーム

研究デザイン▶横断研究
アウトカム▶睡眠の質（1〜4）*1
要因（群分け）▶からだの痛み（軽度群，中等度群，重度群）
本研究で用いた統計手法▶順序ロジスティック回帰分析

データ分析のイメージ

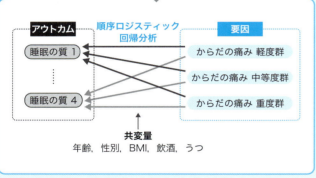

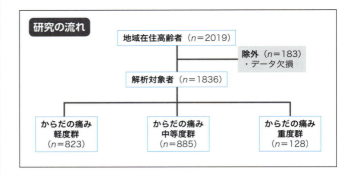

- 年齢
- 性別
- BMI　…共変量
- 飲酒
- うつ

④ **統計解析の目的**
ⓐ からだの痛みは睡眠の質と関連するのか検討したい → ⑤-ⓐ

⑤ **統計手法の選択**

ⓐ これは，共変量の影響を取り除いたうえで，ある要因がアウトカムに影響するか，影響の強さはどれくらいかを分析することを意味する（効果の程度はオッズ比として算出する）．

アウトカム＝従属変数は睡眠の質であり，要因は3つにカテゴリー分けされたからだの痛みである．年齢，性別，BMI，飲酒，うつを共変量とみなしてその影響を取り除く．アウトカムである睡眠の質は4段階で評価した順序尺度であるから

➡ **順序ロジスティック回帰分析**

データ分析のポイント

- 睡眠の質を4段階の順序尺度として順序ロジスティック回帰分析を行ったが，適用に際しては制約も多く注意が必要である（解釈を単純化しわかりやすくするため，あえて2値にカテゴリー化し，通常のロジスティック回帰分析を行うことも多い）．
- 本研究では，からだの痛みにうつが伴うことによる交互作用の検討も行い，より臨床的に意義の強いメッセージを出すことを試みた（次ページ「解析結果の記載例」参照）．

研究の概要と統計の選択

① 目的
- 高齢者におけるからだの痛みと睡眠の質について検討する．

② 対象
- 地域在住高齢者

③ 変数
- 睡眠の質（4段階）*1 …アウトカム
- からだの痛み（軽度群，中等度群，重度群）*2 …要因

記載されているデータは全て架空

3 群間以上の比較

名義 / 順序 / 連続 / 高齢 / 運動 / 内部 / 中枢

まとめてみよう！ 解析結果の記載例

（本研究のまとめとして，前ページ④の検討に加え，からだの痛みにうつが伴うことによる交互作用の検討も含めた結果を示す）

【統計解析】

からだの痛みについては6段階の回答を2段階ずつでまとめ，3つのカテゴリー（軽度群，中等度群，重度群）に分類した．主要な統計解析では，からだの痛みと睡眠の質の関連について，共変量の影響を調整した順序ロジスティック回帰分析を用いて検討した．順序ロジスティック回帰分析を行うに当たって，その前提条件である比例オッズの仮定が棄却されないことをBrant testを用いて確認した．さらに，うつとからだの痛みによる睡眠の質への交互作用について検討するため，うつスコアをカットオフ値で2カテゴリーに分類し，前述したからだの痛みに関する3カテゴリーと組み合わせた6カテゴリーを要因として投入（うつなし，かつ，からだの痛みが軽度のカテゴリーをReference）し，主要解析と同様の順序ロジスティック回帰分析を実施した．

【結果】

データの欠測のない1836名（平均年齢73歳，男性割合40%）が解析対象となった．順序ロジスティック回帰分析の結果，軽度群と比較した調整済みオッズ比と95%信頼区間は，中等度群1.62［1.34-1.97］，重度群2.38［1.62-3.49］であり，有意な関連を認めた（表1）．またうつの有無とからだの痛みを組み合わせた6カテゴリーを使用した解析では，うつなしでからだの痛みが軽度の群と比較し，うつありでからだの痛みが軽度の群ではオッズ比が3.71［2.07-6.66］，うつなしでからだの痛みが重度の群では2.87［1.92-4.28］，うつありでからだの痛みが重度の群では14.64［5.31-40.39］となり，うつ，および重度のからだの痛みの両方の要因が伴うことで，それぞれ単独の影響を加算した以上の関連となり，睡眠の質とのより強い関連を認めた（表2）．

【結論】

からだの痛みとうつ症状が併存している高齢者では，睡眠の質により注意を向ける必要がある．

表1 からだの痛みと睡眠の質の関連についての分析

| | | 睡眠の質 | | |
	n	調整済みオッズ比	95%信頼区間	P for Brant test
軽度	823	Reference		
中等度	885	1.62	1.34-1.97	0.54
重度	128	2.38	1.62-3.49	0.37

《ロジスティック回帰分析》アウトカム：睡眠の質（4段階のうち下位2段階を低下あり），
要因：からだの痛み（6段階を下位から2段階ずつまとめて3段階に）
年齢，性別，BMI，飲酒，うつで調整

表2 からだの痛みとうつの睡眠の質に対する交互作用についての分析

| | | 睡眠の質低下 | |
	n	調整済みオッズ比	95%信頼区間
うつなし			
軽度	775	Reference	
中等度	791	1.75	1.44-2.13
重度	113	2.87	1.92-4.28
うつあり			
軽度	48	3.71	2.07-6.66
中等度	94	8.05	5.22-12.42
重度	15	14.64	5.31-40.39

《ロジスティック回帰分析》アウトカム：睡眠の質（4段階のうち下位2段階を低下あり），
要因：からだの痛み（3段階）とうつの有無で組み合わせた6カテゴリー
年齢，性別，BMI，飲酒で調整

Advanced!

① 本研究遂行に当たり苦労した点

● 大規模な研究であったため，調査の実施やデータ入力などに想定以上の労力がかかった．

② 検討したかったが，断念した点

● アウトカムである睡眠の質の評価については，既存の尺度を用いるなど，より詳細な検討を行いたかったが，質問票の分量が多くなりすぎたため，最小限の質問項目数にしぼらざるを得なかった．

● 本来はからだの痛みが将来的な睡眠の質を低下させるかどうか縦断的な検討を行いたかったが，大規模な追跡調査が困難であり，今回は横断的な関連性の検討にとどまった．

（紙谷　司）

*1 質問票で過去1カ月の状況を調べ，4段階で評価した．

*2 質問票で過去1カ月の状況を調べ，6段階で評価した．6段階の回答を2段階ずつまとめ，1，2を軽度，3，4を中等度，5，6を重度とした．

3群間以上の比較　順序尺度　運動器疾患

差 [なし] 対応なし（くり返しなし）　順 順序尺度　[群≧3] 比較群数≧3

事例 骨折患者における受傷前の介護保険取得状況と退院時ADLとの関係性

使用する主な統計手法は

- **Shapiro-Wilk 検定**
- **Kruskal-Wallis 検定** [差なし][順][群≧3]
- **多重比較（Bonferroni 法）**

研究フレーム

- **研究デザイン** ▶ 横断研究
- **アウトカム** ▶ 退院時の ADL 能力（Barthel Index；0～100点）[*1]
- **要因（群分け）** ▶ 受傷前の介護状況（未申請群，要支援群，要介護群）
- **本研究で用いた統計手法** ▶ Shapiro-Wilk 検定，Kruskal-Wallis 検定，多重比較として Mann-Whitney の U 検定（Bonferroni 法）

データ分析のイメージ

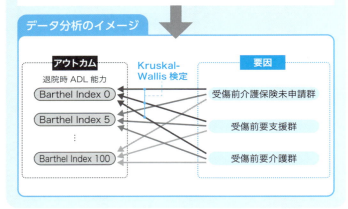

研究の概要と統計の選択

① **目的**
- 骨折受傷前の介護保険取得状況と退院時のADL[*2]能力を比較する．

② **対象**
- 高齢の転倒骨折患者

③ **変数**
- ADL能力（Barthel Index 0～100点；退院時）[*1]…アウトカム
- 受傷前の介護状況（未申請群，要支援群，要介護群）…要因

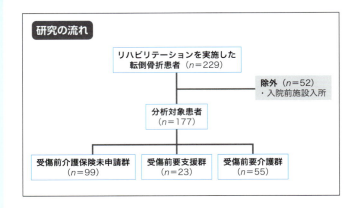

④ **統計解析の目的**
ⓐ ADL能力が正規分布しているかを確認したい → ⑤-ⓐ
ⓑ 受傷前の介護状況によってADL能力に違いがあるのか検討したい → ⑤-ⓑ
ⓒ 受傷前の3群間の介護状況のうち，どの群間でADL能力が違っているかを検討したい → ⑤-ⓒ

⑤ **統計手法の選択**
ⓐ これは，「データは正規分布に従っている」という仮説を設定して統計量を計算し，有意水準と比較して仮説を検討する〔水準より小さい値（確率）であれば仮説は棄却され，非正規分布であるといえる〕 ➡ **Shapiro-Wilk 検定**（シャピロ・ウィルク）

ⓑ これは，変数（ADL能力）について3群（未申請群，要支援群，要介護群）間で比較することを意味する．
まず「ADL能力と介護状況の間には関連がない」という仮説を設定して統計量を計算し，統計学的有意水準と比較して判定する〔水準より小さい値（確率）であれば仮説は棄却され，関連があるといえる〕．変数の介護状況は，ⓐよりノンパラメトリックであり，3群以上の比較となるから ➡ **Kruskal-Wallis 検定**（クラスカル・ウォリス）

ⓒ これは，ⓑの結果をふまえて，有意であったADL能力について3群（未申請群，要支援群，要介護群）のうちどの群とどの群に差があるかを調べることを意味する ➡ **多重比較として Mann-Whitney の U 検定（Bonferroni 法）**（マン・ホイットニー／ボンフェローニ）

データ分析のポイント

- 3群以上の比較を行う Kruskal-Wallis 検定では，どの群に有意差が生じているかわからないため，その後に多重比較を行った．
- 効果量 $r(Z/\sqrt{n})$ を算出することで，各群間の差異の大きさを検討した．効果量 r の大きさの目安として，効果量小＝0.10，効果量中＝0.30，効果量大＝0.50とされている[*3]．

記載されているデータは全て架空

まとめてみよう！ 解析結果の記載例

【統計解析】

統計解析は，退院時のADL能力（Barthel Index）を受傷前の介護状態3群間（未申請，要支援，要介護）で比較するためにKruskal-Wallis検定を実施した．その後，Mann-WhitneyのU検定を実施した．なお，多重比較における有意水準の調整にはBonferroni法を用いた．

【結果】

本研究は177名（81.2±7.7歳，女性70.6％）の高齢骨折患者を対象とした．受傷前未申請群，受傷前要支援群，受傷前要介護群の各群において年齢や性別に有意差は認められなかった（表）．退院時ADL能力（Barthel Index）は各群間において有意差を認めた（$P<0.017$）ものの（図），未申請群と要支援群間の効果量は低かった（$r=0.18$）．一方で，要介護群は各群との間で効果量は高かった（vs.未申請群 $r=0.56$，vs.要支援群 $r=0.31$）．

【結論】

このことより，受傷後のADLの改善は受傷前の介護状態によって違いがあり，特に受傷前要介護群は退院時のADL能力が低いことが示唆された．

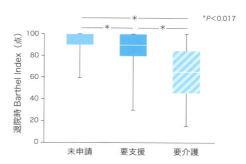

図　退院時 Barthel Index

表　対象者の属性

	未申請(n=99)	要支援(n=23)	要介護(n=55)	P値
年齢〔歳（mean±2D）〕	80.5±8.4	81.9±7.1	82.2±6.8	0.365
性別，女性(n)[%]	71 [71.7]	13 [56.5]	41 [74.5]	0.265
骨折部位(n)[%]				0.748
上肢の骨折	12 [12.1]	3 [12.5]	9 [16.4]	
体幹・下肢の骨折	87 [87.9]	21 [87.5]	46 [83.6]	
退院時 Barthel Index (mean±SD)	92.8±14.4	89.4±11.8	63.4±27.0	<0.001

Advanced!

①本研究遂行に当たり苦労した点

● 退院時 Barthel Indexは正規分布していなかったため，変数の扱いに難渋した．100点と100点未満で2値にカテゴリー化することも検討したが，今回は各群の退院時 Barthel Indexのスコアがどの程度異なるかなどの傾向をみるために，カテゴリー化せず，そのままの数値として扱った．

②検討したかったが，断念した点

● 基本的ADL以外にも家事関連動作や余暇活動なども検討したかったが，入院中に行う評価の範囲では難しかったため，基本的ADLの調査にとどまった．

（筧　智裕）

---

*1 受傷前に要介護状態の場合は退院時のADL能力が低いと予想し，Barthel Indexを用いて評価した．Barthel Indexは0〜100点までであり，5点刻みの点数で評価する．

*2 ADL：Activities of Daily Living（日常生活活動）

*3 「Discovering Statistics Using SPSS 2nd ed」（Field A），SAGE Publications Ltd, 2009

3群間以上の比較　順序尺度　内部疾患

差 なし 対応なし（くり返しなし）　順 順序尺度　群≧3 比較群数≧3

事例　心不全患者における入院時心不全重症度と退院時歩行能力との関係性

使用する主な統計手法は

Kruskal-Wallis検定
差 なし 順 群≧3

研究フレーム
- 研究デザイン ▶ 前向きコホート研究
- アウトカム ▶ 退院時FIM*1 歩行自立度（1～7点）
- 要因（群分け）▶ 入院時心不全重症度（NYHA Ⅱ群，NYHA Ⅲ群，NYHA Ⅳ群）
- 本研究で用いた統計手法 ▶ Kruskal-Wallis検定，ロジスティック回帰分析，χ² 検定

データ分析のイメージ

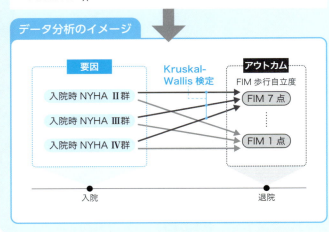

研究の流れ

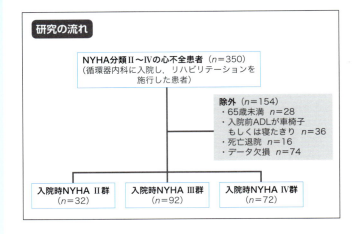

- BNP*4　　　…共変量（④-ⓑにおいて）
- ヘモグロビン
- eGFR*4
- 認知機能*5（退院時）
- 入院期間

④ 統計解析の目的
ⓐ 歩行自立度と心不全重症度の関連性を検討したい → ⑤-ⓐ
ⓑ 共変量を調整したうえで心不全重症度は歩行自立度と関連するか調べたい → ⑤-ⓑ

⑤ 統計手法の選択
ⓐ これは，変数（歩行自立度）について3群（NYHA Ⅱ群，Ⅲ群，Ⅳ群）間で比較することを意味する．
　　変数の歩行自立度は順序尺度であり，ノンパラメトリックな3群以上の比較となるから ➡ Kruskal-Wallis検定（クラスカル・ウォリス）

ⓑ これは，要因（心不全重症度）が他の共変量の影響を考慮してもアウトカムに影響を与える因子であるかを検討することを意味する（効果の程度はオッズ比として算出する）．
　　アウトカム＝従属変数は歩行自立度であり，要因（心不全重症度）以外のいくつかの変数（年齢，性別，BMI，BNP，ヘモグロビン，eGFR，認知機能，入院期間）は共変量とみなし，それらの影響を考慮する．ここではアウトカムは歩行自立，非自立という名義尺度であるから，ロジスティック回帰分析（強制投入法）を用いる．

研究の概要と統計の選択

① 目的
- 入院時心不全重症度と退院時歩行能力の関連を検討する．

② 対象
- 入院中にリハビリテーションを実施した心不全患者

③ 変数
- FIM*1 歩行自立度（④-ⓐでは7段階，④-ⓑでは自立・介助*2；退院時）…アウトカム
- 心不全重症度（NYHA Ⅱ群，NYHA Ⅲ群，NYHA Ⅳ群；入院時）…要因
- 年齢
- 性別
- BMI*3

データ分析のポイント

- 退院時歩行能力に心不全重症度が影響するかを検討するために，シンプルな群間比較にとどまらず，その他の因子で調整したうえで分析を行った．
- 関連要因の検討時はFIM歩行項目の得点＝6・7点を歩行自立群として0，FIM歩行項目の得点＝5点以下を歩行介助群として1とダミー変数化した名義尺度として扱う．

> 記載されているデータは全て架空

3群間以上の比較

名義 / 順序 / 連続 / 高齢 / 運動 / 内部 / 中枢

まとめてみよう！ 解析結果の記載例

（本研究のまとめとして，前ページ④の検討に加え，心不全重症度別の基本属性の群間比較も含めた解析結果を示す）

【統計解析】

　まず，心不全重症度別の基本属性および退院時歩行能力を比較するために，名義尺度についてはχ^2検定にて，順序尺度についてはKruskal–Wallis検定にて群間比較を実施した．退院時FIM歩行自立度が6・7点のものを歩行自立，5点以下のものを非自立としアウトカムに投入し，さらに入院時心不全重症度（NYHA分類）を要因に，年齢，性別，BMI，血

液生化学検査値，認知機能，入院期間を共変量に投入したロジスティック回帰分析を実施した．なお，統計学的有意水準は5％とした．

【結果】

　本研究は350例の入院心不全患者が取り込まれ，除外基準に該当する154例を除いた196例が解析対象者となった．内訳は，NYHA II群32例（年齢中央値79.5歳，女性37.5％），NYHA III群92例（年齢中央値83.0歳，女性47.8％），NYHA IV群72例（年齢中央値85.0歳，女性61.1％）であった．3群間の基本属性を比較したところ，BMI，BNP，ヘモグロビン，eGFR，認知機能（MMSE），入院期間に有意差が認められた（$P<0.01$）．また，退院時FIM歩行自立度も3群間に有意差を認めた（$P<0.01$）（表1）．退院時歩行自立・非自立をアウトカムに投入したロジスティック回帰分析の結果，単変量解析および年齢，性別，BMIで調整した際には心不全重症度は退院時歩行能力に有意な関連性を認めた．しかし，血液生化学検査値やMMSE，入院期間などで調整した際は，有意な関連性は認めなかった（$P=0.200$）（表2）．

【結論】

　入院心不全患者の心不全重症度は，年齢や性別，BMIで調整した際も，退院時の歩行能力に有意な関連を認めた．しかし血液生化学検査値や認知機能，入院期間で調整した際には有意な関連を認めなかったため，心不全の重症度のみならず，複数の因子を加味した予測を要する可能性が示唆された．

表1　心不全重症度別の基本属性および退院時FIM歩行自立度の比較

	II群（$n=32$）	III群（$n=92$）	IV群（$n=72$）	P
年齢（歳）	79.5 [72.3–89.5]	83.0 [77.0–90.0]	85.0 [77.0–87.0]	0.290
性別，男／女（n）	20/12	48/44	28/44	0.060
BMI				<0.01
<18.5	42	28	30	
18.5〜24.9	24	60	40	
25.0≦	4	4	2	
BNP	343.5 [257.3–473.5]	677.0 [502.0–891.0]	862.5 [347.0–1676.0]	<0.01
ヘモグロビン	12.2 [11.0–13.6]	10.9 [9.9–12.1]	10.0 [9.3–11.8]	<0.01
eGFR（mL/分/1.73 m^2）	46.8 [43.1–71.1]	35.2 [26.8–54.0]	34.3 [26.7–53.3]	<0.01
MMSE（点）	30.0 [27.8–30.0]	28.0 [25.0–30.0]	24.5 [19.0–29.0]	<0.01
入院期間（日）	7.0 [5.3–8.8]	15.0 [9.0–24.0]	25.5 [15.0–30.0]	<0.01
FIM歩行自立度	7.0 [5.0–7.0]	5.0 [5.0–6.0]	3.0 [2.0–5.0]	<0.01

中央値［第1四分位–第3四分位］

表2　退院時歩行非自立と入院時心不全重症度の関連

		Crude			Model1[※1]			Model2[※2]		
		オッズ比	95％信頼区間	P	オッズ比	95％信頼区間	P	オッズ比	95％信頼区間	P
NYHA	II	ref			ref			ref		
	III	2.59	1.13–5.94	0.020	2.02	0.66–6.21	0.223	1.13	0.44–3.21	0.320
	IV	13.30	4.78–37.2	<0.01	6.30	3.28–19.3	<0.01	3.54	0.89–5.92	0.200

※1　Model 1 ＝ 年齢，性別，BMI
※2　Model 2 ＝ Model 1+（BNP，ヘモグロビン，eGFR，MMSE，入院期間）

Advanced!

① 本研究遂行に当たり苦労した点

● 急遽退院が決定した際などには，検査に要する時間を他の業務と調整する必要があった．

② 検討したかったが，断念した点

● 入院前ADLが寝たきりや車椅子の者は除外したが，入院前の

歩行状態までは調査できなかった．

● 心不全にて入院した全例を調査すべきであったが，本研究ではリハビリテーションを実施した心不全患者にとどまった．

（音部雄平）

---

*1　FIM：Functional Independence Measure
*2　④-ⓑでは5点以下を歩行非自立とした．
*3　BMIは<18.5，18.5〜24.9，25.0≦の3段階に分けた．

*4　BNP：Brain Natriuretic Peptide（脳性利尿ペプチド）
　　eGFR：estimated Glomerular Filtration Rate（推算糸球体濾過量）
*5　認知機能はMMSE（Mini Mental State Examination）にて評価した．

3群間以上の比較　順序尺度　中枢神経疾患

差 なし 対応なし（くり返しなし）　順 順序尺度　群≥3 比較群数≥3

事例 回復期脳卒中患者における年齢と歩行自立度との関係性

使用する主な統計手法は

Kruskal-Wallis検定
差 なし　順　群≥3

研究フレーム
- **研究デザイン** ▶ 前向きコホート研究
- **アウトカム** ▶ 退院時のFIM[*1]歩行自立度（1〜7点）
- **要因（群分け）** ▶ 入棟時の年齢（若年群，前期高齢群，後期高齢群）
- **本研究で用いた統計手法** ▶ Kruskal-Wallis検定，ロジスティック回帰分析，χ^2検定

データ分析のイメージ

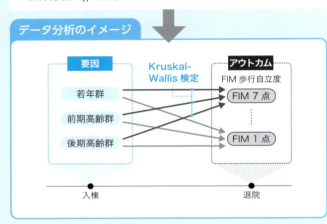

研究の概要と統計の選択

①目的
- 年齢が歩行自立度に及ぼす影響を検討する．

②対象
- 回復期脳卒中患者

③変数
- FIM[*1]歩行自立度（④-ⓐでは7段階，④-ⓑでは自立・非自立[*2]；退院時）…主なアウトカム
- 退院先（自宅退院の可否）…副次的アウトカム
- 年齢（若年群，前期高齢群，後期高齢群；入院時）[*3]…要因
- 性別　⎫
- 病型（脳梗塞，脳出血）⎬…共変量
- 入棟期間　⎪ （④-ⓑにおいて）
- 下肢BRS[*4]　⎪
- 半側空間無視の有無 ⎭

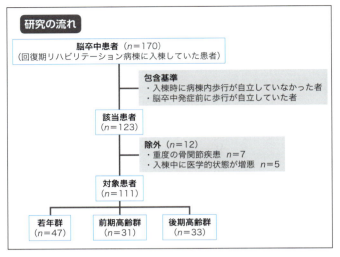

④統計解析の目的
ⓐ FIM歩行自立度が年齢によって差があるかを検討したい →⑤-ⓐ
ⓑ FIM歩行自立度に影響を与える主な因子は何かを検討したい →⑤-ⓑ

⑤統計手法の選択
ⓐ アウトカム（FIM歩行自立度）について，年齢による3群間（若年群，前期高齢群，後期高齢群）で差があるかを検定する．ここでは，アウトカムであるFIM歩行自立度は7段階の順序尺度であるため，ノンパラメトリック手法を用いる．3群以上のノンパラメトリック手法による比較であることから➡ **Kruskal-Wallis検定**（クラスカル・ウォリス）

ⓑ アウトカム（従属変数＝歩行自立度）について，年齢による3群（要因）のうち，有意な影響を与える群はどれか，またその影響（効果）はどれくらいかを分析する（効果の程度はオッズ比として算出される）．

また，アウトカム（歩行自立度）には年齢（要因）以外にもさまざまな要因が関与するため，いくつかの変数（性別，病型，入棟期間，下肢BRS，半側空間無視の有無）を共変量として，それらの影響を加味したうえで要因がアウトカムに与える影響を分析する．ここでは，アウトカムが歩行自立，介助の2値の名義尺度であることから，ロジスティック回帰分析（強制投入法）を用いる．

同じことを，アウトカムを退院先（自宅復帰の可否）に変えて行う．

データ分析のポイント

- 脳卒中患者の歩行自立度には，年齢以外にもさまざまな要因が関与するため，Kruskal-Wallis検定にとどまらず，ロジスティック回帰分析を行ってそれらの要因の影響を考慮した．
- FIMは1〜7点の順序尺度であり，ロジスティック回帰分析

---

*1 FIM：Functional Independence Measure
*2 ④-ⓑでは5点以下を非自立とした．
*3 64歳以下を若年群，65〜74歳を前期高齢群，75歳以上を後期高齢群とした．
*4 BRS：Brunnstrom Recovery Stage

においてそのまま分析すると解釈が複雑になることから，1〜5点（非自立）と6〜7点（自立）に2値化して分析を行った．
- 本研究では，年齢によって歩行自立度の予後だけでなく退院

先も異なる可能性があると考え，副次的アウトカムとして自宅退院の可否を設定した解析も行った（本ページ「解析結果の記載例」参照）．

記載されているデータは全て架空

まとめてみよう！ 解析結果の記載例

（本研究のまとめとして，前ページ④の検討に加え，歩行自立度および自宅退院の可否と年齢との関連性を調べた結果もあわせて示す）

【統計解析】

本研究では，64歳以下を若年群，65〜74歳を前期高齢群，75歳以上を後期高齢群と定義し，年齢を3カテゴリー化して分析に用いた．

年齢による3群間で歩行自立度に差があるかを検討するために，アウトカムに退院時のFIM歩行自立度を用いたKruskalis–Wallis検定を行った．また，アウトカムに歩行自立度（自立・非自立）もしくは自宅退院の可否を，要因に年齢（3群）を投入したχ^2検定を行った．さらに，アウトカムに退院時の歩行自立度もしくは自宅退院の可否を，要因に年齢を，共変量に単変量解析にて$P < 0.05$であった変数を投入したロジスティック回帰分析（強制投入法）を行った．

【結果】

本研究には111名（67.0±13.8歳，男性63.1％）の脳卒中患者が参加した．患者背景の群間比較では，若年群で下肢

BRS III以下の者が有意に多く（$P < 0.001$），半側空間無視を有する者が有意に多かった（$P = 0.002$）．

3群の歩行自立度は，若年群では37名（78.7％），前期高齢群では22名（71.0％），後期高齢群では19名（57.6％）であり，χ^2検定では有意差は認められなかった（$P = 0.125$）（表1）．退院時の歩行自立度をアウトカムとしたロジスティック回帰分析の結果，若年群をReferenceとした際に，後期高齢群で有意な関連性が認められ，調整済みオッズ比（95％信頼区間，P値）は2.54（1.11-5.29，$P = 0.030$）であった（表2）．

3群の退院先に有意差はなく，退院先が自宅であった者の割合は若年群で36名（76.6％），前期高齢群で23名（74.3％），後期高齢群で24名（72.4％）であった（$P = 0.922$）．アウトカムを退院先としたロジスティック回帰分析においても年齢による有意差はなかった．

【結論】

入棟期間や運動麻痺，高次脳機能障害の影響を考慮した場合，年齢は歩行自立度に影響を及ぼす要因であり，後期高齢者では歩行非自立となる可能性が高いことが示唆された．一方，年齢が退院先に及ぼす影響は少ない可能性が示唆された．

表1　年代による患者背景の群間比較

	全対象者 ($n = 111$)	若年群 ($n = 47$)	前期高齢群 ($n = 31$)	後期高齢群 ($n = 33$)	P値
年齢，歳**	67.0 ± 13.8	54.5 ± 8.5	70.0 ± 2.5	82.8 ± 5.4	< 0.001
性別，男性(n) [%] *	70 [63.1]	36 [76.6]	15 [48.4]	19 [57.6]	0.030
病型，脳梗塞(n) [%] **	48 [43.2]	11 [23.4]	15 [48.4]	22 [66.7]	< 0.001
損傷側，右側(n) [%]	51 [45.9]	23 [48.9]	14 [45.2]	14 [42.4]	0.364
入棟期間(日数) *	133.3 ± 35.5	145.1 ± 30.3	134.1 ± 36.1	104.7 ± 26.2	0.015
下肢BRS，III ≦ (n) [%] **	60 [54.1]	35 [74.5]	15 [48.4]	10 [30.3]	< 0.001
半側空間無視の有無，あり(n) [%] **	42 [37.8]	26 [55.3]	10 [32.3]	6 [18.2]	0.002
失語の有無，あり(n) [%]	39 [35.1]	20 [42.6]	8 [25.8]	11 [33.3]	0.306
FIM歩行自立度(中央値[四分位範囲])	6.0 [5.5-6.5]	6.0 [5.5-7.0]	6.0 [5.5-6.5]	5.0 [4.5-6.0]	0.426
歩行自立度，自立(n) [%]	78 [70.3]	37 [78.7]	22 [71.0]	19 [57.6]	0.125
退院先，自宅(n) [%]	83 [74.8]	36 [76.6]	23 [74.3]	24 [72.4]	0.922

表記がない箇所は平均値±標準偏差　　*$P < 0.05$，**$P < 0.001$

表2　歩行自立度と転帰先におけるロジスティック回帰分析の結果

		歩行自立度			退院先		
	n	調整済みオッズ比	95%信頼区間	P値	調整済みオッズ比	95%信頼区間	P値
若年群	47	1.00		ref	1.00		ref
前期高齢群	31	1.89	0.87-3.29	0.142	1.12	0.32-2.21	0.733
後期高齢群	33	2.54	1.11-5.29	0.030	1.27	0.46-3.51	0.613

共変量：性別，病型，入棟期間，下肢BRS，半側空間無視の有無

Advanced!

① 本研究遂行に当たり苦労した点

- 本研究では高次脳機能障害についても調査したため，作業療法士や言語聴覚士にもデータの測定を依頼する必要があった．そのため，他部署の臨床業務を圧迫しない範囲で測定可能な

項目を吟味した．

② 検討したかったが，断念した点

- 多施設での共同研究を行いたかったが，測定項目について他施設との調整がつかず断念した．

（木村鷹介）

---

3 群間以上の比較

名義
順序
連続
高齢
運動
内部
中枢

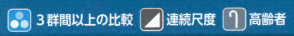

| 3群間以上の比較 | 連続尺度 | 高齢者 | | 差 なし 対応なし（くり返しなし） 連 連続尺度 正 正規分布（パラメトリック） 群≥3 比較群数≥3 |

事例 高齢者[1]における身体活動量[2]と下肢筋力[3]との関係性

使用する主な統計手法は

一元配置分散分析
差 なし 連 正 群≥3

多重比較（Bonferroni法）

研究フレーム

- **研究デザイン** ▶ 横断的研究
- **アウトカム** ▶ 下肢筋力（5CS；秒）
- **要因（群分け）** ▶ 身体活動量（Low群，Middle群，High群）
- **本研究で用いた統計手法** ▶ 一元配置分散分析，多重比較（Bonferroni法）

データ分析のイメージ

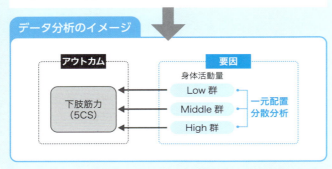

研究の概要と統計の選択

① 目的
- 身体活動量によって下肢筋力が異なるか検討を行う．

② 対象
- 地域在住高齢者

③ 変数
- 下肢筋力（5CS；秒）*1 …アウトカム
- 身体活動量（Low群，Middle群，High群）*2 …要因

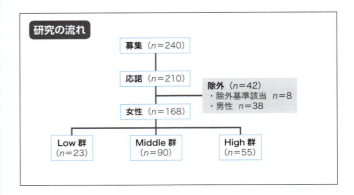

④ 統計解析の目的
ⓐ 身体活動量によって下肢筋力が異なるのかを検討したい → ⑤-ⓐ

ⓑ 身体活動量の3群間のうち，どの群間で下肢筋力が違っているかを検討したい → ⑤-ⓑ

⑤ 統計手法の選択

ⓐ これは，アウトカムの平均が3つ以上の群で差があるかどうか，分散を用いて検定することを意味する．

　身体活動量を群分けし，まず「下肢筋力の平均が身体活動量の各群間で等しい」という仮説を設定して統計量を計算し，統計学的有意水準と比較して仮説を検討する〔水準より小さい値（確率）であれば仮説は棄却され，差があるといえる〕．アウトカム＝従属変数の下肢筋力は5CSが何秒かという連続尺度で，かつ，正規分布していることから ➡ **一元配置分散分析**

ⓑ これは，ⓐの結果をふまえて，有意であった下肢筋力について3群（Low群，Middle群，High群）のうちどの群とどの群に差があるかを調べることを意味する ➡ **多重比較（Bonferroni法）**

データ分析のポイント

- 身体活動量は正規分布しなかったため，国際標準化身体活動質問票のデータ処理および分析のためのガイドライン（scoring protocol）に基づき3群にカテゴリー化し解析した．

まとめてみよう！ 解析結果の記載例

【統計解析】
統計解析としては，アウトカムに5CS，要因に3カテゴリー化した身体活動量を投入した一元配置分散分析を行った．さらに，Bonferroni法による多重比較を行った．

【結果】
本研究には168名（75.4±37.4歳，女性）の地域在住高齢者が参加した．各群の5CSの値は，Low群8.64±1.79秒，Middle群7.38±1.93秒，High群7.00±1.46秒であり（表），一元配置分散分析によって有意差が認められた（$F=7.03$, $P<0.01$）（表）．さらに，多重比較の結果，Low群とMiddle群，Low群とHigh群のそれぞれ間に有意差を認めた（$P<0.01$）（図）．

【結論】
このことより，身体活動量により下肢筋力に差を認めることが示唆された．

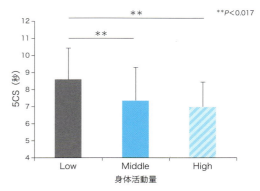

図　身体活動量における下肢筋力の違い
エラーバーは標準偏差を示す．

表　身体活動量における下肢筋力の違い

	Low	Middle	High	F値	P値	多重比較
5CS (mean ± SD)	8.64±1.79	7.38±1.93	7.00±1.46	7.03	<0.01	Low＜Middle (0.008) Low＜High　 (0.001)

多重比較はBonferroni法を使用．

Advanced!

① 本研究遂行に当たり苦労した点
- 一度に多くの対象者を測定する必要があり，測定に当たり多くの協力者が必要であった．
- 下肢筋力の測定方法は多数あるが，対象者数が多く，また一人当たりの計測時間に制限があったため，簡便な指標を用いる必要があった．

② 検討したかったが，断念した点
- 男性を含めた分析を行う予定であったが，男性参加者が少なく十分なデータが得られなかったため，解析から除外せざるを得なかった．
- 身体活動量は連続変数での解析を検討していたが，データの分布が正規分布せず特異的であったため，適切と考えられたカテゴリー変数化を行って解析した．

（阿部祐樹）

---

*1 5CS（5 Chair Stand test：5回立ち上がりテスト）を用いて評価した．
*2 国際標準化身体活動質問票を用いて評価した．平均的な1週間の身体活動量（Mets・min/week）を算出し，Low，Middle，Highに判定した．

3群間以上の比較　連続尺度　運動器疾患

差 あり 対応あり（くり返しあり）　連 連続尺度　㊣ 正規分布（パラメトリック）　回≧3 くり返し回数≧3

事例 前十字靱帯再建術後患者における膝伸展筋力患健比と術後の経時月数との関係性

使用する主な統計手法は

- Shapiro-Wilk 検定
- 反復測定一元配置分散分析　差 あり 連 ㊣ 回≧3
- 多重比較（Tukey 法）

研究フレーム

- **研究デザイン** ▶ 後ろ向きコホート研究
- **アウトカム** ▶ 等速性膝伸展筋力〔患健比（%）〕
- **要因** ▶ 術後の経時月数（3カ月，6カ月，9カ月）
- **本研究で用いた統計手法** ▶ Shapiro-Wilk 検定，反復測定一元配置分散分析，多重比較（Tukey 法）

データ分析のイメージ

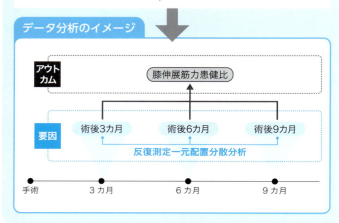

研究の概要と統計の選択

① 目的
- 前十字靱帯再建術後患者における膝伸展筋力患健比の経時的変化を明らかにする．

② 対象
- 前十字靱帯再建術後患者

③ 変数
- 等速性膝伸展筋力〔患健比（%）；術後3カ月，6カ月，9カ月時〕…アウトカム
- 術後の経時月数（3カ月，6カ月，9カ月）…要因

④ 統計解析の目的
ⓐ 等速性膝伸展筋力の患健比が正規分布しているかを確認したい → ⑤-ⓐ
ⓑ 術後期間によって等速性膝伸展筋力に違いがあるのかを検討

研究の流れ

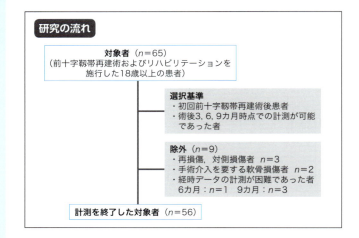

したい → ⑤-ⓑ
ⓒ 術後期間3群間のうち，どの群間で等速性膝伸展筋力が違っているかを検討したい → ⑤-ⓒ

⑤ 統計手法の選択
ⓐ これは，「データは正規分布に従っている」という仮説を設定して有意確率を算出する．有意確率が5%未満で有意な場合，正規分布していないと判断する．一方で有意確率が5%を超えて有意ではない場合，正規分布していると判断する ➡ **Shapiro-Wilk 検定**（シャピロ・ウィルク）

ⓑ これは，アウトカムの平均が3つ以上の群で差があるかを，分散を用いて検討することを意味する．
　術後期間をもとに群分けし，「等速性膝伸展筋力の患健比は術後期間による差がない」という仮説を設定して有意確率を算出する．次に統計学的有意水準と比較し，有意水準より小さい値であれば仮説は棄却され，差があるといえる．
　アウトカム＝従属変数の等速性膝伸展筋力の患健比は%で表される連続尺度で，要因は術後期間をもとに3群（3カ月時点，6カ月時点，9カ月時点）に分けており，対応のあるデータであるから ➡ **反復測定一元配置分散分析**

ⓒ これは，ⓑの結果をふまえて有意であった等速性膝伸展筋力の患健比について，3群（3カ月時点，6カ月時点，9カ月時点）以上のうち，どの群とどの群に差があるかを調べることを意味する ➡ **多重比較（Tukey 法）**（テューキー）

データ分析のポイント

- 検定に先立って，データが正規分布することをShapiro-Wilk 検定およびヒストグラムで確認する必要がある．
- 一元配置分散分析は，3群以上の差を比較するシンプルな分析手法である一方，年齢，性別，術後からの期間などの要因を考慮した分析ができない．そのため，他の要因を考慮しなくてもよいように対象の選択基準を選定した[*1]．

52

まとめてみよう！ 解析結果の記載例

【統計解析】

各月数の筋力データが正規分布しているか調べるため，Shapiro-Wilk検定を用いて分析した．次に，月数による要因効果を反復測定一元配置分散分析を用いて分析した．月数による有意な要因効果を認めた場合，Tukey法による多重比較により水準間の効果を比較した．統計学的有意水準は5％とした．

【結果】

すべての計測を終了した対象は56名（男性32名：年齢23.2±3.7歳，身長172.1±5.5 cm，体重66.1±7.7 kg，BMI 22.3±2.3．女性24名：年齢22.1±2.0歳，身長158.9±4.8 cm，体重53.1±5.0 kg，BMI 21.0±1.5）であった．6カ月で1名，9カ月で3名が脱落した．

術後3カ月時点での患健非の平均値（標準偏差）は67.2％（8.2），6カ月では84.7％（5.5），9カ月では89.0％（5.1）であった．Shapiro-Wilk検定の結果，3カ月（$P=0.183$），6カ月（$P=0.482$），9カ月（$P=0.169$）のデータはいずれも正規分布していた．反復測定一元配置分散分析の結果，経過月数による有意な要因効果を認め（$P<0.001$），Tukey法による多重比較の結果，3カ月と6カ月（$P<0.001$），6カ月と9カ月（$P<0.001$），3カ月と9カ月（$P<0.001$）でそれぞれ有意差を認めた（図）．

【結論】

前十字靱帯再建術後の筋力は，経時的に改善することが示された．しかし，術後9カ月経過しても，約10％の患健差があることが明らかとなった．

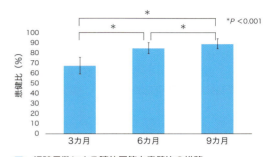

図　経時月数による膝伸展筋力患健比の推移

Advanced!

①本研究遂行に当たり苦労した点
- 3カ月ごとに縦断的に筋力を計測する必要があり，サンプル数の確保に難渋した．

②検討したかったが，断念した点
- 筋力は性別や年齢による影響を受けることが考えられる．しかし，サンプル数が十分ではなく，本研究ではそれらの要因を含めることができなかった．十分なサンプル数が確保できるよう工夫し，性別や年齢などの選択基準をしぼって検討する必要がある．

（大路駿介）

---

*1 今回は，初回前十字靱帯再建術後患者を選択し，再損傷・対側損傷患者や，術後経過に影響する軟骨損傷者を除外した．

3群間以上の比較 ／ 連続尺度 ／ 内部疾患

差 [なし] 対応なし（くり返しなし）・連 連続尺度・正 正規分布（パラメトリック）・(群≧3) 比較群数≧3

事例 慢性腎臓病（CKD）患者における重症度と握力値との関係性

使用する主な統計手法は

一元配置分散分析
差[なし] 連 正 (群≧3)

共分散分析
差[なし] 連 (群≧3)

研究フレーム

研究デザイン ▶ 横断研究
アウトカム ▶ 握力値（kgf）
要因（群分け） ▶ CKDステージ（3a群，3b群，4群，5群）
本研究で用いた統計手法 ▶ 一元配置分散分析，共分散分析，χ^2検定

データ分析のイメージ

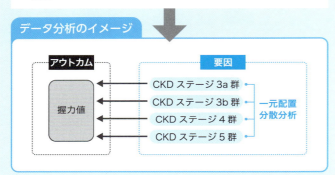

研究の概要と統計の選択

① 目的
- CKD[*1]の重症度によって，握力値に差を認めるかを検討する．

② 対象
- 男性保存期CKD患者

③ 変数
- 握力値（kgf）…アウトカム
- 重症度（CKDステージ3a群，3b群，4群，5群）[*2]…要因

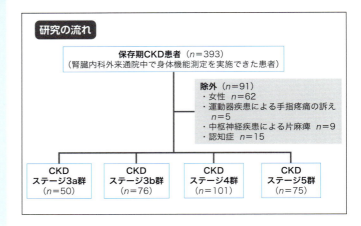

- 年齢
- 糖尿病合併 …共変量（④-ⓑにおいて）
- 心疾患合併

④ 統計解析の目的
ⓐ 重症度によって握力値に違いがあるのかを検討したい → ⑤-ⓐ
ⓑ 握力値に影響を与えるその他の因子（年齢，糖尿病合併，心疾患合併）で調整しても，握力値は重症度によって違いがあるかを検討したい → ⑤-ⓑ

⑤ 統計手法の選択
ⓐ これは，アウトカムの平均が3つ以上の群で差があるかどうか検定することを意味する．
　アウトカムの握力値はkgfで表される連続尺度で，1要因（重症度）からなる4群（CKDステージ3a, 3b, 4, 5）の分散分析であるから ➡ **一元配置分散分析**

ⓑ これは，アウトカムの握力値について，いくつかの変数（年齢，糖尿病合併，心疾患合併）を共変量とみなしてそれらの影響を取り除く[*3]分散分析であるから ➡ **共分散分析**

データ分析のポイント

- CKDの影響だけではなく，合併症の影響も考慮するために糖尿病や心疾患の合併についても調査し，統計解析において共変量として用いた．

記載されているデータは全て架空

まとめてみよう！ 解析結果の記載例

（本研究のまとめとして，前ページ④の検討に加え，基本属性について群間比較した結果も含めて示す）

【統計解析】

まずCKDステージ間の基本属性を比較するため，連続尺度については一元配置分散分析にて，名義尺度についてはχ^2検定にて群間比較を実施した[*4]．CKDステージ別の握力値の比較は，調整を行わない解析には一元配置分散分析を，共変量を加えた解析には共分散分析を用いた．なお，統計学的有意水準は5％とした．

【結果】

本研究は除外基準に該当する91例を除いた302例が解析対象者となった．CKDステージは3a群50例，ステージ3b群76例，ステージ4群101例，ステージ5群75例であった．CKDステージ間で基本属性を比較したところ，年齢，糖尿病合併率，心疾患合併率に有意差が認められた（年齢P=0.030，糖尿病・心疾患合併$P<0.001$）（表1）．また，CKDステージごとの握力値は群間差を認め（$P<0.01$），年齢，糖尿病合併，心疾患合併で調整した場合でも，CKDステージごとの握力値は群間差を認めた（$P<0.01$）（表2）．

【結論】

結果に影響を及ぼしうる基本属性で調整をしても，CKDステージの進行に伴い握力値は低下を認めた．つまり，腎機能低下が握力低下の要因である可能性が示唆された．

表1　CKDステージごとの基本属性の比較（一般線形モデル，χ^2検定）

	3a群（$n=50$）	3b群（$n=76$）	4群（$n=101$）	5群（$n=75$）	F or χ^2	P
年齢（歳）	65.3±10.3	67.4±10.9	70.3±10.4	71.9±11.2	2.8	0.030
糖尿病合併（n）[%]	11 [22.0]	19 [25.0]	41 [40.6]	34 [45.3]	10.5	<0.001
心疾患合併（n）[%]	1 [2.0]	8 [10.5]	28 [27.7]	17 [22.7]	15.2	<0.001

表2　CKDステージごとの握力値の比較（一般線形モデル）

	3a群（$n=50$）	3b群（$n=76$）	4群（$n=101$）	5群（$n=75$）	非調整モデル		調整モデル	
					F	P	F	P
握力値（kgf）	33.9±9.3	33.2±9.0	28.7±7.7	25.8±7.8	6.90	<0.01	4.72	<0.01

共変量：年齢，糖尿病合併，心疾患合併

Advanced!

① 本研究遂行に当たり苦労した点

● 外来通院中のCKD患者を対象としたため，医師や外来担当看護師との調整が必要であった．

② 検討したかったが，断念した点

● CKDステージ1および2の患者は外来通院している者の数が少なく，対象者からは除外せざるを得なかった．

● 糖尿病や心疾患は合併率のみならず，疾患の重症度を考慮すべきであったが，診療録から調査を行ったため，具体的な疾患重症度までは情報収集が困難であり，合併の有無の調査にとどまった．

● 筋力を指標とした調査であるため，筋力の男女差を考慮し本来は男性と女性それぞれで検討すべきであったが，女性の症例数が少数であったため，女性での検討は断念した．

（音部雄平）

[*1] CKD：Chronic Kidney Disease（慢性腎臓病）

[*2] 推算糸球体濾過量（eGFR）にて分類し，45〜59 mL/分/1.73 m² をCKDステージ3a，30〜44 mL/分/1.73 m² を3b，15〜29 mL/分/1.73 m² を4，<15 mL/分/1.73 m² を5の4群とした．なお，対象者のなかにステージ1，2の患者はいなかった．

[*3] 握力値に影響を及ぼしうる因子を共変量として調整変数に投入することで，それらの因子の影響を加味したうえで，腎機能の重症度によって握力値が変化するのかを検討することができる．

[*4] 合併症については，合併症なしを"0"，合併症ありを"1"などダミー変数化して検定を行う．

3群間以上の比較　連続尺度　中枢神経疾患　　差 なし 対応なし（くり返しなし）　連 連続尺度　正 正規分布（パラメトリック）　群≧3 比較群数≧3

事例　脳梗塞患者における初回離床時の収縮期血圧変化と脳梗塞病型との関係性

使用する主な統計手法は

一元配置分散分析
差 なし 連 正 群≧3

多重比較（Tukey法）

研究フレーム

研究デザイン ▶ 後ろ向きコホート研究
アウトカム ▶ 収縮期血圧変化率（％），収縮期血圧変化量（mmHg）
要因（群分け） ▶ 脳梗塞病型（ラクナ梗塞群，アテローム血栓性脳梗塞群，心原性脳塞栓症群）
本研究で用いた統計手法 ▶ 一元配置分散分析，多重比較（Tukey法）

データ分析のイメージ

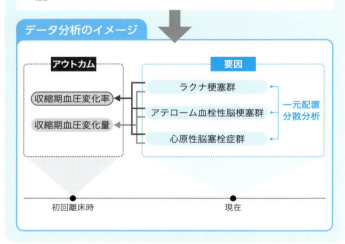

研究の概要と統計の選択

① 目的
- 脳梗塞病型により初回離床時の収縮期血圧変化に違いがあるか検討する．

② 対象
- 急性期脳梗塞患者

③ 変数
- 収縮期血圧変化率（％；初回離床時）[*1] …主なアウトカム
- 安静背臥位収縮期血圧値（mmHg；初回離床時）
- 端座位5分後収縮期血圧値（mmHg；初回離床時） …副次的アウトカム
- 収縮期血圧変化量（mmHg；初回離床時）[*2]
- 脳梗塞病型（ラクナ梗塞群，アテローム血栓性脳梗塞群，心原性脳塞栓症群）…要因

④ 統計解析の目的
ⓐ 病型によって収縮期血圧変化に違いがあるのかを検討したい　→ ⑤-ⓐ
ⓑ 病型の3群間のうち，どの群間で収縮期血圧変化が違っているかを検討したい　→ ⑤-ⓑ

⑤ 統計手法の選択
ⓐ これは，アウトカムの平均が3つ以上の群で差があるかどうか，分散を用いて検定することを意味する．

　脳梗塞病型を群分けし，収縮期血圧変化率ならばまず「収縮期血圧変化率の平均が脳梗塞病型の各群間で等しい」という仮説を設定して統計量を計算し，統計学的有意水準と比較して仮説を検討する〔水準より小さい値（確率）であれば仮説は棄却され，差があるといえる〕．

　アウトカム＝従属変数の収縮期血圧変化率は％で表される連続尺度で，要因は脳梗塞病型をもとに3群（ラクナ梗塞群，アテローム血栓性脳梗塞群，心原性脳塞栓症群）に分けており，対応のないデータであるから ➡ **一元配置分散分析**

　同じことを，安静背臥位収縮期血圧値，端座位5分後収縮期血圧値，収縮期血圧変化量でも行う．

ⓑ これは，ⓐの結果をふまえ有意であった変数（収縮期血圧変化率）について，3群（ラクナ梗塞群，アテローム血栓性脳梗塞群，心原性脳塞栓症群）のうちどの群とどの群に差があるか調べることを意味する ➡ **多重比較（Tukey法）**

データ分析のポイント

- 純粋な収縮期血圧変化量による群間比較のみでは，各対象者の安静背臥位での収縮期血圧の違いによりその変化量の意味合いが異なるため，安静背臥位での収縮期血圧からの変化率を算出して分析を行った．

記載されているデータは全て架空

まとめてみよう！ 解析結果の記載例

【統計解析】

　まず初回離床時の収縮期血圧変化率として，安静時収縮期血圧値を基準とした安静背臥位から端座位5分後の収縮期変化量を百分率で算出し，離床時の収縮期血圧変化率とした．統計解析として，脳梗塞病型別（ラクナ梗塞，アテローム血栓性脳梗塞，心原性脳塞栓症）の3群間における離床時の収縮期血圧変化を比較検討するため，一元配置分散分析を実施した．一元配置分散分析にて有意差を認めた項目には，多重比較（Tukey法）にて有意差のある群間を調査した．

【結果】

　本研究は急性期脳梗塞患者190名のうち，入院が発症から3日以上経過している者（$n=10$），離床時の血圧データが欠損している者（$n=47$），病型不明症例（$n=24$）を除外した109名（平均年齢73.0±11.9歳，入院時NIHSS[*3] 6.7±7.1点，平均在院日数21.9±19.8日）を対象とした．対象の脳梗塞病型は，ラクナ梗塞32名，アテローム血栓性脳梗塞40名，心原性脳塞栓症37名であった．全体の分析では，離床時の収縮期血圧変化量の平均は−5.7±13.6 mmHgであり，収縮期血圧変化率は−3.4±9.5％であった．脳梗塞病型別の検討では，安静背臥位での収縮期血圧では3群間に有意差を認めなかった．収縮期血圧変化率は，心原性脳塞栓症群が−7.9±7.0％で，ラクナ梗塞 0.3±9.4％（$P=0.001$）およびアテローム血栓性脳梗塞 −2.2±10.0％（$P=0.016$）と比較し有意に低下率が高かった（表）．

【結論】

　以上より，心原性脳塞栓症は，ラクナ梗塞やアテローム血栓性脳梗塞と比較して端座位5分後の収縮期血圧低下を認めやすく，離床を行う際には，バイタルサインの変動を注意深く観察しながら理学療法を進める必要がある．

表　各項目における一元配置分散分析の結果

	全体		ラクナ		アテローム		心原性		一元配置分散分析		多重比較
	平均値	標準偏差	平均値	標準偏差	平均値	標準偏差	平均値	標準偏差	F値	P値	
安静背臥位収縮期血圧 (mmHg)	153.2	23.1	157.5	25.1	154.3	24.3	148.3	19.5	1.454	0.238	
端座位5分後収縮期血圧 (mmHg)	147.5	23.2	157.2	23.5	149.8	21.0	136.7	21.4	7.842	0.001	a，b
収縮期血圧変化量 (mmHg)	−5.7	13.6	−0.4	14.2	−4.5	14.1	−11.6	10.1	6.762	0.002	a，b
収縮期血圧変化率 (%)	−3.4	9.5	0.3	9.4	−2.2	10.0	−7.9	7.0	7.883	0.001	a，b

ラクナ：ラクナ梗塞，アテローム：アテローム血栓性脳梗塞，心原性：心原性脳塞栓症
a：$P<0.05$ ラクナ vs. 心原性，b：$P<0.05$ アテローム vs. 心原性

Advanced!

①本研究遂行に当たり苦労した点

● 後方視的（後ろ向き）検討のため，離床時のバイタルサインの記録に欠損があり，症例数の確保に難渋した．

②検討したかったが，断念した点

● 収縮期血圧に加えて拡張期血圧を加味した平均血圧での検討や，脈拍を加味した検討を行いたかったが，欠損値が多く断念した．

（國枝洋太）

[*1]「（端座位5分後収縮期血圧値/安静背臥位収縮期血圧値）×100」で算出した．

[*2]「端座位5分後収縮期血圧値−安静背臥位収縮期血圧値」で算出した．

[*3] NIHSS：National Institute of Health Stroke Scale．脳卒中重症度評価スケールの1つ．

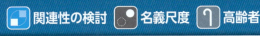

| 事例 | 高齢者[1]における転倒リスク群と転倒発生[2]との関連性[3] |

使用する主な統計手法は

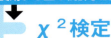

χ²検定
差 なし 名 群≥2

ログランク検定
差 なし ● 群≥2

研究フレーム

- **研究デザイン** ▶ 前向きコホート研究
- **アウトカム** ▶ 転倒発生（あり，なし）
- **要因（群分け）** ▶ 転倒リスク評価（ハイリスク群，ローリスク群），研究参加日から転倒発生までの日数
- **本研究で用いた統計手法** ▶ χ²検定，ログランク検定，Student's t検定（対応のないt検定）

データ分析のイメージ

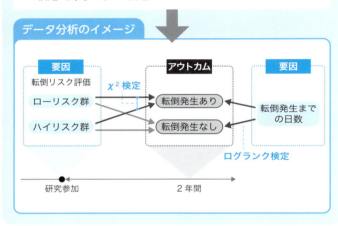

研究の概要と統計の選択

①目的
- 介護予防事業において作成した転倒リスク評価の妥当性を検討する．

②対象
- 都市部の地域在住高齢者

③変数
- 転倒発生（あり，なし；過去2年以内）…アウトカム
- 転倒リスク評価（ハイリスク群，ローリスク群）*1 …要因
- 研究参加日から転倒発生までの日数

差 なし 対応なし（くり返しなし） 名 名義尺度 ● 打ち切り例のある二値変数 群≥2 比較群数≥2

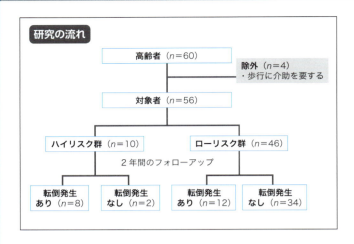

④統計解析の目的
ⓐ 作成した転倒リスク評価と転倒発生の関連性を検討したい → ⑤-ⓐ
ⓑ 作成した転倒リスク評価で将来の転倒を予測できるかを検討したい（評価の妥当性の検討）→ ⑤-ⓑ

⑤統計手法の選択

ⓐ これは，アウトカムについて2群（転倒リスク評価のハイリスク群，ローリスク群）間で比較することを意味する．
　まず「転倒発生と転倒リスク評価の間には関連がない」という仮説を設定して統計量を計算し，統計学的有意水準と比較して判定する〔水準より小さい値（確率）であれば仮説は棄却され，関連があるといえる〕．アウトカムの転倒発生は，ありか，なしか，という名義尺度であるから ➡ χ²検定

ⓑ これは，イベントの発生率について，2群（転倒リスク評価のハイリスク群，ローリスク群）間で比較することを意味する．
　まず「フォローアップ期間中の転倒が発生するまでの時間（速さ）はハイリスク群とローリスク群間で同じである」という仮説を設定して統計量を計算し，統計学的有意水準と比較して判定する〔水準より小さい値（確率）であれば仮説は棄却され，発生の様子は異なるといえる〕 ➡ ログランク検定

　なお，集団でのイベント発生の経時的変化は，各群のフォローアップ期間中の転倒発生率を転倒発生までの日数から計算してKaplan–Meier曲線を描く．また正確性については2×2クロス集計表（転倒あり・なし×転倒リスク評価のハイリスク群・ローリスク群）より感度と特異度を算出する．

データ分析のポイント

- 作成した転倒リスク評価が妥当かを検討するために，発生にのみ着目するのではなく発生までの日数のデータを集積し，群間の転倒発生の経緯が理解しやすいようにグラフ化した．

まとめてみよう！ 解析結果の記載例

（本研究のまとめとして，前ページ④の結果に加え，対象者の属性についての転倒リスクの群間比較も含めた解析結果を示す）

【統計解析】

介護予防事業において作成した転倒リスク評価にて対象者をハイリスク群とローリスク群に分け，対象者の属性（年齢，性別，身長，体重，既往歴）について Student's t 検定もしくは χ^2 検定を用いて群間比較を行った．フォローアップ期間中の経時的な転倒発生率を計算し，転倒発生曲線の群間比較を，ログランク検定を用いて行った．さらに群と転倒発生の2×2表を作成し，感度と特異度を求めた．

【結果】

対象者の属性には差は認められなかった（表）．2年間のフォローアップ期間中のローリスク群とハイリスク群の転倒発生率はそれぞれ12/46（26％），8/10（80％）であった．

表 対象者の属性

	ハイリスク群（$n=10$）	ローリスク群（$n=46$）	P値
年齢（歳）	67.3 ± 4.2	63.7 ± 7.2	0.131
性別，女性（n）[%]	6[60]	34[74]	0.389
身長（cm）	159.0 ± 10.2	157.9 ± 7.6	0.695
体重（kg）	54.0 ± 8.3	56.0 ± 10.6	0.579
高血圧（n）[%]	3[30]	7[15]	0.027
心臓疾患（n）[%]	1[10]	2[4]	0.507
糖尿病（n）[%]	2[20]	2[4]	0.125

各群2年間の転倒発生率をKaplan-Meier曲線で示した（図）．ログランク検定による群間比較の結果，群間の転倒の発生率に有意な差が認められた（$\chi^2 = 4.89$, $P = 0.027$）．転倒リスク評価の転倒発生に対する感度は8/20（40％）と低かったが，特異度は34/36（94％）と高かった．

【結論】

この結果より，作成した転倒リスク評価は，都市部に居住する高齢者の転倒リスク評価として妥当であることが示唆された．

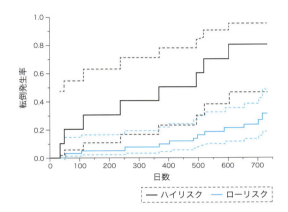

図　ハイリスク群とローリスク群の転倒発生率のKaplan-Meier生存曲線
実線は生存曲線を示し，点線はそれぞれの生存曲線の95％信頼区間を示す．

Advanced!

①本研究遂行に当たり苦労した点

- 転倒発生のみをフォローアップするのではなく，発生までの日数を計測する必要があったため，対象者が転倒発生を忘れずに記録しているのかを頻繁に確認する必要があった．
- 介護予防事業の一環として実施したために，測定を実施する各集会所の担当者等との間で計測方法の周知やデータの受け渡し方法の調整などに時間を要した．

②検討したかったが，断念した点

- 臨床的により重要な骨折をアウトカムとした検討を行いたかったが，サンプルサイズ，費用，調査期間の面から，転倒発生をアウトカムにするにとどまった．
- 研究への参加が一地域の高齢者にとどまったために，居住地区の影響（都市部と地方では生活様式に違いがあり，転倒発生に影響すると考えられる）については検討することができなかった．

（浅井　剛）

*1 介護予防事業において作成した独自の転倒リスク評価を用いて評価し，転倒経験をもとに算出したカットオフ値を基準に，ハイリスク群とローリスク群に群分けした．

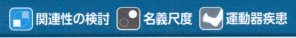

| 差 なし | 対応なし（くり返しなし） | 名 名義尺度 | 群≧2 比較群数≧2 |

事例 前十字靱帯再建術後患者における膝伸展筋力の回復と術前の膝伸展筋力との関連性

使用する主な統計手法は

χ²検定 差 なし 名 群≧2

ロジスティック回帰分析 差 なし 名 群≧2

ROC 曲線

研究フレーム

研究デザイン ▶ケースコントロール研究
アウトカム ▶前十字靱帯再建術後 1 年の膝伸展筋力の健患比（良好，不良）
要因 ▶前十字靱帯再建術前の膝伸展筋力の健患比
本研究で用いた統計手法 ▶χ²検定，ロジスティック回帰分析，Student's t 検定（対応のない t 検定），Mann-Whitney の U 検定

データ分析のイメージ

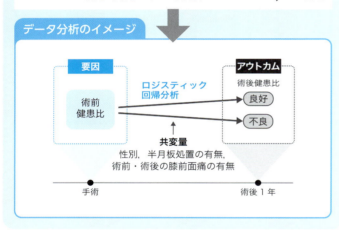

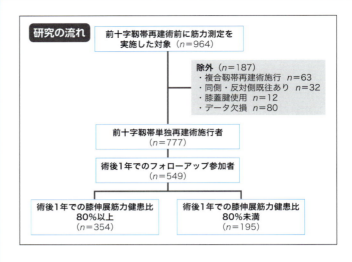

研究の概要と統計の選択

①目的
- 前十字靱帯再建術前の膝伸展筋力が，術後 1 年での膝伸展筋力回復に影響するか検討する．

②対象
- 前十字靱帯単独再建術前および術後 1 年に筋力測定を実施した患者

③変数
- 術側膝伸展筋力
- 非術側膝伸展筋力
- 術前膝伸展筋力の健患比…要因
- 術後膝伸展筋力の健患比（良好，不良）[*1]…アウトカム
- 年齢
- 性別（男，女）

- 術前の膝前面痛（あり，なし）
- 術後の膝前面痛（あり，なし）
- 半月板処置（あり，なし）
- 軟骨損傷（あり，なし）
- 術式（Double bundle, Single bundle）

④統計解析の目的
ⓐ 術後膝伸展筋力の健患比に影響を及ぼしうる因子を特定したい → ⑤-ⓐ
ⓑ 術後膝伸展筋力回復について，術前膝伸展筋力が独立した関連因子になりうるのか検討し，そのカットオフ値を検討したい → ⑤-ⓑ

⑤統計手法の選択
ⓐ これは，変数について 2 群（術後膝伸展筋力健患比の良好，不良）間で比較することを意味する．
　まず「変数と術後膝伸展筋力健患比の間には関連がない」という仮説を設定して統計量を計算し，統計学的有意水準と比較して判定する〔水準より小さい値（確率）であれば仮説は棄却され，関連があるといえる〕．アウトカムの術後膝伸展筋力の健患比（良好・不良）は名義尺度であるから ➡ **χ²検定**

ⓑ これは，アウトカムに影響を与える変数はどれか，その影響（効果）はどのくらいかを分析することを意味する（効果の程度はオッズ比として算出する）．
　アウトカム＝従属変数は術後膝伸展筋力健患比であり，要因（術前膝伸展筋力健患比）以外のいくつかの変数（群間比較において有意な関数を示した変数）を共変量とみなしてそれらの影響を取り除く[*2]．ここではアウトカムの健患比が良好群か，不良群かという名義尺度であるから ➡ **ロジスティック回帰分析（強制投入法）**

　なお，正確性については要因の値ごとに感度と特異度を求め，縦軸に感度，横軸に 1－特異度をとった **ROC 曲線** を描いてカットオフ値を算出する．カットオフ値の算出には Youden index を使用した．これは感度＋特異度－1 を計算して，その最大値をとるポイントをカットオフ値とする方法である．

データ分析のポイント

● 前十字靱帯再建術前の膝伸展筋力のカットオフ値を算出する

うえで，ROC解析を実施する必要があったため，アウトカムを連続変数ではなく，先行研究に基づいた値を使用して群分けし名義変数化した．

記載されているデータは全て架空

まとめてみよう！ 解析結果の記載例

【統計解析】

統計解析として，まず対象者を前十字靱帯再建術後1年での膝伸展筋力健患比が80％以上（良好）または80％未満（不良）に分類し，前十字靱帯再建術後1年での膝伸展筋力健患比の回復の程度をアウトカム，各変数を要因とした単変量解析（Student's t検定，Mann–WhitneyのU検定，χ^2検定）を実施した．次にアウトカムを前十字靱帯再建術後1年での膝伸展筋力健患比の回復の程度，要因を術前の膝伸展筋力健患比とし，共変量として年齢，性別の他，単変量解析にて有意な関連を示した変数を投入したロジスティック回帰分析を実施した．最後に，前十字靱帯再建術後1年に膝伸展筋力健患比80％以上を獲得するための術前の膝伸展筋力健

比のカットオフ値を，ROC曲線を用いて感度および特異度から算出した．統計学的有意水準は5％とした．

【結果】

対象者は549人（平均年齢24.1±9.5歳，男性51.4％）であり，術後1年の膝伸展筋力健患比が80％以上であった者は354人，80％未満であった者は195人であった．単変量解析の結果，術後1年で膝伸展筋力の健患比が80％以上であった者は，80％未満であった者に比べ，術前の膝伸展筋力の健患比が有意に高い値であった（80％以上：72.4±21.7％，80％未満：58.8±20.6％，$P < 0.05$）．また年齢，BMI，受傷前Tegner Activity Scale，半月板処置の有無，術前の膝前面痛，および術後1年の膝前面痛との間にそれぞれ有意な差を認めた（表1）．ロジスティック回帰分析の結果，術後1年での膝伸展筋力の回復の程度に術前の膝伸展筋力が独立して関連していた（オッズ比：1.03，95％信頼区間：1.02–1.04，$P < 0.05$）（表2）．ROC曲線の結果，術前の膝伸展筋力健患比のカットオフ値は64.3％であった（AUC[*3]：0.68，感度：68.4％，特異度：60.5％，$P < 0.05$）．

表1 前十字靱帯再建術後1年における膝伸展筋力健患比の群間での個人特性の比較

		膝伸展筋力健患比		P値
		80％以上 (n=354)	80％未満 (n=195)	
個人特性				
術前年齢	(歳)	22.5±8.4	27.2±10.5	<0.001*
性別，男性	(n) [%]	191 [54.0]	91 [46.7]	0.102
BMI		22.3±3.0	23.2±3.8	0.026*
待機期間	(カ月)	13.9±34.6	22.1±55.9	0.342
Tegner Activity Scale		7.2±1.7	6.6±1.8	<0.001*
術式，Double bundle	(n) [%]	249 [70.3]	142 [72.8]	0.538
半月板処置，あり	(n) [%]	148 [41.8]	99 [50.8]	0.044*
軟骨損傷，あり	(n) [%]	38 [10.7]	20 [10.3]	0.861
術前				
膝伸展筋力健患比	(%)	72.4±21.7	58.8±20.6	<0.001*
膝前面痛，あり	(n) [%]	59 [16.7]	55 [28.2]	0.002*
脛骨前方動揺性	(mm)	5.5±2.9	5.5±2.9	0.965
術後1年				
膝伸展筋力健患比	(%)	95.6±11.5	65.7±13.5	<0.001*
膝前面痛，あり	(n) [%]	16 [4.5]	29 [14.9]	<0.001*
脛骨前方動揺性	(mm)	1.3±2.6	1.1±2.5	0.253

*$P < 0.05$
連続尺度は平均値±標準偏差，名義尺度はn数 [%] にて記載．

表2 前十字靱帯再建術後1年における膝伸展筋力健患比の良好不良に対するロジスティック回帰分析結果

		オッズ比	95％信頼区間	P値
術前 膝伸展筋力健患比	(%)	1.03	1.02–1.04	<0.001*
術前年齢	(歳)	0.96	0.94–0.98	<0.001*
性別，男性		1.36	0.90–2.05	0.149
BMI		0.95	0.89–1.01	0.092
Tegner Activity Scale		1.08	0.95–1.22	0.227
半月板処置，あり		0.89	0.60–1.31	0.556
術前 膝前面痛，あり		0.80	0.50–1.27	0.338
術後1年 膝前面痛，あり		0.37	0.18–0.74	0.005*

*$P < 0.05$

Advanced!

① 本研究遂行に当たり苦労した点

● 脱落した対象者が多かったため，脱落した対象者と本研究の対象者の個人特性や膝関節機能に相違が少ないことを示すために，本研究とは別に上記項目を比較検討する統計解析（Student's t検定，χ^2検定など）を実施する必要があった．

② 検討したかったが，断念した点

● 術後のリハビリテーション内容についても検討する必要があったが，対象者が多く，多施設でさまざまなリハビリテーションを実施していることから詳細な検討が行えないため，プロトコルを統一するにとどまった．

（上田雄也）

[*1] 等速60°/secでの膝伸展筋力における健患比〔＝（術側膝伸展筋力/非術側膝伸展筋力）×100〕を算出し，その80％以上を良好とした．これはのちにカットオフ値を算出するうえでROC曲線を描く必要があるため，先行研究から，術後のスポーツ復帰に最低限必要とされる値に基づき群分けした．

[*2] 本研究では連続尺度の群間比較も行っており，その際にはStudent's t検定，

Mann–Whitney（マン・ホイットニー）のU検定を用いている．

[*3] ROC解析ではカットオフ値の他にAUC（Area Under the Curve：曲線下面積）を求めることができる．AUCはアウトカムとの関連を，感度および特異度から算出する指標であり，0.5〜1.0までの値をとる．AUCが0.7以上であれば中等度以上，0.9以上であればその指標に高い予測能があるといわれる．

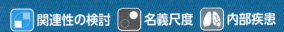

| 事例 | 心不全入院患者における運動機能と再入院との関連性 |

使用する主な統計手法は

Cox比例ハザード回帰分析
差 なし ● 群≧2

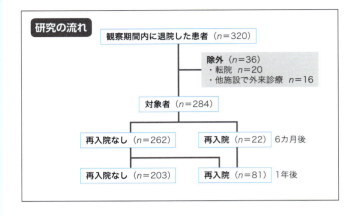

研究フレーム

研究デザイン ▶ 後ろ向きコホート研究
アウトカム ▶ 退院後1年間・6カ月間の再入院（あり，なし）
要因（群分け） ▶ 運動機能（5CS；第1四分位群～第4四分位群）
本研究で用いた統計手法 ▶ Cox比例ハザード回帰分析，Kaplan-Meier法

データ分析のイメージ

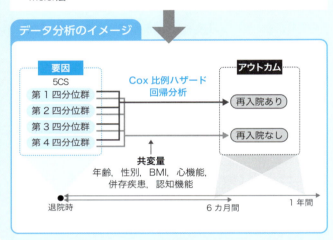

- 年齢
- 性別
- BMI
- 心機能①（NYHA[*3]分類）…共変量[*4]
- 心機能②（左室駆出率）
- Charlson併存疾患指数
- 認知機能（MMSE[*3]）

④ **統計解析の目的**

ⓐ 5CSは将来の再入院を予測できる因子になりうるか検討したい → ⑤-ⓐ

⑤ **統計手法の選択**

ⓐ これは，要因がアウトカムの発生に影響を与えるか，その影響（効果）はどのくらいかを分析することを意味する（効果の程度はハザード比として算出する）．

　アウトカム＝従属変数は再入院の有無であり，要因（5CS）以外のいくつかの変数（年齢，性別，BMI，NYHA分類，左室駆出率，Charlson併存疾患指数，MMSE）を共変量とみなしてその影響を取り除く．ここではアウトカムである再入院が観察期間内にどれくらいの早さで発生したかであるから➡

Cox比例ハザード回帰分析（強制投入法）

データ分析のポイント

- 5CSを四分位で4群に分類して解析することで，再入院に影響を及ぼしはじめる値を推定できるようにした．
- 本研究では，追跡期間のなかで5CSがアウトカムに影響を及ぼしはじめる時点を図示できるようにKaplan-Meier曲線も用いている（次ページ「解析結果の記載例」参照）．

研究の概要と統計の選択

① **目的**
- 再入院を運動機能（5CS[*1]）によって予測できるか検討する．

② **対象**
- 高齢心不全入院患者

③ **変数**
- 再入院（あり，なし；退院後1年間）…主なアウトカム
- 再入院（あり，なし；退院後6カ月間）…副次的アウトカム
- 運動機能（5CS；第1四分位群～第4四分位群）[*2]…要因

まとめてみよう！ 解析結果の記載例

（本研究のまとめとして，前ページ④の検討に加え，5CSの4群と再入院の有無との経時的変化を調べた結果も含めて示す）

【統計解析】

統計解析としては，再入院の有無をアウトカムとしたCox比例ハザード回帰分析を実施した．再入院の有無についての追跡期間は，6カ月間と1年間とし，それぞれ分析を行った．要因は，5CSを四分位で4群化して投入した．共変量は，年齢，性別，BMI，NYHA分類，左室駆出率，Charlson併存疾患指数，MMSEとした．また5CSによる4群と再入院の有無との経時的な変化を検討するためにKaplan-Meier曲線を作成した．統計学的有意水準は5％とした．

【結果】

本研究の対象者は284例（78.0±7.9歳，女性42.3％）であった．再入院となった対象者の割合は，退院後6カ月間で22例（7.7％），1年間で81例（28.5％）であった．Cox比例ハザード回帰分析の結果（表），退院後6カ月間での再入院について，5CSにおける第4四分位群（13.58-35.18秒）は，第1四分位群（4.28-7.84秒）に対して有意なリスクの増加を認め，そのハザード比（95％信頼区間）は6.73（1.35-33.49）であった（$P=0.020$）（図）．退院後1年間における再入院については，第3四分位群（10.31-13.57秒）と第4四分位群が，第1四分位群と比較して有意なリスクの増加を認め，そのハザード比（95％信頼区間）はそれぞれ3.04（1.38-6.67），5.50（2.52-12.01）であった（$P<0.05$）．

【結論】

このことより，立ち上がり能力が低下することで再入院のリスクが高まることが示唆され，特に立ち上がり能力の著明な低下を認める者では，退院後早期に再入院となるリスクが高いことが示唆された．

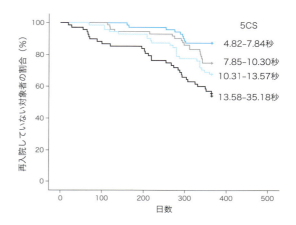

図　再入院に対する5CSのKaplan-Meier曲線

表　Cox比例ハザード回帰分析の結果

	退院後6カ月間における再入院				退院後1年間における再入院			
	単変量解析		多変量解析		単変量解析		多変量解析	
	ハザード比	（95％信頼区間）	ハザード比	（95％信頼区間）	ハザード比	（95％信頼区間）	ハザード比	（95％信頼区間）
5CS（秒）								
第1四分位群（4.82-7.84）	1.00	(Reference)	1.00	(Reference)	1.00	(Reference)	1.00	(Reference)
第2四分位群（7.85-10.30）	2.03	(0.37-11.09)	1.87	(0.33-10.71)	2.10	(0.94-4.66)	2.28	(1.00-5.19)
第3四分位群（10.31-13.57）	2.58	(0.50-13.27)	2.52	(0.47-13.38)	2.87	(1.33-6.19)	3.04	(1.38-6.67)
第4四分位群（13.58-35.18）	6.51	(1.43-29.57)	6.73	(1.35-33.49)	4.68	(2.23-9.84)	5.50	(2.52-12.01)

共変量：年齢，性別，BMI，NYHA分類，左室駆出率，Charlson併存疾患指数，MMSE

Advanced!

① 本研究遂行に当たり苦労した点

- 多量の臨床データを診療録から調査する必要があり，データセットの作成に時間を要した．

② 検討したかったが，断念した点

- 疾病管理にかかわる指標（例えば服薬や食事の状況）を解析に含めたかったが，診療録上で評価されている記載がなく断念した．
- 研究期間に入院した対象者全例で検討したかったが，電話連絡による再入院の有無の調査について，研究施設からの承認が得られなかったため，研究施設での外来診療が継続されている対象者のみでの検討にとどまった．
- 心不全の重症度や病型で層分けした検討を行いたかったが，症例数が少なく断念した．

（石山大介）

---

*1　5CS：5 Chair Stand test（5回立ち上がりテスト）
*2　測定値を四分位で分け，4群とした．
*3　NYHA：New York Heart Association
　　MMSE：Mini Mental State Examination
*4　共変量は先行研究[5]でも再入院との関連を認めているものを選択した．
*5　Rodríguez-Pascual C, et al：The frailty syndrome is associated with adverse health outcomes in very old patients with stable heart failure: A prospective study in six Spanish hospitals. Int J Cardiol, 236：296-303, 2017

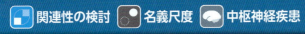

| 関連性の検討 | 名義尺度 | 中枢神経疾患 | 差 なし 対応なし（くり返しなし） 名義尺度 群≧2 比較群数≧2 |

事例 脳卒中患者における退院時歩行速度と退院後の生活活動制限との関連性

使用する主な統計手法は

ロジスティック回帰分析
差 なし 名 群≧2

研究フレーム
研究デザイン ▶ 前向きコホート研究
アウトカム ▶ 退院後1カ月時点での生活活動制限（あり，なし）
要因 ▶ 退院時歩行速度
本研究で用いた統計手法 ▶ ロジスティック回帰分析

データ分析のイメージ

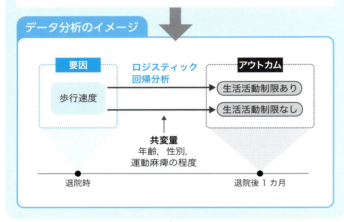

研究の概要と統計の選択

①目的
- 退院後1カ月の生活活動制限に退院時の歩行速度が関連しているかを検討する．

②対象
回復期脳卒中患者

③変数
- 生活活動制限（あり，なし；退院後1カ月）[*1]…アウトカム

研究の流れ
回復期リハビリテーション病棟を退院した脳卒中患者（n=70）
　　除外（n=7）
　　・除外基準該当 n=2
　　・返信なし n=5
分析対象者（n=63）

- 歩行速度（退院時）[*3]…要因
- 年齢
- 性別　　　　　　…共変量
- 運動麻痺の程度

④統計解析の目的
ⓐ 生活活動制限に影響を与える主な因子は何かを検討したい →
⑤-ⓐ

⑤統計手法の選択
ⓐ これは，アウトカムに影響を与える変数はどれか，その影響（効果）はどのくらいかを分析することを意味する（効果の程度はオッズ比として算出する）．

アウトカム＝従属変数は生活活動制限であり，要因（歩行速度）以外のいくつかの変数（年齢，性別，運動麻痺の程度）を共変量とみなしてその影響を取り除く．ここではアウトカムが生活活動制限ありか，なしかという名義尺度であるから
➡ **ロジスティック回帰分析（強制投入法）**

データ分析のポイント
- 歩行速度のみの検討にとどめるのではなく，生活活動制限に関与する可能性のある共変量を考慮したうえで歩行速度の関連性を検討した．
- 連続尺度である歩行速度の単位変化量を0.1 m/sに変換し，結果を臨床上検討しやすいものにした（歩行速度が0.1 m/s速くなれば，生活活動制限なしとなるオッズ比が1.34になる）．

記載されているデータは全て架空

関連性の検討

名義
順序
連続
高齢
運動
内部
中枢

まとめてみよう！ 解析結果の記載例

【統計解析】

　統計解析としては，アウトカムに退院後1カ月での生活活動制限の有無，要因に歩行速度，共変量として年齢，性別，運動麻痺の程度を投入したロジスティック回帰分析を実施した．なお，歩行速度は単位変化量0.1 m/sとした．統計学的有意水準は5％とした．

【結果】

　本研究では63名（52.9±10.3歳，女性30.2％）の回復

期脳卒中患者が対象であった．退院後1カ月時点での生活活動制限がみられたものは8名であった．ロジスティック回帰分析の結果，歩行速度が生活活動制限に有意に影響を及ぼしていた（オッズ比1.34，95％信頼区間1.01–1.78）（表）．

【結論】

　このことより，退院時の歩行速度が遅いほど，退院後1カ月での生活活動制限に至りやすいことが示唆された．

表　ロジスティック回帰分析の結果

	Model 1			Model 2		
	オッズ比	95％信頼区間	P値	オッズ比	95％信頼区間	P値
歩行速度（単位変化量 0.1 m/s）	1.42	1.12-1.79	0.004	1.34	1.01-1.78	0.042

Model 1：生活活動制限の有無に対して歩行速度のみで検討.
Model 2：Model 1を年齢と性別，運動麻痺の程度で調整.

Advanced!

① **本研究遂行に当たり苦労した点**

● 退院後の調査を郵送にて行ったため，回収率を高くするために返信のない方へ適宜電話やメールでの連絡を行った．

② **検討したかったが，断念した点**

● 時間の都合により，対面での調査が実施できなかったため，アンケートに答えられる方に限定された．

● 施設の特性上，年齢層が若く運動麻痺の軽度な方が多かったため，高齢患者や重度の運動麻痺を有する方を考慮できなかった．

● サンプルサイズが十分ではなく，その他の共変量を同時に検討できなかった．

（西尾尚倫）

---

*1　先行研究[*2]をもとに，LSA（Life Space Assessment）において，歩行補助具の使用にかかわらず介助がなければLevel 2（自宅周辺）の範囲にとどまることを生活活動制限ありとした．

*2　Baker PS, et al：Measuring life-space mobility in community-dwelling

older adults. J Am Geriatr Soc, 51：1610-1614, 2003

*3　得られた結果を臨床的に解釈しやすくするために，歩行速度の単位変化量を，実質的に意味のある変化量と報告のある0.1 m/sとした．

関連性の検討　順序尺度　高齢者　　　相相関　順順序尺度

| 事例 | 高齢者における転倒関連セルフエフィカシーと要介護リスクとの関連性 |

使用する主な統計手法は

Spearmanの相関分析
相 順

研究フレーム

研究デザイン ▶ 横断研究
アウトカム ▶ 要介護リスク（15項目介護予防チェックリスト；0〜15点）*1
要因 ▶ 転倒関連セルフエフィカシー（FES；10〜40点）
本研究で用いた統計手法 ▶ Spearmanの相関分析，一元配置分散分析，多重比較（Bonferroni法）

データ分析のイメージ

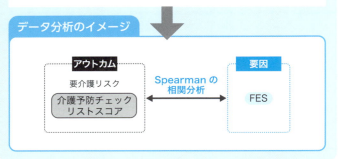

研究の概要と統計の選択

① **目的**
● 要介護リスクと転倒関連セルフエフィカシーの関連性を検討する．

② **対象**
● 地域在住高齢者

③ **変数**
● 要介護リスク（介護予防チェックリスト 0〜15点）*1 …主なアウトカム
● 運動機能①（TUG；秒）*2 ┐
● 運動機能②（5CS；秒）*3 ┘…副次的アウトカム
● 転倒関連セルフエフィカシー（FES 10〜40点）*4…要因

④ **統計解析の目的**
ⓐ 転倒関連セルフエフィカシーと要介護リスクの関連性を検討したい → ⑤-ⓐ
ⓑ 介護予防チェックリスト（自記式質問紙の回答）結果の客観性を担保したい → ⑤-ⓑ

研究の流れ

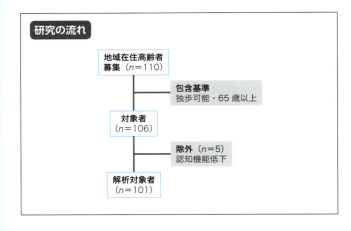

⑤ **統計手法の選択**

ⓐ これは，変数どうし（アウトカムと要因）に相関（直線的な関係）があるかどうかを分析することを意味する（相関の程度は係数として算出する）．

ここでは介護予防チェックリストの点数とFESの点数がいずれも順序尺度であるから ➡ **Spearmanの相関分析**

ⓑ これは，すでに要介護リスクとの関連性が明らかになっている運動機能が介護予防チェックリストとも関連性があるかどうか分析し，客観性を評価することを意味する*5．具体的には，TUGの平均および5CSの平均がそれぞれ介護予防チェックリストの3群間で差があるかどうかを分散分析を用いて検定する*6．

介護予防チェックリストスコアの三分位を基準にして群分けし，まず「TUGの平均が介護予防チェックリスト群間で等しい」という仮説を設定して統計量を計算し，統計学的有意水準と比較して仮説を検討する〔水準より小さい値（確率）であれば仮説は棄却され差がある，すなわち運動機能は介護予防チェックリスト群とも関連があるといえる〕．アウトカムはTUGが何点かという連続尺度で，要因は介護予防チェックリストのスコアをもとに3群に分けており，対応のないデータであるから一元配置分散分析を用いる．

同じことを5CSと介護予防チェックリストでも行う．

データ分析のポイント

● 相関分析では，大きく外れた値があると関係性がゆがめられるので，事前に散布図を描き，そのような値がないか確認する．外れ値がある場合，Pearsonは適応とならず，Spearmanを選択する．

● また，相関分析では，関係性を直線的に示すことを前提としているので，分布の形がU字型などの線形でない形になっていないかについても確認する．

66

まとめてみよう！ 解析結果の記載例

〔本研究のまとめとして，前ページ④の解析結果に加え，介護予防チェックリストスコアと運動機能との関連性の解析結果（一元配置分散分析，多重比較）を示す〕

【統計解析】

転倒関連セルフエフィカシーと 15 項目介護予防チェックリストの関連を検討するために，Spearman の順位相関係数を求めた．また，介護予防チェックリストと客観的に評価した運動機能の関連を検討するために，介護予防チェックリストスコアの三分位を求めて群分けを行い，一元配置分散分析を用いて要介護リスクと運動機能（TUG と 5CS）との関連を検討した．多重比較には Bonferroni 法により有意水準を調整した t 検定を用いた．

【結果】

研究参加者は 110 名であった．このうち，研究の参加基準を満たした解析対象となる高齢者は 101 名であった（年齢：72.5±7.9 歳，男／女：37/64）．相関分析の結果，FES は介護予防チェックリストスコアとの間に有意な負の相関を認め た（$\rho=-0.44$, $P<0.001$）（図1）．介護予防チェックリストスコアの三分位の値は 0 と 1 であった．介護予防チェックリストスコアが 0 の高齢者はローリスク群（$n=36$），1 の高齢者はミドルリスク群（$n=34$），2 以上の高齢者をハイリスク群（$n=31$）とした．群間比較の結果，介護予防チェックリストスコアと TUG，5CS との間に有意な関連を認めた（$P<0.001$）．多重比較の結果，TUG は，ハイリスク群がミドルリスク群およびローリスク群と比較して有意に遅くなっていた（ハイリスク群 vs. ミドルリスク群，$P<0.001$，ハイリスク群 vs ローリスク群，$P<0.001$）．また 5CS もハイリスク群がミドルリスク群およびローリスク群と比較して有意に遅くなっていた（ハイリスク群 vs. ミドルリスク群，$P<0.001$，ハイリスク群 vs. ローリスク群，$P<0.001$）（図2）．

【結論】

この結果から，転倒恐怖と要介護リスクが関連していることが示唆された．

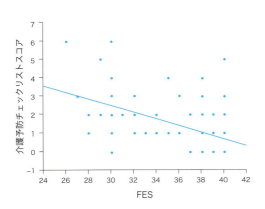

図1　FES と介護予防チェックリストの関連

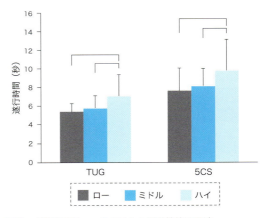

図2　介護予防チェックリストと運動機能の関連

Advanced!

①本研究遂行に当たり苦労した点

- 複数地域で測定を実施したため，測定後の ID の割り付けなどに工夫を要した．
- 複数の施設などから測定者のボランティアを募ったため，測定方法の周知徹底に時間を要した．

②検討したかったが，断念した点

- 高齢者にかかわる研究では身体活動量が重要な共変量であると考えられることから，身体活動量レベル別の検討を行いたかったが，コストの面での負担が大きくなることから本研究では実施できなかった．

（浅井　剛）

---

*1 測定時間の短縮のため，本研究では要介護リスクの判定に信頼性と妥当性が確認された 15 項目の短縮版介護予防チェックリスト（合計 0〜15 点）を用いた．
*2 TUG（Timed Up and Go test）を用いて評価した．
*3 5CS（5 Chair Stand test：5 回立ち上がりテスト）を用いて評価した．
*4 FES（Fall Efficacy Scale；10 項目，合計 10〜40 点）を用いて評価した．
*5 自記式質問紙は，事前配布ができるなど測定時間の短縮ができる一方で，対象者が主観的に回答をするために個人間で回答のバイアスが乗じる危険性がある．そのため，要介護リスクと関連の高い運動機能（TUG，5CS）を測定し，FES との関連性を検討することで，アウトカムにおける客観性を担保した．
*6 運動機能テストと介護予防チェックリストスコアの関係性は線形でない可能性が高いため，介護予防チェックリストのスコアから三分位による群分け（ハイリスク群，ミドルリスク群，ローリスク群）を行い，分析を行った（群分けすると，線形を気にしなくてよい）．

関連性の検討　順序尺度　運動器疾患

相 相関　順 順序尺度

事例 膝軟骨損傷を合併している前十字靱帯損傷患者における膝軟骨損傷の程度と手術前の待機期間との関連性

使用する主な統計手法は

- **Spearmanの相関分析**　相 順
- **順序ロジスティック回帰分析**　相 順

研究フレーム

研究デザイン ▶ 横断研究
アウトカム ▶ 前十字靱帯再建術中に関節鏡で確認された軟骨損傷の程度（ICRS[*1] Grade；Ⅰ〜Ⅳ）
要因 ▶ 前十字靱帯損傷から手術までの期間（手術前の待機期間）
本研究で用いた統計手法 ▶ Spearmanの相関分析，順序ロジスティック回帰分析

データ分析のイメージ

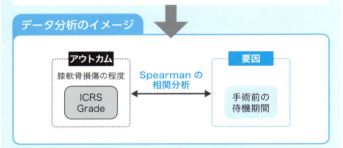

研究の概要と統計の選択

①目的
- 膝軟骨損傷の程度と手術前の待機期間との関連を検討する．

②対象
- 前十字靱帯単独損傷に膝軟骨損傷を合併している患者

③変数
- 膝軟骨損傷の程度（ICRS[*1]によるGrade分類Ⅰ〜Ⅳ）…アウトカム
- 手術前の待機期間…要因
- 年齢
- 性別[*2]
- BMI
- 受傷前のスポーツ活動[*3]
- 受傷状況（コンタクトでの受傷，ノンコンタクトでの受傷）[*4]
- 再受傷回数（手術前に生じた膝崩れの回数）[*5]
- 膝関節機能（膝伸展・屈曲筋力の健患比）[*6]
- 膝関節機能（脛骨前方動揺性の健患差）

　　　　　　　共変量…（④-b において）

研究の流れ

前十字靱帯損傷に膝軟骨損傷を合併していた対象（n＝157）

除外（n＝30）
・複合靱帯損傷 n＝15
・同側・反対側既往あり n＝6
・データ欠損 n＝9

前十字靱帯単独損傷＋膝軟骨損傷合併（n＝127）

| ICRS Grade Ⅰ (n＝41) | ICRS Grade Ⅱ (n＝53) | ICRS Grade Ⅲ＋Ⅳ (n＝33) |

④統計解析の目的

ⓐ 膝軟骨損傷の程度と手術前の待機期間の関連性を検討したい → ⑤-ⓐ

ⓑ 膝軟骨損傷の程度について，手術前の待機期間が独立した関連因子になりうるのか検討したい → ⑤-ⓑ

⑤統計手法の選択

ⓐ これは，変数どうし（アウトカムと要因）に相関（直線的な関係）があるかどうかを分析することを意味する（相関の程度は係数として算出する）．

　ここでは膝軟骨損傷の程度（Grade分類）が順序尺度であるから ➡ **Spearman（スピアマン）の相関分析**

ⓑ これは，アウトカムに影響を与える変数はどれか，その影響（効果）はどのくらいかを分析することを意味する（効果の程度はオッズ比として算出する）．

　アウトカムは膝軟骨損傷の程度であり，要因（手術前の待機期間）以外のいくつかの変数〔年齢，性別，BMI，受傷前のスポーツ活動，受傷状況，再受傷回数，膝関節機能（膝伸展・屈曲筋力の健患比および脛骨前方動揺性の健患差）〕を共変量とみなしてその影響を取り除く．ここではアウトカムがGrade Ⅰ〜Ⅳのどの段階かという3水準以上の順序尺度となるから ➡ **順序ロジスティック回帰分析（強制投入法）**

データ分析のポイント

- ICRS Grade Ⅳの対象者が非常に少ないため，Grade Ⅲの対象者と合わせたグループをつくることで，1群の対象者数を確保した．
- 共変量による影響を確認するため，いくつかのモデルを作成し統計を実施した[*7]（次ページ「解析結果の記載例」参照）．

記載されているデータは全て架空

関連性の検討

名義 / 順序 / 連続 / 高齢 / 運動 / 内部 / 中枢

まとめてみよう！ 解析結果の記載例

【統計解析】

　統計解析として，膝軟骨損傷の程度と手術前の待機期間の関連を検討するために，まずはSpearmanの順位相関係数によりこれらの関連を検討した．次にアウトカムを膝軟骨損傷の程度，要因を手術前の待機期間とし，共変量としてまず，年齢，性別およびBMIを投入した順序ロジスティック回帰分析を実施した（Model 1）．次に，Model 1の共変量に受傷前のスポーツ活動，受傷状況および再受傷回数を加えた順序ロジスティック回帰分析を実施した（Model 2）．最後に，Model 2の共変量に膝関節機能（等速60°/secでの膝伸展・屈曲筋力の健患比および脛骨前方動揺性の健患差）を加えた順序ロジスティック回帰分析を実施した（Model 3）．統計学的有意水準は5％未満とした．

【結果】

　前十字靭帯再建術を施行された者のうち，術中に膝軟骨損傷が確認された127名（平均年齢27.3±10.5歳，男性59.5％）を対象とした．単変量解析の結果，膝軟骨損傷の程度と手術前の待機期間に有意な関連を認めた（$\rho=0.29$，$P=0.017$）．ロジスティック回帰分析の結果，まず年齢，性別，BMIといった個人特性で調整したModel 1において，膝軟骨損傷の程度と手術前の待機期間の間に有意な関連を認めた〔オッズ比：1.01，95％信頼区間：1.00-1.02，$P=0.024$〕（表）．次に個人特性に受傷前のスポーツ活動，受傷状況および再受傷回数を共変量に加えたModel 2においても，膝軟骨損傷の程度と手術前の待機期間の間に有意な関連を認めた（オッズ比：1.01，95％信頼区間：1.00-1.02，$P=0.039$）．最後に膝関節機能を含め，すべての共変量を加えたModel 3においても，膝軟骨損傷の程度と手術前の待機期間の間に有意な関連を認めた（オッズ比：1.01，95％信頼区間：1.00-1.02，$P=0.042$）．

【結論】

　このことから，膝軟骨損傷の程度には，年齢，性別，BMIの個人特性だけでなく，受傷前のスポーツ活動レベル，受傷状況，再受傷回数や手術前の膝関節の機能にかかわらず，手術前の待機期間が独立して関連している可能性が示唆された．

表　待機期間と手術前の膝軟骨損傷の程度の関連についての順序ロジスティック回帰分析結果

	Model 1			Model 2			Model 3		
	オッズ比	95％信頼区間	P値	オッズ比	95％信頼区間	P値	オッズ比	95％信頼区間	P値
待機期間	1.01	(1.00-1.02)	0.024*	1.01	(1.00-1.02)	0.039*	1.01	(1.00-1.02)	0.042*
性別（男性＝1）	1.14	(0.73-1.78)	0.563	1.20	(0.75-1.95)	0.448	1.39	(0.81-2.47)	0.234
年齢	0.99	(0.95-1.03)	0.645	0.97	(0.92-1.03)	0.317	0.96	(0.89-1.01)	0.127
BMI	0.98	(0.87-1.10)	0.696	0.97	(0.70-1.15)	0.559	1.04	(0.91-1.20)	0.549
受傷前のスポーツ活動	—		—	0.90	(0.64-1.63)	0.424	0.89	(0.66-1.19)	0.427
受傷状況（コンタクト＝1）	—		—	1.02	(0.64-1.63)	0.942	0.73	(0.41-1.28)	0.271
再受傷回数	—		—	0.74	(0.45-1.18)	0.204	0.98	(0.54-1.76)	0.952
術前膝伸展筋力 健患比	—		—	—		—	0.98	(0.95-1.01)	0.161
術前膝屈曲筋力 健患比	—		—	—		—	0.99	(0.96-1.02)	0.502
術前脛骨前方動揺性	—		—	—		—	0.92	(0.79-1.05)	0.211

*$P<0.05$
Model 1：手術前の待機期間＋（性別，年齢，BMI）
Model 2：Model 1＋（受傷前のスポーツ活動，受傷状況，再受傷回数）
Model 3：Model 2＋（術前膝伸展・屈曲筋力，術前脛骨前方動揺性）

Advanced!

① 本研究遂行に当たり苦労した点

● 前十字靭帯損傷に合併する膝軟骨損傷の数は全体の約10％と少ないため，サンプルサイズを確保するとともに研究デザインについても検討を重ねた．

② 検討したかったが，断念した点

● 各要因の交互作用についても検討したかったが，結果の解釈が複雑になることから今回は検討から除外した．

（上田雄也）

*1　ICRS：International Cartilage Research Society
*2　女性＝0，男性＝1にダミー変数化している．
*3　TAS（Tegner Activity Scale）で測定．
*4　ノンコンタクト＝0，コンタクト＝1にダミー変数化している．

*5　再受傷0回＝0，1回＝1，2回以上＝2として3段階でダミー変数化している．
*6　等速60°/secでの膝伸展・屈曲筋力における健患比〔＝（術側膝伸展・屈曲筋力/非術側膝伸展・屈曲筋力）×100〕を術前に計測した．
*7　要因の数としては，1つの要因に対して10〜20人の対象者数になるように設定することが望ましい．

69

| 関連性の検討 | 順序尺度 | 内部疾患 || 相 相関　順 順序尺度 |

事例　心不全患者[a]における身体能力改善[b]と身体活動量との関連性[c]

使用する主な統計手法は

Spearmanの相関分析
相 順

研究フレーム
研究デザイン ▶ 前向きコホート研究
アウトカム ▶ 身体能力改善（SPPB[*1]スコアの変化量；−4〜6）
要因 ▶ 身体活動量（1日当たりの平均歩数）
本研究で用いた統計手法 ▶ Spearmanの相関分析，ロジスティック回帰分析

データ分析のイメージ

アウトカム：身体能力改善（SPPBスコアの変化量）
↕ Spearmanの相関分析
要因：身体活動量（1日あたりの平均歩数）

リハビリテーション開始時　　　2週間後

研究の概要と統計の選択

①目的
- 心不全患者の身体能力（SPPB[*1]スコア）改善と身体活動量との関連性について，栄養状態を考慮して検討する．

②対象
- 高齢入院心不全患者

③変数
- 栄養障害（あり，なし）[*2]
- 身体能力改善（SPPBスコアの変化量−4〜6，④-ⓑでは改善・非改善[*3]）…アウトカム
- 身体活動量（歩数）[*5]…要因
- 年齢
- 性別
- BNP[*6]
- Charlson併存疾患指数
- ベースライン時のSPPBスコア
 …共変量

研究の流れ

期間内にリハビリテーションを実施した患者（n=679）
↓　除外（n=140）
　・除外基準に該当　n=124
　・拒否　n=16

対象者（n=539）
↓　除外（n=22）
　・死亡　n=12
　・辞退　n=10

分析対象者（n=517）
↓
栄養障害なし（n=296）　　栄養障害あり（n=221）　層化分析

④統計解析の目的
ⓐ 全体，栄養障害がある層，栄養障害がない層のそれぞれにおける身体能力改善と身体活動量の関連性を検討したい → ⑤-ⓐ
ⓑ 身体能力改善について，身体活動量が独立した関連因子になりうるのか検討したい → ⑤-ⓑ

⑤統計手法の選択
ⓐ これは，変数どうし（アウトカムと要因）に相関（直線的な関係）があるかどうかを分析することを意味する（相関の程度は係数として算出する）．
　ここではSPPBスコアの変化量が順序尺度であるから → **Spearmanの相関分析**（スピアマン）

ⓑ これは，アウトカムに影響を与える変数はどれか，その影響（効果）はどのくらいかを分析することを意味する（効果の程度はオッズ比として算出する）．
　アウトカムは身体能力改善であり，要因（身体活動量）以外のいくつかの変数（年齢，性別，BNP，Charlson併存疾患指数，ベースライン時のSPPBスコア）を共変量とみなしてその影響を取り除く．ここではアウトカムが改善か，非改善かという名義尺度であるから，ロジスティック回帰分析（強制投入法）を用いる．

データ分析のポイント
- 全体における分析にとどまらず，栄養障害の有無で層分けを行ったうえでの分析も行った．
- 単変量解析（Spearmanの順位相関係数）にとどまらず，共変量の存在も考慮するために多変量解析（ロジスティック解析）も実施した．

70

まとめてみよう！ 解析結果の記載例

【統計解析】

統計解析としては，SPPBスコアの変化量と身体活動量との関係をSpearmanの順位相関係数によって分析した．加えて，SPPBスコア改善（3点以上の増加）をアウトカムとしたロジスティック回帰分析を実施した．要因は，身体活動量を単位変化量1000歩として投入した．共変量は，年齢，性別，BNP，Charlson併存疾患指数，ベースライン時のSPPBスコアとした．なお，これらの解析は，全体，栄養障害あり層（GNRI 92点以上），栄養障害なし層（GNRI 92点未満）に対してそれぞれ実施した．統計学的有意水準は5％とした．

【結果】

本研究の対象者は517例（78.2±7.9歳，女性43.1％）であり，栄養障害なし層は296例（57.3％），栄養障害あり層は221例（42.7％）であった．SPPBスコアが3点以上増加した症例は，全体で149例（28.8％），栄養障害なし層で110例（37.2％），栄養障害あり層で39例（17.6％）であった．SPPBスコアの変化量と身体活動量におけるSpearmanの順位相関係数は，全体で0.63，栄養障害なし層で0.86，栄養障害あり層で0.09であり，全体および栄養障害なし層で有意な正の相関を認めた（P＜0.001）（図）．ロジスティック回帰分析の結果，全体および栄養障害なし層では，SPPB改善に対して身体活動量が有意に関連した（P＜0.001）．そのオッズ比（95％信頼区間）は，身体活動量の単位変化量を1000歩としたときに，全体で4.62（3.48-6.12），栄養障害なし層で26.78（10.19-70.38）であった．栄養障害あり層では，SPPBスコア改善に対して身体活動量は有意な関連を認めなかった（P＝0.119）（表）．

【結論】

これらのことから，身体活動量を増加させることは身体能力（SPPBスコア）の改善に有効となる可能性があるが，その介入を検討するうえで，栄養状態が確保されている必要性があることが示唆された．

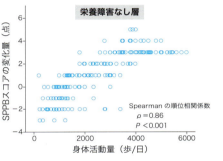 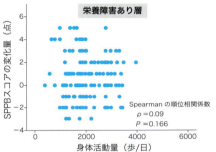

図 栄養障害の有無で層別したSPPBスコアの変化量と身体活動量との散布図

表 ロジスティック回帰分析の結果

	身体活動量の単位変化量	SPPBスコア改善（3点以上増加）					
		単変量解析			多変量解析		
		オッズ比	（95％信頼区間）	P値	オッズ比	（95％信頼区間）	P値
全体	1000歩	4.55	(3.52-5.90)	＜0.001	4.62	(3.48-6.12)	＜0.001
栄養障害なし層	1000歩	24.79	(10.12-60.75)	＜0.001	26.78	(10.19-70.38)	＜0.001
栄養障害あり層	1000歩	0.69	(0.40-1.18)	0.173	0.64	(0.36-1.12)	0.119

共変量：年齢，性別，BNP，Charlson併存疾患指数，ベースライン時のSPPBスコア

Advanced!

①本研究遂行に当たり苦労した点

- 研究期間中は，対象者に歩数計を装着してもらう必要性があり，対象者の同意や病棟職員からの理解を得ることが必要であった．

②検討したかったが，断念した点

- 身体能力が比較的保たれている症例（SPPBスコアが10～12点）でも検討を行いたかったが，SPPBスコアは12点満点であり，天井効果が懸念されたため，分析には含めなかった．

（石山大介）

---

*1 SPPB：Short Physical Performance Battery
*2 GNRI（Geriatric Nutritional Risk Index）を用いて評価し，92点以上を栄養障害がある層とした．
*3 SPPBスコアを用いてベースライン時（リハビリテーション開始時）と2週間後で評価し，その変化量を算出した．先行研究[*4]を参考に，3点以上の増加を認めた場合を改善とした．
*4 Ostir GV, et al：Lower body functioning as a predictor of subsequent disability among older Mexican Americans. J Gerontol A Biol Sci Med Sci, 53：M491-M495, 1998
*5 歩数計を2週間装着させ，1日当たりの平均歩数（歩/日）を算出した．
*6 BNP：Brain Natriuretic Peptide

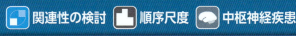

| 事例 | 脳卒中患者における退院時階段昇降自立度と退院時下肢運動麻痺との関連性 |

使用する主な統計手法は

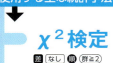

χ²検定
差 なし 順 群≧2

研究フレーム
- **研究デザイン** ▶ 横断研究
- **アウトカム** ▶ 退院時階段昇降自立度（FIM*1；1〜7点）
- **要因（群分け）** ▶ 退院時下肢運動麻痺（軽度麻痺群，中等度〜重度麻痺群）
- **本研究で用いた統計手法** ▶ χ²検定，ロジスティック回帰分析

データ分析のイメージ

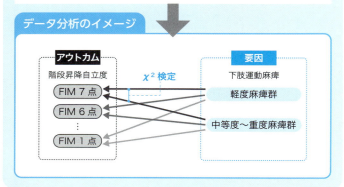

差 なし 対応なし（くり返しなし） 順 順序尺度 群≧2 比較群数≧2

研究の流れ

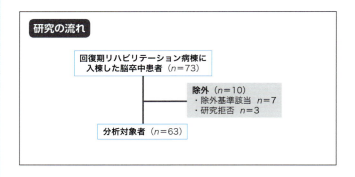

い → ⑤-b

⑤ **統計手法の選択**

a これは，変数（階段昇降自立度）について2群（軽度麻痺群，中等度〜重度麻痺群）間で比較することを意味する．

まず「階段昇降自立度と運動麻痺の間には関連がない」という仮説を設定して統計量を計算し，統計学的有意水準と比較して仮説を検討する〔水準より小さい値（確率）であれば仮説は棄却され，関連があるといえる〕．データの様子は7×2クロス集計表（1〜7点×軽度麻痺群・中等度〜重度麻痺群）で整理する．変数の階段昇降自立度は何点かという順序尺度であるから ➡ χ²検定

b これは，アウトカムに変数（要因＝運動麻痺）がどのくらい影響を与えるかを分析することを意味する（効果の程度はオッズ比として算出する）．

アウトカム＝従属変数は階段昇降自立度であり，要因（運動麻痺）以外のいくつかの測定項目（年齢，性別）を共変量とみなしてその影響を取り除く．ここではアウトカムが点数をもとに2値化された階段昇降自立か，介助かという名義尺度であるから，ロジスティック回帰分析（強制投入法）を用いる．

研究の概要と統計の選択

① **目的**
- 退院時における階段昇降自立度と下肢の運動麻痺との関連性を検討する．

② **対象**
- 回復期脳卒中患者

③ **変数**
- 階段昇降自立度（FIM*1 1〜7点，④-b では自立・介助*2；退院時測定）…アウトカム
- 運動麻痺（軽度麻痺群，中等度〜重度麻痺群）*3 …要因
- 年齢
- 性別 …共変量（④-b において）

④ **統計解析の目的**
a 運動麻痺と階段昇降自立度が関連しているかを検討したい → ⑤-a
b 運動麻痺が階段昇降自立度に与える影響の大きさを検討した

データ分析のポイント

- 2つの変数間の関連性を確認したうえで，どの程度影響を及ぼしているかを検討した．
- 2値化する際に，先行研究を参考に臨床的に意味のある分け方にすることで，解釈しやすいように工夫した．
- 効果の大きさを検討する必要がある．要因にダミー変数を用いているので，効果量としては相関係数ではなくCramer's V を算出した．効果量Cramer's V を基準と比べることによって，2群間に実質的に意味のある違いが生じているのか検討できる．なお，効果量Cramer's V の基準は，Cramer's V ＝ 0.10（効果量小），Cramer's V ＝ 0.30（効果量中），Cramer's V ＝ 0.50（効果量大）である．

記載されているデータは全て架空

関連性の検討

まとめてみよう！ 解析結果の記載例

【統計解析】

　統計解析としては，アウトカムを退院時FIM階段昇降の得点，要因を退院時下肢BRSとしたCramer's Vを求めた．加えて，アウトカムに退院時階段昇降自立の有無，アウトカムに下肢BRS V以上か否か，共変量として年齢，性別を投入したロジスティック回帰分析を実施した．統計学的有意水準は5％とした．

【結果】

　本研究は63名（52.9±10.3歳，女性30.2％）の回復期脳卒中患者が対象であった．退院時階段昇降自立度と下肢BRSに正の相関関係を認めた（Cramer's V＝0.42，P＝0.042）（表1）．また，ロジスティック回帰分析の結果，退院時の下肢BRSがV以上か否かが，年齢や性別を加味しても階段昇降自立に有意に影響を及ぼしていた（オッズ比6.34，95％信頼区間1.28–31.57）（表2）．

【結論】

　このことより，退院時の下肢の運動麻痺が軽度なほど，階段昇降自立に至りやすいことが示唆された．

名義

順序

連続

高齢

運動

内部

中枢

表1　χ²検定の結果

	Cramer' V	P値
下肢BRS	0.42	0.042

表2　ロジスティック回帰分析の結果

	Model 1			Model 2		
	オッズ比	95％信頼区間	P値	オッズ比	95％信頼区間	P値
下肢BRS（Ⅳ以下 or Ⅴ以上）	5.89	1.21-28.67	0.028	6.34	1.28-31.57	0.024

Model 1：階段昇降自立の有無に対して下肢BRSのみで検討．
Model 2：Model 1を年齢と性別で調整．

Advanced!

① 本研究遂行に当たり苦労した点

● FIMやBRSの評価において，実施者間でのずれが生じないよう，熟練者の指導のもと多くの練習を行った．また，事前に検者間信頼性の確認も行った．

② 検討したかったが，断念した点

● 本研究ではデータ数が少なく，共変量の考慮は年齢と性別のみにとどまっている．今後はデータ数を確保し，自立度に影響を及ぼす可能性のある高次脳機能障害なども共変量として扱う必要がある．

（西尾尚倫）

---

*1　FIM（Functional Independence Measure）

*2　FIMの階段昇降の項目が6点以上を階段昇降自立とした．

*3　BRS（Brunnstrom Recovery Stage）を用いて評価し，先行研究*4を参考にBRSⅠ〜Ⅳを中等度〜重度麻痺群，BRSⅤ，Ⅵを軽度麻痺群とした．

*4　Koyama T, et al：Outcome assessment of hemiparesis due to intracerebral hemorrhage using diffusion tensor fractional anisotropy. J Stroke Cerebrovasc Dis, 24：881–889, 2015

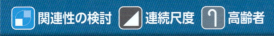

| 相 相関 | 連 連続尺度 | 正 正規分布（パラメトリック） |

事例：高齢者[1]における咳嗽機能[2]と身体機能との関連性[3]

使用する主な統計手法は

- **Pearsonの相関分析**
  相 連 正
- **重回帰分析**
  相 連 正

研究フレーム

研究デザイン ▶ 横断研究
アウトカム ▶ 咳嗽機能（L/min）
要因 ▶ 年齢，BMI，筋力（握力），包括的運動能力（TUG），持久力（6分間歩行距離）
本研究で用いた統計手法 ▶ Pearsonの相関分析，重回帰分析，Student's t 検定（対応のない t 検定）

データ分析のイメージ

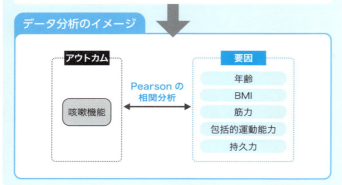

研究の概要と統計の選択

① 目的
- 咳嗽機能と身体機能との関連を明らかにする．

② 対象
- 地域高齢者

③ 変数
- 咳嗽機能（PCF；L/min）[*1]…アウトカム
- 年齢
- BMI   …要因（④-ⓑでは共変量）
- 筋力（握力で測定）
- 包括的運動能力（TUG）[*2]   …要因
- 持久力（6分間歩行距離）
- 性別…共変量（④-ⓑにおいて）

研究の流れ

参加者（$n=157$）
除外（$n=23$）
・咳嗽機能の測定困難 $n=16$
・認知症（MMSE<21） $n=2$
・辞退 $n=5$
対象者（$n=134$）

MMSE：Mini Mental State Examination

④ 統計解析の目的

ⓐ 咳嗽機能と身体機能の各指標との関連性を検討したい → ⑤-ⓐ

ⓑ 咳嗽機能に他の変数とは独立して影響を与える主な因子は何かを検討したい → ⑤-ⓑ

⑤ 統計手法の選択

ⓐ これは，アウトカムと各要因に相関（直線的な関係）があるかどうかを分析することを意味する（相関の程度は係数により判断する）．
　ここではアウトカムのPCFおよび要因の年齢，BMI，握力，TUG，6分間歩行距離はいずれも連続尺度であるから ➡ **Pearsonの相関分析**

ⓑ これは，アウトカムに影響を与える変数はどれか，その影響（効果）はどのくらいかを分析することを意味する（効果の程度は標準化回帰係数として算出する）．
　アウトカムは咳嗽機能，要因（握力，TUG，6分間歩行距離）以外の測定項目（年齢，性別，BMI）は共変量とみなしてそれらの影響を取り除く．咳嗽機能PCFが連続尺度であるため ➡ **重回帰分析（強制投入法）**[*3]

データ分析のポイント

- BMIは2変量解析において咳嗽機能との関連が認められなかったが，身体機能は年齢や体格などに強く影響を受けることが報告されているため，本研究では年齢に加えてBMIも共変量として投入した．
- 多くの運動機能評価指標があるなかで，測定に用いる指標が身体機能のどのような側面を反映しているのか整理しておく必要がある．
- 複数の運動機能テストの結果を投入した重回帰モデルを作成し，どのような側面を示す身体機能テストが咳嗽機能をうまく説明するのかをわかりやすく示した[*4]．
- 重回帰分析のサンプルサイズは，一般的に1要因当たり10〜20人とされている．本研究では1要因当たり20人とし，6変数あるので120人以上とした．

記載されているデータは全て架空

関連性の検討

名義
順序
連続
高齢
運動
内部
中枢

まとめてみよう！ **解析結果の記載例**

（本研究のまとめとして，前ページ④の検討に加え，咳嗽機能と性別との関連性も調べた解析結果を示す）

【統計解析】

統計学的解析は，PCF と性別の比較には Student's t 検定を用い，PCF とその他の要因の比較には Pearson の積率相関係数を用いた．続いて重回帰分析を用いて PCF をアウトカム，2 変量の解析により有意差がみられた因子を要因とする重回帰モデルを作成し，咳嗽機能と身体機能との関連を検討した．共変量には年齢，性別，BMI を投入した．統計学的有意水準は 5％とした．

【結果】

134 名の地域高齢者（72.4±6.8 歳，男性 51 名，女性 83 名）が本研究に参加した．PCF は 299.8±156.6 L/min であった．PCF と有意な関連を示した因子は年齢（$r=-0.36$，$P<0.001$），TUG（$r=-0.53$，$P<0.001$），握力（$r=0.54$，$P<0.001$），6 分間歩行距離（$r=0.47$，$P<0.001$）であった（表1）．重回帰分析の結果，TUG が有意に CPF と関連していた（標準化回帰係数：-0.31，$P=0.002$，自由度調整 $R^2=0.36$）（表2）．

【結論】

運動機能が高い高齢者ほど咳嗽機能も高くなる．

表1 咳嗽機能および要因間の相関係数

	年齢	BMI	握力	TUG	6分間歩行距離	咳嗽機能
年齢	−	0.07	−0.37**	0.59**	−0.47**	−0.36**
BMI		−	0.07	0.13	−0.22*	0.01
TUG			−	−0.46**	−0.62**	−0.53**
握力				−	0.49**	0.54**
6分間歩行距離					−	0.47**

*$P<0.05$，**$P<0.01$

表2 重回帰分析

	自由度調整 R^2：0.36		95%信頼区間	
	P値	標準化回帰係数	上限	下限
年齢	0.853	−0.02	3.59	−4.34
性別	0.552	−0.08	25.69	−47.86
BMI	0.511	0.05	8.59	−4.30
TUG	0.002	−0.31	−12.94	−58.22
握力	0.098	0.25	8.88	−0.77
6分間歩行距離	0.159	0.14	0.55	−0.09

Advanced!

①本研究遂行に当たり苦労した点

- 重回帰分析には十分なサンプルサイズが必要であり，多くの参加者を募る必要があった．
- 咳嗽機能検査は被験者にとって馴染みがない方法であるため，測定方法の教授に苦労した．

②検討したかったが，断念した点

- 肺炎発症と咳嗽機能の関連を調査したかったが，前向きコホート研究を行う必要があり，研究に時間を要することから今回は検討を見送った．

（久保宏紀）

---

*1 PCF（Peak Cough Flow）を用いて評価した．

*2 TUG（Time Up and Go test）を用いて評価した．

*3 重回帰分析を行うことで，他の要因で調整されたアウトカムとの関連が明らかになる．

*4 サンプルサイズが小さいと β エラーを起こす可能性が高くなるため，注意が必要である．

関連性の検討 ／連続尺度 ∨運動器疾患

相 相関　連 連続尺度　正 正規分布（パラメトリック）　非 非正規分布（ノンパラメトリック）

事例：変形性股関節症患者における生活空間と各種因子との関連性

使用する主な統計手法は

Pearsonの相関分析
相 連 正

Spearmanの相関分析
相 連 非

重回帰分析
相 連 正

研究フレーム

研究デザイン ▶ 横断研究
アウトカム ▶ 生活空間（LSAの得点）
要因 ▶ 年齢, BMI, 膝伸展筋力（重症側, 軽症側）, 歩行時痛, 包括的運動能力（TUG）, 股関節機能（HHS）, 自己効力感（mGES）
本研究で用いた統計手法 ▶ Pearsonの相関分析, Spearmanの相関分析, 重回帰分析

データ分析のイメージ

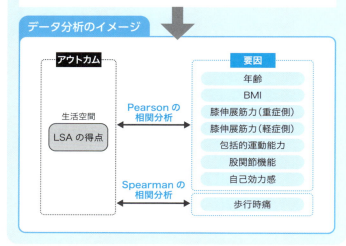

研究の概要と統計の選択

①目的
● 生活空間と関連する因子を明らかとする.

②対象
● 変形性股関節症患者

③変数
● 生活空間（LSAの得点）*1 …アウトカム
● 年齢
● BMI
● 膝伸展筋力（重症側）
● 膝伸展筋力（軽症側）　…要因

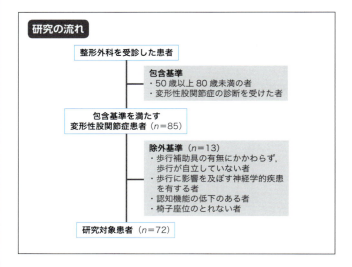

● 歩行時痛（NRS）*2
● 包括的運動能力（TUG）*3
● 股関節機能（HHS）*4
● 自己効力感（mGES）*5

④統計解析の目的
ａ 生活空間と関連する変数を明らかにしたい → ⑤-ａ
ｂ 各変数が生活空間に与える影響の大きさを検討したい → ⑤-ｂ

⑤統計手法の選択

ａ これは, アウトカムと各要因に相関（直線的な関係）があるかどうかを分析することを意味する（相関の程度は係数として算出する）.

アウトカム＝従属変数は生活空間であり, 要因は年齢, BMI, 膝伸展筋力（重症側）, 膝伸展筋力（軽症側）, 歩行時痛, TUG, HHS, mGESである.

ここでは生活空間（LSAの得点）と, 年齢, BMI, 膝伸展筋力（重症側）, 膝伸展筋力（軽症側）, TUG, HHS, mGESはいずれも連続尺度であるから ➡ **Pearsonの相関分析**（ピアソン）*6

また, 歩行時痛（NRS）は順序尺度であるが, ここでは連続尺度として扱う. 正規分布していないため ➡ **Spearmanの相関分析**（スピアマン）*6

ｂ これは, アウトカムへの影響（効果）はどのくらいか分析することを意味する（効果の程度は標準化回帰係数として算出する）.

アウトカム＝従属変数は生活空間であり, ａで相関があった変数〔年齢, 膝伸展筋力（重症側）, 膝伸展筋力（軽症側）, 歩行時痛, TUG, HHS, mGES〕をそれぞれ要因とみなす. ここではアウトカムがLSAの得点で連続尺度であるから ➡ **重回帰分析（強制投入法）**

データ分析のポイント

● サンプル数を考慮し, あらかじめ作業仮説を明確にしたうえで, 関連性を調査する要因を決定した*7.

記載されているデータは全て架空

関連性の検討

まとめてみよう！ 解析結果の記載例

【統計解析】

統計解析としては，LSAと年齢，BMI，両側の膝伸展筋力，歩行時痛，TUG，HHS，mGESとの関連性をPearsonおよびSpearmanの相関分析を用いて調査した．その後，アウトカムをLSAとし，相関分析の結果LSAと有意な関連性を認めた項目を要因に投入した重回帰分析を行った．統計学的有意水準は5％とした．

【結果】

本研究には72名（62.8±9.1歳，男性8.3％）の患者が参加した．LSAと有意な関連性を認めた項目は，年齢（$r=-0.28$，$P=0.019$），重症側膝伸展筋力（$r=0.35$，$P=0.003$），軽症側膝伸展筋力（$r=0.35$，$P=0.003$），歩行時痛（$\rho=-0.35$，$P=0.003$），TUG（$r=-0.29$，$P=0.014$），HHS（$r=0.25$，$P=0.035$），mGES（$r=0.40$，$P=0.001$）であった（表1）．また重回帰分析の結果，有意な項目として抽出されたのは，軽症側膝伸展筋力（$\beta=0.33$，$P=0.018$），歩行時痛（$\beta=-0.31$，$P=0.005$），mGES（$\beta=0.26$，$P=0.034$）であった（調整済み$R^2=0.31$）（表2）．

【結論】

これらの結果より，変形性股関節症患者の生活空間には，その影響力は大きいとはいえないものの，軽症側の膝伸展筋力，歩行時痛，mGESが関連することが明らかとなった．そのため，変形性股関節患者の生活空間拡大のためには軽症側の筋力と重症側の疼痛，さらに歩行に対する自信に留意したアプローチが必要である．

表1 LSAと各変数の相関係数

	LSAとの相関係数	P値
年齢	−0.28	0.019
BMI	−0.13	0.261
膝伸展筋力		
重症側	0.35	0.003
軽症側	0.35	0.003
歩行時痛	−0.35	0.003
TUG	−0.29	0.014
HHS	0.25	0.035
mGES	0.40	0.001

表2 重回帰分析の結果

アウトカム	要因	β標準化回帰係数	P値	偏相関係数	VIF
LSA	年齢	−0.18	0.117	−0.20	1.25
	膝伸展 重症側	−0.04	0.800	−0.03	2.09
	膝伸展 軽症側	0.33	0.018	0.29	1.85
	歩行時痛	−0.31	0.005	−0.35	1.12
	TUG	0.02	0.864	0.02	1.51
	HHS	0.08	0.541	0.08	1.68
	mGES	0.26	0.034	0.26	1.47
調整済みR^2		0.31			

VIF：Variance Inflation Factor

Advanced!

①本研究遂行に当たり苦労した点

● 臨床業務を行いながら，評価項目を測定することに時間的制約があった．

②検討したかったが，断念した点

● 症状の軽度な初期股関節症患者のリクルートができなかったため，重症度別の検討を行うことができなかった．

● 疾患の特性上，女性患者が圧倒的に多く，男性患者数が少数にとどまった．

（和田　治）

---

*1 LSA（Life Space Assessment）で評価した．

*2 NRS（Numerical Rating Scale）で評価した．

*3 TUG（Timed Up & Go test）で評価した．

*4 HHS（Harris Hip Score）で評価した．

*5 mGES（modified Gait Efficacy Scale）で評価した．

*6 単相関分析をまず行い，重回帰分析に投入する要因を取捨選択する．

*7 一般には，重回帰分析に必要なサンプル数は投入する要因の数×10以上必要といわれている．

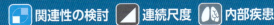

関連性の検討　連続尺度　内部疾患

相 相関　連 連続尺度　正 正規分布（パラメトリック）

事例 心筋梗塞患者における各因子と運動耐容能との関連性

使用する主な統計手法は

Pearsonの相関分析
相 連 正

重回帰分析
相 連 正

研究フレーム

- **研究デザイン** ▶ 前向きコホート研究
- **アウトカム** ▶ 運動耐容能（Δ最高酸素摂取量；mL/kg/min）
- **要因** ▶ 下肢筋力（Δ膝伸展筋力），身体活動量（Δ歩数），心機能（Δ左室駆出率），呼吸機能（Δ最大吸気筋力），Δヘモグロビン濃度
- **本研究で用いた統計手法** ▶ Pearsonの相関分析，重回帰分析（Stepwise法）

データ分析のイメージ

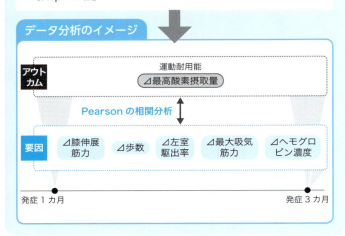

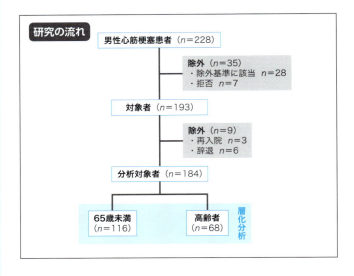

- 心機能（Δ左室駆出率）　…要因
- 呼吸機能（Δ最大吸気筋力）
- Δヘモグロビン濃度

④ 統計解析の目的

ⓐ 運動耐容能と各指標の関連性を検討したい → ⑤-ⓐ

ⓑ 運動耐容能に影響を与える主な因子は何かを検討したい → ⑤-ⓑ

⑤ 統計手法の選択

ⓐ これは，あらかじめ分けられた層内で変数どうし（アウトカムと要因）に相関（直線的な関係）があるかどうかを分析することを意味する（相関の程度は係数として算出する）．

　ここではΔ最高酸素摂取量とΔ膝伸展筋力，Δ歩数，Δ左室駆出率，Δ最大吸気筋力，Δヘモグロビン濃度がいずれも連続尺度であるから ➡ **Pearsonの相関分析**

ⓑ これは，あらかじめ分けられた層内でアウトカムに影響を与える変数はどれか，その影響（効果）はどのくらいかを分析することを意味する（効果の程度は標準化回帰係数として算出する）．

　アウトカムはΔ最高酸素摂取量であり，Δ膝伸展筋力，Δ歩数，Δ左室駆出率，Δ最大吸気筋力，Δヘモグロビン濃度よりいずれかを要因として抽出する．ここではアウトカムはΔ最高酸素摂取量という連続尺度であるから ➡ **重回帰分析（Stepwise法）**

研究の概要と統計の選択

① 目的
- 運動耐容能改善に関連する因子を検討する．

② 対象
- 男性心筋梗塞患者

③ 変数
- 年齢（高齢者層，65歳未満層）[*1]
- 運動耐容能（最高酸素摂取量の変化量＝Δ最高酸素摂取量；mL/kg/min）[*2]…アウトカム
- 下肢筋力（Δ膝伸展筋力）
- 身体活動量（Δ歩数）

データ分析のポイント

- 加齢の影響を検討するため，対象者を年齢層（65歳未満と65歳以上）で分類したうえで分析を行った．
- 最高酸素摂取量の変化量に関連する因子を探索的に検討するため，重回帰分析の変数選択にはStepwise法を選択した．

まとめてみよう！ 解析結果の記載例

【統計解析】

統計解析としては，最高酸素摂取量の変化量（⊿最高酸素摂取量）と各指標の変化量（⊿膝伸展筋力，⊿歩数，⊿左室駆出率，⊿最大吸気筋力，⊿ヘモグロビン濃度）との関係をPearsonの積率相関係数によって分析した．加えて，⊿最高酸素摂取量をアウトカムとした重回帰分析をStepwise法によって実施した．要因は，各指標の変化量とした．なお，これらの解析は，65歳未満層，高齢者層でそれぞれ実施した．統計学的有意水準は5％とした．

【結果】

本研究の対象者は184例（59.5±11.8歳）であり，65歳未満層は116例（63.0％），高齢者層は68例（37.0％）であった．⊿最高酸素摂取量の平均値±標準偏差は，65歳未満で1.6±1.7 mL/kg/min，高齢者層で1.6±1.3 mL/kg/minであった．Pearsonの積率相関係数で⊿最高酸素摂取量と有意な相関を認めた変数は，65歳未満層で⊿膝伸展筋力（$r=0.70$），最大吸気筋力（$r=0.60$）であり（$P<0.001$），高齢者層では⊿膝伸展筋力（$r=0.75$），⊿歩数（$r=0.88$）であった（$P<0.001$）（図）．重回帰分析の結果，⊿最高酸素摂取量と有意な関連を認めた変数は，65歳未満層で⊿膝伸展筋力（$\beta=0.53$, $P<0.001$）と⊿最大吸気筋力（$\beta=0.29$, $P<0.001$）であり（$R^2=0.53$），高齢者層では⊿膝伸展筋力（$\beta=0.21$, $P=0.015$）と⊿歩数（$\beta=0.72$, $P<0.001$）であった（$R^2=0.79$）（表）．

【結論】

これらのことから，運動耐容能を改善させるには，下肢筋力を改善させることが有効となる可能性が示唆された．また，65歳未満では呼吸機能を改善させること，高齢者では身体活動量を増加させることも，運動耐容能の改善に寄与する可能性が示唆された．

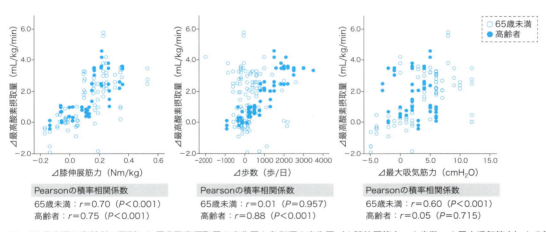

図　65歳未満と高齢者で層別した最高酸素摂取量の変化量と各指標の変化量（⊿膝伸展筋力，⊿歩数，⊿最大吸気筋力）との散布図

表　⊿最高酸素摂取量に関連する因子

変数	65歳未満 標準化回帰係数（β）	標準誤差	P値	変数	高齢者 標準化回帰係数（β）	標準誤差	P値
⊿膝伸展筋力(Nm/kg)	0.53	0.81	<0.001	⊿膝伸展筋力(Nm/kg)	0.21	0.83	0.015
⊿最大吸気筋力(cmH₂O)	0.29	0.03	<0.001	⊿歩数(歩/日)	0.72	0.00	<0.001
R^2		0.53		R^2		0.79	

Advanced!

① 本研究遂行に当たり苦労した点
- 運動耐容能や心機能の評価に際して，医師の協力が不可欠であり，種々の調整が必要であった．

② 検討したかったが，断念した点
- 女性患者でも検討を行いたかったが，症例数が少なかったため男性患者のみの分析とした．
- 身体活動量について，歩数のみにとどまらず運動強度も分析に含めたかったが，費用の面から運動強度が測定できる歩数計を購入することができず断念した．

（石山大介）

*1 65歳以上を高齢者層とした．
*2 最高酸素摂取量を発症1カ月後と3カ月後に測定し，その変化量を算出した．

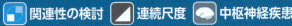

| 事例 | 回復期脳卒中患者における退院時転倒恐怖感と退院時うつ症状との関連性 |

使用する主な統計手法は

偏相関分析
相 連 正

研究フレーム
研究デザイン ▶ 横断研究
アウトカム ▶ 退院時転倒恐怖感（mFESの得点）
要因 ▶ 退院時うつ症状（SDSの得点）
本研究で用いた統計手法 ▶ 偏相関分析，ロジスティック回帰分析

データ分析のイメージ

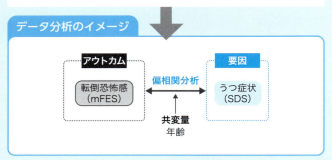

研究の流れ

回復期リハビリテーション病棟に入棟した脳卒中患者（$n=73$）
　　　　　↓　　除外（$n=10$）
　　　　　　　・除外基準該当　$n=7$
　　　　　　　・研究拒否　$n=3$
分析対象者（$n=63$）

- うつ症状（SDSの得点；退院時）[*2]…要因
- 年齢…共変量

④ 統計解析の目的
ⓐ 転倒恐怖感とうつ症状の関連性を検討したい → ⑤-ⓐ

⑤ 統計手法の選択
ⓐ これは，変数どうし（アウトカムと要因）に相関があるかどうかを分析することを意味する（相関の程度は係数として算出する）．よって，相関分析を行う．
　アウトカムのmFESは連続尺度，要因のSDSは連続尺度であり，うつ症状と年齢に関係があることがすでにわかっていて，さらに転倒恐怖感も年齢の影響を受けることから，年齢の影響を取り除いたうえで相関があるかどうかを検討するため ➡ **偏相関分析**

データ分析のポイント
- 転倒恐怖感とうつ症状との相関関係を検討する際に，うつ症状との関連性がみられる年齢を考慮した．
- 本研究では，結果の解釈を行いやすくするため，転倒恐怖感を最高四分位で2値化しロジスティック回帰分析を用いた関連性の検討も行っている．
- また，うつ症状のみの検討にとどめるのではなく，転倒恐怖感に関与する可能性のある年齢や性別といった共変量も考慮したうえでの検討も行っている（次ページ「解析結果の記載例」参照）．

研究の概要と統計の選択

① 目的
- 回復期病棟退院時の転倒恐怖感とうつ症状との関連を検討する．

② 対象
- 回復期脳卒中患者

③ 変数
- 転倒恐怖感（mFESの得点；退院時）[*1]…アウトカム

記載されているデータは全て架空

まとめてみよう！　解析結果の記載例

（本研究のまとめとして，前ページ④の検討に加え，退院時の転倒恐怖感の有無にうつ症状の有無がどの程度関与しているかを検討した解析結果もあわせて示す）

【統計解析】

統計解析としては，アウトカムに退院時転倒恐怖感，要因に退院時うつ症状，共変量に年齢を投入した偏相関分析を実施した．加えて，アウトカムに退院時転倒恐怖感の有無[*4]，要因に退院時うつ症状の有無，共変量として年齢，性別を投入したロジスティック回帰分析を実施した．統計学的有意水準は5％とした．

【結果】

本研究では63名（52.9±10.3歳，女性30.2％）の回復期脳卒中患者を対象とした．退院時転倒恐怖感とうつ症状に負の相関関係を認めた（$r=-0.50$, $P<0.001$）（図）．また，ロジスティック回帰分析の結果，退院時のうつ症状の有無が，年齢や性別を加味しても転倒恐怖感に有意に影響を及ぼしていた（オッズ比0.16，95％信頼区間0.04-0.61）（表）．

【結論】

このことより，退院時にうつ症状を有するほど，転倒恐怖感を有しやすいことが示唆された．

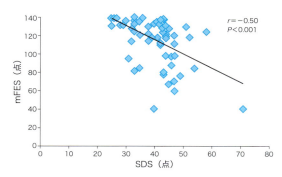

図　mFESとSDSの散布図

表　ロジスティック回帰分析の結果

	Model 1			Model 2		
	オッズ比	95％信頼区間	P値	オッズ比	95％信頼区間	P値
うつ症状（有無）	0.17	0.05-0.62	0.007	0.16	0.04-0.61	0.007

Model 1：転倒恐怖感の有無に対してうつ症状の有無のみで検討．
Model 2：Model 1を年齢と性別で調整．

Advanced!

①本研究遂行に当たり苦労した点
- うつ症状の評価を行うため，対象者の精神状況に配慮しつつ評価を行った．

②検討したかったが，断念した点
- 転倒恐怖感を質問紙にて聴取したため，回答が困難な重度の高次脳機能障害を有する者は除外せざるを得なかった．
- 今回の対象者には入院中に転倒した者はいなかったが，入院中の転倒歴については転倒恐怖感に影響を及ぼす可能性があるため検討が必要である．

（西尾尚倫）

[*1] mFES（modified Falls Efficacy Scale）を用いて評価した．
[*2] SDS（Self-rating Depression Scale）を用いて評価した．先行研究[*3]を参考に，SDS40点以上をうつ症状ありとした．
[*3] Xu L, et al：Depressive symptoms and risk factors in Chinese persons with type 2 diabetes. Arch Med Res, 35：301-307, 2004
[*4] mFESの最高四分位（135点）以上を転倒恐怖感なしと定義した．

| 介入効果の検証 | 名義尺度 | 高齢者 | 差 なし 対応なし（くり返しなし） 名 名義尺度 群2 比較群数2 群≥2 比較群数≥2 |

事例 高齢者[1]における 運動による転倒[2]予防プログラムの効果検証[3]

使用する主な統計手法は

χ^2 検定
差 なし 名 群≥2

Fisher の正確確率検定
差 なし 名 群2

研究フレーム

研究デザイン ▶ ランダム化比較試験
アウトカム ▶ 転倒発生（あり，なし），転倒による骨折発生（あり，なし）
要因（群分け） ▶ 運動介入〔あり=介入群（ステップトレーニング），なし=対照群（ストレッチング）〕
本研究で用いた統計手法 ▶ χ^2 検定, Fisher の正確確率検定, リスク比の算出

データ分析のイメージ

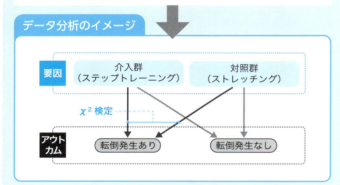

研究の概要と統計の選択

① **目的**
- ステップトレーニングを用いた運動介入による24週間の転倒予防プログラムの効果検証を行う．

② **対象**
- 地域在住高齢者

③ **変数**
- 転倒発生（あり，なし；介入後12カ月）[*1]…主なアウトカム

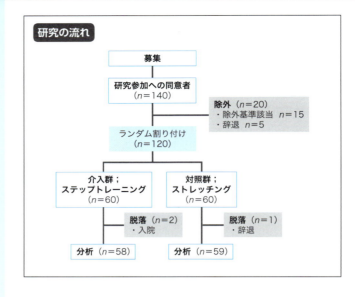

- 転倒による骨折発生（あり，なし；介入後12カ月）[*1]…副次的アウトカム
- 運動介入の有無（あり=介入群，なし=対照群）…要因

④ **統計解析の目的**

ⓐ 運動介入により転倒発生，骨折発生が改善するかを検討したい → ⑤-ⓐ

⑤ **統計手法の選択**

ⓐ これは，アウトカム（転倒発生）について2群（介入群と対照群）間で比較することを意味する．

　まず「運動介入と転倒発生の間には関連がない」という仮説を設定して統計量を計算し，統計学的有意水準と比較して仮説を検討する〔水準より小さい値（確率）であれば仮説は棄却され，関連があるといえる〕．アウトカムの転倒発生はありか，なしかという名義尺度であるから ➡ χ^2 検定

　転倒による骨折発生は，クロス集計表で期待度数が5未満のセルが全セルの20％以上ある場合に当てはまるので，χ^2 検定ではなく ➡ Fisher の正確確率検定

データ分析のポイント

- 年齢や性別，身体機能など転倒・骨折リスクに関連する因子を群間で均一にするため，ランダム割り付けを行い，ベースラインにおいてそれらの項目に有意な差が認められないことを確認した．

記載されているデータは全て架空

介入効果の検証

名義 / 順序 / 連続 / 高齢 / 運動 / 内部 / 中枢

まとめてみよう！ **解析結果の記載例**

（本研究のまとめとして，前ページ④の検討に加え，リスク比の算出[※2]も含めた結果を示す）

【統計解析】

統計解析としては，χ^2 検定および Fisher の正確確率検定を用いて，介入群と対照群における転倒・骨折の発生割合を比較した．加えて，転倒・骨折のリスク比とその信頼区間を求めた．統計学的有意水準は 5％とした．

【結果】

本研究には，120名の地域在住高齢者が参加し，ベースラインにおいて2群間の基本属性に有意差は認められなかった（表1）．ステップトレーニング介入後12カ月間における転倒発生は，対照群（20名，33.9％）に比較して介入群（9名，15.5％）で有意に低く（$P<0.05$），リスク比は0.64（95％信頼区間：0.46-0.90）であった（表2）．一方，骨折の発生は対照群（3名，5.1％）と介入群（1名，1.7％）で有意な差がみられず（$P>0.05$），リスク比は0.66（95％信頼区間：0.36-1.19）であった．骨折の発生部位は，対照群では橈骨遠位端骨折2名，大腿骨頸部骨折1名であり，介入群では橈骨遠位端骨折1名であった．

【結論】

このことより，ステップトレーニングを用いた運動介入によって，対照群に比較して転倒の発生を0.64倍に抑制できることが示された．転倒に伴う骨折の抑制効果は認められず，症例数の増加など追加検証が必要と考えられた．

表1 ベースラインにおける基本属性

	介入群 ($n=60$)	対象群 ($n=60$)
年齢（歳）	75.8 [5.4]	76.1 [5.8]
性別（男性数）	27 [45]	29 [48.3]
教育歴（年）	10.5 [2.5]	10.8 [2.7]
BMI（kg/m²）	22.3 [3.6]	23.2 [4.1]
過去1年間の転倒経験	17 [28.3]	16 [26.7]
服薬数	3.2 [2.1]	3.3 [2.5]
Geriatric Depression Scale（点）	3.5 [2.7]	3.4 [2.6]
Mini Mental State Examination（点）	26.2 [2.2]	26.4 [2.4]
歩行速度（m/s）	1.25 [0.3]	1.24 [0.4]
Timed Up & Go test（s）	8.6 [1.9]	8.5 [2.1]

平均値［標準偏差］，またはありに該当する人数［％］を記載．

表2 転倒および転倒による骨折発生の群間比較

	介入群 ($n=58$)	対照群 ($n=59$)	P値	リスク比（95％信頼区間）
転倒（n）[％]	9 [15.5]	20 [33.9]	0.02[a]	0.64（0.46-0.90）
転倒による骨折（n）[％]	1 [1.7]	3 [5.1]	0.32[b]	0.66（0.36-1.19）

a χ^2 検定の結果．
b Fisher の正確確率検定の結果．

Advanced!

① 本研究遂行に当たり苦労した点

● フォローアップ期間中の郵送による転倒調査について，未返送あるいは記入漏れのある対象者が毎月一定数存在したため，電話による確認と情報聴取を行う必要があった．

② 検討したかったが，断念した点

● 転倒・骨折が特に問題となる後期高齢者にしぼった介入効果の検証も予定していたが，サンプルサイズの問題により，年齢層別の解析を実施することができなかった．

（上村一貴）

[※1] 転倒・骨折に関する記録用紙を配布し，1カ月ごとに郵送にて回収した．

[※2] 介入群において転倒・骨折が発生する危険性が，対照群に比較してどの程度小さいか（あるいは大きいか）を観察することが可能となる．発生割合の差を求める「リスク差」に比べ，リスク比は「転倒が発生する危険性が○○倍」と倍数で解釈することができるため，解釈しやすい．

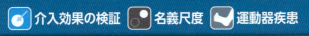

| 事例 | 人工膝関節置換術後患者における深部静脈血栓症発症に対する自己下腿マッサージの効果検証 |

使用する主な統計手法は

- **χ²検定** 差[なし] 名 [群≧2]
- **ロジスティック回帰分析** 差[なし] 名 [群≧2]

研究フレーム

- **研究デザイン** ▶ 無作為化比較対照試験
- **アウトカム** ▶ 深部静脈血栓症（DVT）発症（あり，なし）
- **要因（群分け）** ▶ 自己下腿マッサージ介入（あり＝介入群，なし＝コントロール群）
- **本研究で用いた統計手法** ▶ χ²検定，ロジスティック回帰分析

データ分析のイメージ

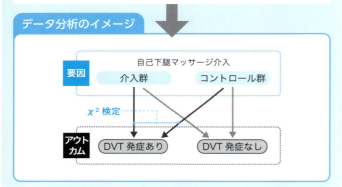

研究の概要と統計の選択

① 目的
- 人工膝関節置換術後のDVT[*1]予防に対する自己下腿マッサージの効果を検証する．

② 対象
- 人工膝関節置換術後の患者

③ 変数
- DVT発症（あり，なし）…アウトカム
- 自己下腿マッサージ介入の有無（あり＝介入群，なし＝コントロール群）…要因
- 年齢
- 性別
- BMI …共変量（④-bにおいて）
- 手術時間

研究の流れ

本研究の参加に同意した者（n=169）手術1カ月前
→ 無作為ランダム化により群分け
→ 介入群（n=85） / コントロール群（n=84）術当日
→ 除外（n=5）気分不良 n=1，介入困難 n=4 / 除外（n=4）気分不良 n=2，歩行能力低下 n=2
→ 介入群（n=80） / コントロール群（n=80）術後3日目
→ DVTあり（n=14） DVTなし（n=66） / DVTあり（n=27） DVTなし（n=53）

④ 統計解析の目的
ⓐ DVT発症と自己下腿マッサージ介入が関連しているかを検討したい → ⑤-ⓐ
ⓑ 自己下腿マッサージ介入がDVT発症に与える影響の大きさを検討したい → ⑤-ⓑ

⑤ 統計手法の選択
ⓐ これは，アウトカム（DVT発症）について2群（介入群，コントロール群）間で比較することを意味する．
　まず「DVT発症と自己下腿マッサージの間には関連がない」という仮説を設定して統計量を計算し，統計学的有意水準と比較して仮説を検討する〔水準より小さい値（確率）であれば仮説は棄却され，関連があるといえる〕．アウトカムのDVT発症はありか，なしかという名義尺度であるから ➡ χ²検定

ⓑ これは，アウトカムに与える影響（効果）はどのくらいかを分析することを意味する（効果の程度はオッズ比として算出する）．いくつかの変数（年齢，性別，BMI，手術時間）を共変量とみなして影響を取り除く．
　ここでは，アウトカムがDVT発症の有無で名義尺度であるから ➡ ロジスティック回帰分析（強制投入法）

データ分析のポイント

- 介入群とコントロール群の基本属性の違いを小さくするために，研究デザインを無作為化比較対照試験で行った．
- 自己下腿マッサージが年齢，性別などの共変量から独立してDVT発症に関連していることを示すために，単変量解析であるχ²検定を行うだけでなく，多変量解析であるロジスティック回帰分析もあわせて行った．

記載されているデータは全て架空

介入効果の検証

| まとめてみよう！ | **解析結果の記載例** |

【統計解析】

統計学的解析として，2群間のDVT発症率の比較にχ^2検定を用いた．さらに，アウトカムにDVT発症の有無，要因に年齢，性別，BMI，手術時間，自己下腿マッサージ介入の有無を投入したロジスティック回帰分析を用いた．統計学的有意水準は5％とした．

【結果】

介入群5名，コントロール群4名が途中で脱落したため，最終的な解析対象は介入群80名（年齢72.5±8.7歳，男性16名，女性64名），コントロール群80名（年齢73.4±7.1歳，男性14名，女性66名）であった．2群間の基本属性に有意差は認めなかった．

DVT発症率は介入群で17.5％（14/80），コントロール群で33.8％（27/80）であり，介入群で有意に低下していた（$P<0.01$）（表1）．DVT発症には年齢（$P<0.01$，オッズ比1.75，95％信頼区間1.34–2.16），性別（$P<0.01$，オッズ比6.40，95％信頼区間1.90–10.70），自己下腿マッサージの有無（$P=0.02$，オッズ比0.42，95％信頼区間0.20–0.91）が関連していた（表2）．

【結論】

これらのことより，人工膝関節置換術後のDVTの発症予防に自己下腿マッサージが有効である可能性が示唆された．

表1　DVT発症数

項目	全対象者 ($n=160$)	介入群 ($n=80$)	コントロール群 ($n=80$)	P値
DVT発生数（n）[%]	41 [25.2]	14 [17.5]	27 [33.8]	<0.01

表2　ロジスティック回帰分析の結果

	オッズ比	95％信頼区間	P値
年齢	1.75	1.34–2.16	<0.01
性別，女性	6.40	1.90–10.70	<0.01
自己下腿マッサージの有無	0.42	0.20–0.91	0.02

名義
順序
連続
高齢
運動
内部
中枢

Advanced!

①本研究遂行に当たり苦労した点

● 必要なサンプルサイズが大きかったので，研究実施に当たって複数のスタッフに協力してもらう必要があった．

● 介入方法が統一されているか，定期的に確認が必要であった．

②検討したかったが，断念した点

● DVT予防に有効だと報告されている術後当日の立位保持を併用して，自己下腿マッサージと立位保持の相乗効果を検証しようと考えたが，マンパワー不足のため断念した．

（岡　智大）

＊1　DVT：Deep Vein Thrombosis（深部静脈血栓症）

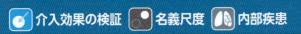

| 事例 | 心不全患者における外来リハビリテーションによる再入院予防の効果検証 |

使用する主な統計手法は

χ²検定 〔差なし〕〔名〕〔群≧2〕
Cox比例ハザード回帰分析 〔差なし〕〔ー〕〔群≧2〕

研究フレーム

- **研究デザイン** ▶ 後ろ向きコホート研究
- **アウトカム** ▶ 退院後1年間・6カ月間の再入院（あり，なし）
- **要因（群分け）** ▶ 外来リハビリテーション実施の有無および頻度〔実施あり群（1回/週以下群，2回/週以上群），実施なし群〕
- **本研究で用いた統計手法** ▶ χ²検定，Cox比例ハザード回帰分析，Kaplan-Meier法

データ分析のイメージ

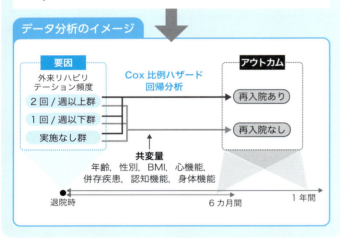

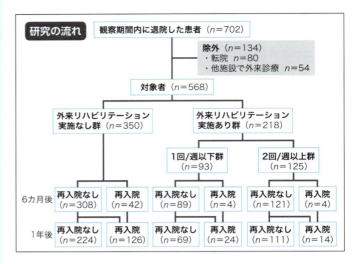

④ **統計解析の目的**

ⓐ 外来リハビリテーション実施の有無と再入院とに関連があるかを検討したい → ⑤-ⓐ

ⓑ 外来リハビリテーション実施の頻度と再入院とに関連があるかを検討したい → ⑤-ⓑ

ⓒ 外来リハビリテーション実施の頻度によって介入効果が異なるかを検討したい → ⑤-ⓒ

⑤ **統計手法の選択**

ⓐ これは，アウトカム（再入院）について2群（外来リハビリテーション実施あり群，なし群）間で比較することを意味する．
まず「外来リハビリテーション実施の有無と再入院の間には関連がない」という仮説を設定して統計量を計算し，統計学的有意水準と比較して仮説を検討する〔水準より小さい値（確率）であれば仮説は棄却され，関連があるといえる〕．アウトカムの再入院は入院ありか，なしかという名義尺度であるから ➡ χ²検定

ⓑ ⓐと同じことを，3群（外来リハビリテーション実施1回/週以下群，2回/週以上群，なし群）間で行う ➡ χ²検定

ⓒ これは，要因が時間の経過で発生するアウトカムに与える影響（効果）はどのくらいかを分析することを意味する（効果の程度はハザード比として算出する）．
　アウトカム＝従属変数は再入院の有無であり，要因（外来リハビリテーション実施の頻度）以外のいくつかの変数（年齢，性別，BMI，NYHA分類，左室駆出率，Charlson併存疾患指数，MMSE，SPPB）を共変量とみなしてその影響を取り除く．ここではアウトカムである再入院が観察期間内にどれくらいの早さで発生したかであるから ➡ **Cox比例ハザード回帰分析（強制投入法）**

　データの様子は各群のフォローアップ期間中の再入院の有無からKaplan-Meier曲線を描く．

データ分析のポイント

- 共変量の存在や追跡期間の影響を考慮するため，χ²検定にとどまらず，Cox比例ハザード回帰分析も行った．

研究の概要と統計の選択

① **目的**
- 再入院予防に対する外来リハビリテーションの介入効果を検証する．

② **対象**
- 高齢心不全患者

③ **変数**
- 再入院（あり，なし；退院後1年間）…主なアウトカム
- 再入院（あり，なし；退院後6カ月間）…副次的アウトカム
- 外来リハビリテーション実施の有無および頻度〔実施あり群（1回/週以下群，2回/週以上群），実施なし群〕…要因
- 年齢
- 性別
- BMI
- 心機能（NYHA[*1]分類）
- 心機能（左室駆出率）
- Charlson併存疾患指数
- 認知機能（MMSE[*1]）
- 身体機能（SPBB[*1]）

…共変量[*2]

- 外来リハビリテーション実施の有無だけでなく，頻度で層分けした分析も行った．
- 追跡期間において，外来リハビリテーションの実施頻度が影響を及ぼしはじめる時点を図示できるようにKaplan-Meier曲線を用いた．

記載されているデータは全て架空

まとめてみよう！ 解析結果の記載例

【統計解析】
　統計解析としては，再入院の有無について外来リハビリテーション実施の有無および頻度の違いによる比較をするためχ^2検定を実施した．また，再入院をアウトカムとしたCox比例ハザード分析を実施した．再入院の有無についての追跡期間は，6カ月間と1年間とし，それぞれ分析を行った．要因は，外来リハビリテーション実施の有無および頻度とし，共変量は，年齢，性別，BMI，NYHA分類，左室駆出率，Charlson併存疾患指数，MMSE，SPPBとした．また外来リハビリテーションの実施頻度による3群（実施なし，1回/週以下，2回/週以上）と再入院の有無との経時的な変化を検討するためにCox比例ハザード分析を実施し，Kaplan-Meier曲線を作成した．統計学的有意水準は5％とした．

【結果】
　本研究の対象者は568例（78.6±7.5歳，女性45.3％）であった．外来リハビリテーション実施の有無および頻度による再入院の割合は，退院後6カ月間で実施あり群が3.7％（1回/週以下4.3％，2回/週以上3.2％），実施なし群が12.0％，退院後1年間では実施あり群が17.4％（1回/週以下25.8％，2回/週以上12.0％），実施なし群が36.0％であり，それぞれで実施の有無および頻度による有意差を認めた（$P<0.01$）（図）．多重Cox比例ハザード分析の結果（表），退院後6カ月間での再入院について，外来リハビリテーション実施および頻度によって有意なリスクの低減を認め，実施なし群に対するハザード比（95％信頼区間）は実施あり群で0.28（0.13-0.61）であり，1回/週以下で0.30（0.10-0.84），2回/週以上で0.27（0.10-0.77）であった（$P<0.05$）．退院後1年間における再入院については，実施あり群および2回/週以下群で有意なリスクの低減を認め，そのハザード比（95％信頼区間）はそれぞれ0.44（0.31-0.64），0.29（0.16-0.50）であった（$P<0.01$）．

【結論】
　このことより，外来リハビリテーション実施による再入院予防効果を退院後6カ月以降も持続させるためには，2回/週以上の頻度で実施することが有効となる可能性が示唆された．

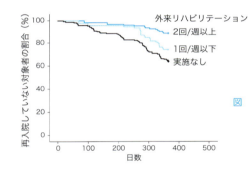

図　再入院に対する外来リハビリテーションの有無および頻度のKaplan-Meier曲線

表　Cox比例ハザード回帰分析の結果

	退院後6カ月間における再入院				退院後1年間における再入院			
	単変量解析		多変量解析		単変量解析		多変量解析	
	ハザード比	（95％信頼区間）	ハザード比	（95％信頼区間）	ハザード比	（95％信頼区間）	ハザード比	（95％信頼区間）
外来リハビリテーション実施								
なし	1.00	(Reference)	1.00	(Reference)	1.00	(Reference)	1.00	(Reference)
あり	0.29	(0.14-0.63)	0.28	(0.13-0.61)	0.42	(0.29-0.61)	0.44	(0.31-0.64)
外来リハビリテーション頻度								
0回（実施なし）	1.00	(Reference)	1.00	(Reference)	1.00	(Reference)	1.00	(Reference)
1回/週以下	0.35	(0.12-0.97)	0.30	(0.10-0.84)	0.65	(0.42-1.01)	0.65	(0.41-1.01)
2回/週以上	0.25	(0.09-0.71)	0.27	(0.10-0.77)	0.26	(0.15-0.46)	0.29	(0.16-0.50)

共変量：年齢，性別，BMI，NYHA分類，左室駆出率，Charlson併存疾患指数，MMSE，SPPB

Advanced!

① 本研究遂行に当たり苦労した点
- 多量の臨床データを診療録から調査することに苦労した．

② 検討したかったが，断念した点
- 後ろ向きの調査であり，介入内容（運動の種目や負荷設定など）を統制した検討ができなかった．

（石山大介）

---

*1 NYHA：New York Heart Association，MMSE：Mini Mental State Examination，SPPB：Short Physical Performance Battery
*2 共変量は先行研究[*3]でも再入院との関連を認めているものを選択した．
*3 Rodríguez-Pascual C, et al：The frailty syndrome is associated with adverse health outcomes in very old patients with stable heart failure: A prospective study in six Spanish hospitals. Int J Cardiol, 236：296-303, 2017

介入効果の検証　名義尺度　中枢神経疾患

差 なし 対応なし（くり返しなし）　名義尺度　群≧2 比較群数≧2

事例 脳卒中患者における退院時転倒予防指導による転倒予防の効果検証

使用する主な統計手法は

Mantel-Haenszel検定
差 なし 名 群≧2

研究フレーム
研究デザイン ▶ 前向きコホート研究
アウトカム ▶ 退院後1カ月時点での転倒発生（あり，なし）
要因（群分け） ▶ 退院時転倒予防指導（指導群，非指導群）
本研究で用いた統計手法 ▶ Mantel-Haenszel検定

データ分析のイメージ

研究の流れ
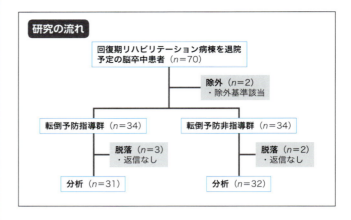

③ 変数
- 転倒発生（あり，なし；退院後1カ月時点）*1 …アウトカム
- 転倒予防指導の有無（あり＝指導群，なし＝非指導群；退院時）…要因
- 転倒発生（あり，なし；入院中）*2 …共変量

④ 統計解析の目的
ⓐ 転倒予防指導により転倒発生が減少するか検討したい → ⑤-ⓐ

⑤ 統計手法の選択
ⓐ これは，アウトカム（転倒発生）について2群（転倒予防指導群と非指導群）間で比較することを意味する．
　まず「転倒予防指導と転倒発生の間には関連がない」という仮説を設定して統計量を計算し，統計学的有意水準と比較して仮説を検討する〔水準より小さい値（確率）であれば仮説は棄却され，関連があるといえる〕．アウトカムである退院後1カ月時点の転倒発生はありか，なしかという名義尺度で，入院中の転倒を共変量とみなし，入院中の転倒ありという層と転倒なしという層に分けて層別にχ^2検定を行い，統合したP値を計算するため ➡ Mantel-Haenszel検定*3

データ分析のポイント
- 転倒予防指導実施の有無のみの検討にとどめるのではなく，転倒に関与する可能性のある入院中の転倒歴を共変量として考慮したうえで検討した．

研究の概要と統計の選択

① 目的
- 退院時に実施する転倒予防指導が退院後1カ月までの転倒を抑制できるか検証する．

② 対象
- 回復期脳卒中患者

まとめてみよう！ 解析結果の記載例

【統計解析】

統計解析としては，アウトカムに退院後1カ月時点での転倒の有無，要因に退院時転倒予防指導の有無，共変量に入院中の転倒の有無としたMantel-Haenszel検定を実施した．統計学的有意水準は5％とした．

【結果】

本研究には63名（52.9±10.3歳，女性30.2％）の回復期脳卒中患者が対象となり，2群間の年齢，性別に有意差は認められなかった（表）．Mantel-Haenszel検定の結果，入院中の転倒発生状況を加味しても，転倒予防指導を受けた群で退院後1カ月時点での転倒発生が有意に少なかった（$P=0.048$）（図）．

【結論】

このことより，退院時に転倒予防指導を行うことで，退院後1カ月での転倒を抑制する可能性が高くなることが示唆された．

表　Mantel-Haenszel検定の結果

	全体 ($n=63$)	転倒予防 指導群 ($n=31$)	転倒予防 非指導群 ($n=32$)	P値
年齢，Mean±SD（歳）	52.9±10.3	53.1±9.7	52.7±10.9	0.945
性別，女性（n）[%]	19[30.2]	10[32.3]	9[28.1]	0.721
退院後1カ月時点での 転倒の有無（n）[%]	10[15.9]	2[6.5]	8[25.0]	0.048*

※　入院中の転倒の有無で調整．

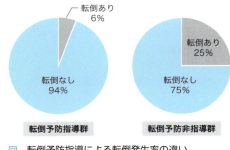

図　転倒予防指導による転倒発生率の違い

Advanced!

① 本研究遂行に当たり苦労した点

- 退院後の転倒発生を郵送にて回答するようにしたため，転倒した場合にカレンダー等にチェックを入れるように指導するなど，漏れがないように工夫した．

② 検討したかったが，断念した点

- 転倒予防指導が複数回の転倒や転倒発生状況に関してどの程度影響をしていたかについては検討できなかった．
- 転倒予防指導実施の有無を検討したまでにとどまり，指導内容については考慮できなかった．

（西尾尚倫）

---

*1 今回は転倒予防指導の効果判定を行うため，転倒回数は検証せず転倒の有無をアウトカムに設定した．
*2 入院中の転倒が退院後の転倒にも関与する可能性が考えられたため，共変量に入院中の転倒の有無を設定した．
*3 Cochran-Mantel-Haenszel（コクラン・マンテル・ヘンツェル）検定ともいう．

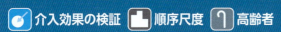

| 介入効果の検証 | 順序尺度 | 高齢者 | 差 あり 対応あり（くり返しあり）順 順序尺度 群≥2 比較群数≥2 回≥2 くり返し回数≥2 |

事例 高齢者[1]における健康教育介入による健康管理セルフエフィカシー[2]向上効果の検証

使用する主な統計手法は

反復測定二元配置分散分析
差 あり 順 群≥2 回≥2

研究フレーム

研究デザイン ▶ ランダム化比較試験
アウトカム ▶ 健康管理セルフエフィカシー（15～60点）[*1]
要因（群分け） ▶ 健康教育介入（あり＝介入群，なし＝対照群），時間（介入前，介入後）
本研究で用いた統計手法 ▶ 反復測定二元配置分散分析，χ^2検定

データ分析のイメージ

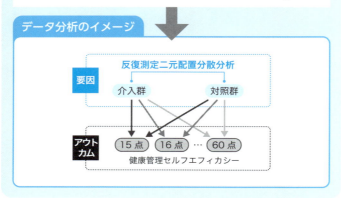

研究の概要と統計の選択

①目的
- 包括的な健康教育介入による，健康管理セルフエフィカシーの向上効果の検証を行う．

②対象
- 主観的健康感不良の高齢者

③変数
- 健康管理セルフエフィカシー（15～60点）[*1]…アウトカム
- 健康教育介入の有無（あり＝介入群，なし＝対照群）…要因

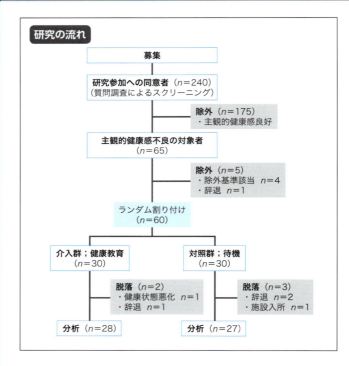

④統計解析の目的
ⓐ 健康教育介入により健康管理セルフエフィカシーが改善するか検討したい → ⑤-ⓐ

⑤統計手法の選択
ⓐ これは，2つの要因が1つのアウトカムに与える影響を検定することを意味する．ここでは，①「健康教育介入のあり・なし」という介入の要因と，②「介入前・介入後」という時間の要因という2つの要因がある．これらがアウトカム（健康管理セルフエフィカシー）[*2]に及ぼす影響を検定することから ➡ **反復測定二元配置分散分析**[*3]

データ分析のポイント

- 本研究では，主観的健康感の「改善」をアウトカムとすることで解釈を容易にするため，4件法による回答を2値にカテゴリー化し[*4]，不良から1年後に良好となることを「改善」と定義したうえでの分析も行った（次ページ「解析結果の記載例」参照）．

まとめてみよう！ 解析結果の記載例

（本研究のまとめとして，前ページ④の検証に加え，主観的健康感改善の介入群と対照群での比較も含めた結果を示す）

【統計解析】

統計解析としては，χ^2検定を用いて，介入群と対照群における介入後調査時における主観的健康感の良好（改善）の割合を比較した．また，介入前後の健康管理セルフエフィカシーの変化については，アウトカムを健康管理セルフエフィカシー尺度総得点，要因を群（介入・対照）と時間（介入前・介入後）とした反復測定による分散分析を行った．統計学的有意水準は 5 ％とした．

【結果】

本研究には，60 名の地域在住高齢者（平均 72.5 歳，男性 28 名）が参加し，ベースラインにおいて 2 群間の基本属性に有意差は認められなかった．介入後調査時において，主観的健康感が良好であった，すなわち改善した対象者は，対照群（4 名，14.8 ％）に比較して介入群（13 名，46.4 ％）で有意に高かった（$P<0.05$）．また，健康管理セルフエフィカシー尺度は，群と時間に有意な交互作用がみられ，介入群で対照群に比較して改善していた（$P<0.05$, $F_{1,55}=6.3$）（図）．

【結論】

介入群で主観点健康感，および健康管理セルフエフィカシーが大きく改善していると解釈できる．

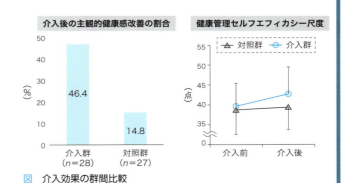

図 介入効果の群間比較

Advanced!

①本研究遂行に当たり苦労した点
- 主観的健康感が不良な高齢者をスクリーニングして介入効果を検証するため，対象者のリクルートにかかる労力が大きく，最終的な症例数も小規模となった．

②検討したかったが，断念した点
- 介入後もフォローアップ調査を行うことで，持続効果やイベント発生を比較検証することが望ましかったが，倫理的配慮から対照群は待機するグループとしたため，介入後調査の後に介入群と同様のプログラムを実施する必要があり，期間終了後の群間比較を行うことができなかった．

（上村一貴）

---

*1 質問紙を用いて健康管理セルフエフィカシー尺度を評価した．点数が高いほど健康管理や健康増進行動へのセルフエフィカシーが高い．この尺度は，運動，食事，ストレスコーピング，情報収集などを含む合計 15 項目の質問に対して，「①全く自信がない／②あまり自信がない／③まあ自信がある／④非常に自信がある」の 4 件法で聴取するものである．

*2 アウトカムの健康管理セルフエフィカシーは，間隔が等しくない 4 段階の回答の得点を合計したものであり，順序尺度データに当たる．しかし実際には，評価スケールなどの合計点は連続尺度データとして扱われることが多い．そのため，段階数が多く，正規分布に従う順序尺度データで，当該学術領域で一般的にそのように扱われるものであれば，分散分析に当てはめて問題ない．

*3 対応のない要因（群）と対応のある要因（時間）の両方を含むことから，反復測定による分散分析を用いる．

*4 本研究では，「ふだん，あなたは自分が健康だと思いますか」の質問に対して「①非常に健康だと思う／②まあ健康なほうだと思う／③あまり健康ではない／④健康ではない」の 4 件法で聴取し，①あるいは②の回答を主観的健康感良好とし，③あるいは④の回答を主観的健康感不良として判定して，カテゴリー化する．

介入効果の検証　順序尺度　運動器疾患

差 なし 対応なし（くりかえしなし）　順 順序尺度　群≧3 比較群数≧3

事例 変形性股関節症患者におけるパワートレーニングによる股関節機能改善の効果検証

使用する主な統計手法は

共分散分析
差 なし　順　群≧3

研究フレーム

- **研究デザイン**▶無作為化比較対照試験
- **アウトカム**▶股関節機能（JOA hip score；0～100点）[*1]
- **要因（群分け）**▶トレーニングの種類（パワートレーニング群，筋力トレーニング群）
- **本研究で用いた統計手法**▶共分散分析

データ分析のイメージ

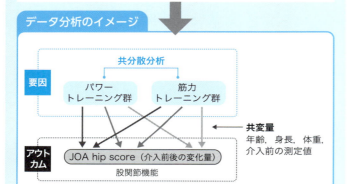

研究の流れ

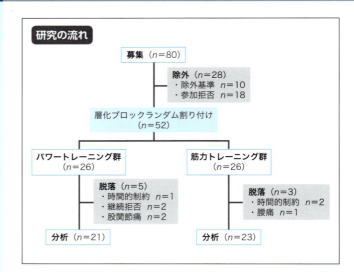

研究の概要と統計の選択

①目的
- 臨床的股関節機能に対するパワートレーニングの効果検証を行う．

②対象
- 変形性股関節症患者

③変数
- 股関節機能（JOA hip score 0～100点；介入前後で測定し変化量を算出）[*1]…アウトカム
- トレーニングの種類（パワートレーニング群，筋力トレーニング群）[*2,3]…要因
- 年齢
- 身長　　…共変量
- 体重
- 介入前の測定値

④統計解析の目的
ⓐ 股関節機能に対する介入効果には，トレーニングの種類による違いがあるか検討したい　→⑤-ⓐ

⑤統計手法の選択
ⓐ これは，アウトカム（JOA hip scoreの介入前後のデータから算出した変化量）の平均が2つのトレーニング群で差があるかどうか，分散を用いて検定することを意味する．

アウトカムに関して，まず「トレーニングによる違いがない」という仮説を設定して統計量を計算し，統計学的有意水準と比較して仮説を検討する〔水準より小さい値（確率）であれば仮説は棄却され，トレーニングによる違いがあるといえる〕．アウトカムのJOA hip scoreの変化量は順序尺度である．1要因（トレーニングの種類）からなる2群（パワートレーニング群，筋力トレーニング群）で，アウトカムの股関節機能に潜在的に関連する因子（年齢，身長，体重，介入前の測定値）を共変量とした分散分析であるから → **共分散分析**

データ分析のポイント

- 対象者の年齢，性別，重症度が統計結果に大きく影響することが考えられた．そこでランダム割り付けは年齢と重症度で層化してから行い（層化ランダム割り付け[*4]），これらが2群で均等になるようにした（層化ブロックランダム割り付け）[*5]．性別については，日本では本疾患が女性に多いことを考慮し，女性のみを対象とした．
- 介入効果の検証手法には他に，反復測定二元配置分散分析（要因数＝2）で交互作用をみる方法がある．本研究では，介入による数値の変化量を算出して1要因とし，その群間の差分と95％信頼区間を出すことで臨床的解釈が容易になると考え，変化量の一元配置分散分析を適応した．

記載されているデータは全て架空

まとめてみよう！ 解析結果の記載例

（本研究のまとめとして，前ページ④の検討に加え，股関節周囲筋の筋パワーについて介入前後の変化量の群間比較も含めた結果を示す）

【統計解析】

年齢，身長，体重および介入前の測定値を共変量とした共分散分析を用いて，介入前後の変化量の群間比較を行った．統計学的有意水準は5％未満とした．

【結果】

研究参加者は52名（平均年齢51.8±9.4歳）であり，パワートレーニング群26名，筋力トレーニング群26名となった．パワートレーニング群では5名，筋力トレーニング群では3名がドロップアウトした．介入前において，各測定値および年齢，身長，体重に群間の有意差はなかった．

JOA hip score合計点および下位項目の疼痛，関節可動域，歩行能力，日常生活動作能力スコアの変化量に，群間の有意差はなかった．筋パワーの変化量は，筋力トレーニング群と比べパワートレーニング群で有意に大きかった（$P<0.05$）（表）．

【結論】

パワートレーニングは筋力トレーニングと比べ筋パワーの向上に有効であるが，臨床的股関節機能に対してはパワートレーニングと筋力トレーニングでは効果に差がないことが示唆された．

表　パワートレーニング群と筋力トレーニング群の介入効果

	パワートレーニング群			筋力トレーニング群			F値	変化量の群間差 (95% 信頼区間)
	介入前	介入後	変化量	介入前	介入後	変化量		
JOA hip score合計点	68.9±10.9	76.2±11.2	7.2±7.9	72.0±9.8	78.9±10.3	6.9±9.0	0.92	0.3（−5.6-6.2）
疼痛	28.1±6.4	32.6±6.0	4.4±6.1	30.6±5.9	34.6±6.0	4.0±6.3	0.59	0.4（−2.8-3.6）
関節可動域	13.4±2.1	13.9±2.2	0.5±1.5	13.2±2.3	13.5±2.6	0.3±0.9	0.84	0.2（−0.9-1.3）
歩行能力	14.3±3.1	15.4±3.5	1.2±2.9	14.9±3.5	16.1±3.7	1.2±3.1	0.48	0.0（−1.3-1.4）
日常生活動作能力	13.1±2.2	14.1±2.4	1.0±2.8	13.3±1.9	14.6±2.0	1.2±2.1	0.71	−0.2（−1.6-1.3）
筋パワー（W）	289.1±60.3	400.5±85.4	111.2±45.4	295.7±64.2	363.4±79.8	67.8±39.5	6.38	43.4*（12.8-77.5）

*$P<0.05$

Advanced!

①本研究遂行に当たり苦労した点

● 人工股関節置換術後であれば，術後の理学療法実施時にリクルートを行うことができる．しかし未手術の変形性股関節症は，整形外科外来受診をしていても必ずしも理学療法処方があるわけではないので，リクルートを行う機会が少なかった．

このためリクルートに当たっては整形外科医師との連携が必要であった．

②検討したかったが，断念した点

● 前述の理由から，十分なサンプルサイズが得られず，コントロール群を設けることができなかった．

（福元喜啓）

---

*1 JOA hip score（日本整形外科学会股関節機能判定基準）で評価し，介入前後の値から変化量を算出した．JOA hip scoreは，疼痛（0〜40点），関節可動域（0〜20点），歩行能力（0〜20点），日常生活動作能力（0〜20点）の下位項目からなる．

*2 パワートレーニング群は，求心相はなるべくすばやく，遠心相は3秒かけて関節運動を行った．筋力トレーニング群は求心相，遠心相ともに3秒かけて関節運動を行った．トレーニングの負荷量・回数は両群で統一した．

*3 高齢者において，関節運動速度をすばやく行うパワートレーニング（高速度筋力トレーニング）は，一般的に行われる低速度での筋力トレーニングと比べ，筋パワーや運動能力の向上に有効であることが知られている．

*4 層化ランダム割り付けとは，アウトカムに影響を及ぼす因子が各群で均等となるよう，その因子を用いて層化を行い，各サブグループ内で無作為化を行う手法である．本研究では，年齢（50歳未満，50歳以上）と変形性股関節症重症度（前期および初期，進行期および末期）の2つの因子で層化を行った．すなわち2×2の4つのサブグループに分けて無作為化を行った．

*5 サンプルサイズが小さい場合，ランダム割り付け後の各群の症例数が偏ってしまうことがある．これを回避し各群になるべく同数を割り付ける手法として，置換ブロック法がある．これは一定の症例数（ブロックサイズ）を1つのブロックとし，ブロック内で各群の症例数が均等になるように割り付ける方法である．例えばブロックサイズを4名としてA群とB群に割り付ける場合，割り付けの組み合わせはAABB，ABAB，BABA…など合計6通りとなる．このなかから1つをブロックごとに無作為に選択し，組み合わせに従って割り付けていく．

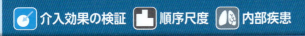 介入効果の検証　順序尺度　内部疾患　　差 なし 対応なし（くり返しなし）　順 順序尺度　群≧2 比較群数≧2

事例 生活習慣病患者における個別運動指導による行動変容ステージ進展効果の検証

使用する主な統計手法は

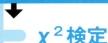
χ^2 検定
差 なし　順　群≧2

研究フレーム

研究デザイン ▶ 無作為化比較対象試験
アウトカム ▶ 行動変容ステージ変化（進展，維持，後退；3段階）[*1]
要因（群分け） ▶ 運動指導（あり群，なし群）
本研究で用いた統計手法 ▶ χ^2 検定，Student's t 検定（対応のない t 検定），対応のある t 検定

データ分析のイメージ

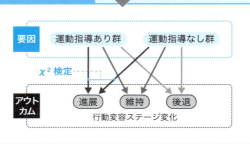

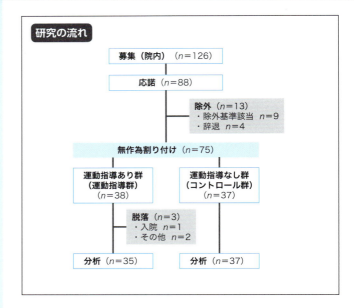

- 運動指導の有無（あり群，なし群）…要因

④ **統計解析の目的**

ⓐ 運動指導と行動変容ステージ変化が関連しているかを検討したい →⑤-ⓐ

⑤ **統計手法の選択**

ⓐ これは，アウトカム（行動変容ステージ変化）について2群（運動指導あり群，なし群）間で比較することを意味する．
　まず「行動変容ステージ変化と運動指導の間には関連がない」という仮説を設定して統計量を計算し，統計学的有意水準と比較して仮説を検討する〔水準より小さい値（確率）であれば仮説は棄却され，関連があるといえる〕．アウトカムの行動変容ステージ変化（進展，維持，後退）は順序尺度であるから ➡ χ^2 検定

データ分析のポイント

- 行動変容ステージは数値化されていない順序尺度のため，介入期間前後での変化を進展・維持・後退に分けて解析することによって，介入効果の有無を検証した．

研究の概要と統計の選択

① **目的**
- 1年間（月1回）の体験型の個別運動指導による，行動変容ステージ進展効果の検証を行う．

② **対象**
- 生活習慣病患者

③ **変数**
- 行動変容ステージ変化（3段階；進展，維持，後退）[*1, 2] …アウトカム

まとめてみよう！ 解析結果の記載例

（本研究のまとめとして，前ページ④の検討に加え，身体活動量の2群間および介入前後の比較[*3]も含めた結果を示す）

【統計解析】

統計解析としては，介入前後の行動変容ステージの変化を進展，維持，後退の3段階に分け，χ^2検定を実施した．身体活動量の2群間および介入前後の比較には，Student's t 検定および対応のある t 検定を用いた．統計学的有意水準は5%とした．

【結果】

本研究には75名（62.1±8.7歳，女性61.2%）の成人生活習慣病患者が参加し，2群間の基本属性に有意差は認められなかった．行動変容ステージについて，コントロール群に比して，運動指導群において1年後のステージが進展した対象者が有意に多かった（χ^2＝7.63，P＜0.05）（表）．運動指導群において，行動変容ステージの最頻段階は熟考期から実行期に変化した．身体活動量について，介入開始時は2群間で有意な差はなかったが，1年後には，運動指導群において，1日平均で歩数は約2200歩，消費エネルギーは約140 kcal増加した（それぞれ，P＜0.05，P＜0.05）（図）．一方，コントロール群ではいずれも有意な変化はなかった．

【結論】

このことより，運動指導によって行動変容ステージが進むことが示唆された．

表　行動変容ステージの変化

	後退	維持	進展
運動指導群	6（7.3）	12（17.5）	17（10.2）
コントロール群	9（7.7）	24（18.5）	4（10.8）

観測値（期待値）で表記．

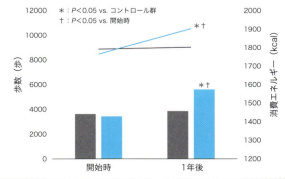

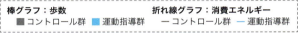

図　身体活動量の変化

Advanced!

①本研究遂行に当たり苦労した点

- 各対象者の外来診察にあわせて体験型（トレッドミルを用いた有酸素運動など）の運動指導を実施したが，来院日時にあわせた指導時間の調整に難渋し，運動指導群の全対象者への指導完了に時間がかかった．

②検討したかったが，断念した点

- 対象者間で運動指導時間をそろえた検討を行いたかったが，来院時の指導時間の制約があるなど各対象者で指導時間にばらつきがあり，断念した．また，指導後に運動指導の内容についてどの程度の理解が得られたかが把握できていないため，これらを加味した検討は行えなかった．
- 行動変容ステージは自己申告であり，実際にどの程度運動を実施しているのかは正確には把握できない．身体活動量計を全介入期間で装着するなどの工夫が必要であったが，機器の所有数および費用の点から，介入開始時および終了時の直前の1週間の評価にとどまった．

（本田寛人）

[*1] 行動変容ステージは，前熟考期，熟考期，準備期，実行期，維持期の5段階で判定する順序尺度である．介入前後それぞれに質問紙を用いて評価し，ステージの変化を進展，維持，後退の3段階に分けた．

[*2] 人が行動を変える場合は行動変容ステージの5つの段階を順に通ると考えられ，ステージを1つでも先に進めるには，その人が今どのステージにいるかを把握し，それぞれのステージにあわせたはたらきかけを行うことが必要となる．食事や運動をはじめとする健康関連行動について，このモデルは研究や実践の場面で広く用いられている．生活習慣病においても，運動を開始し継続してもらうためには，患者が今どのステージにいるのかを把握することが需要であり，運動に関する療養指導の効果判定として，このアウトカムを設定した．

[*3] 運動に対する意識が変わり行動変容が起これば，身体活動量が増加することが想定されることから，このアウトカムを設定した．身体活動量計を用いて，介入開始時および終了時の直前の1週間の身体活動量を測定し解析も行った．

介入効果の検証　 順序尺度　中枢神経疾患　　差 なし 対応なし（くり返しなし）　順 順序尺度　群2 比較群数2

事例　小脳性運動失調患者における集中的協調性トレーニングによる協調運動障害改善の効果検証

使用する主な統計手法は

Mann-WhitneyのU検定
差 なし　順　群2

研究フレーム

研究デザイン ▶ ランダム化比較試験
アウトカム ▶ 小脳運動失調の重症度評価（SARA；0〜40点）[*1]
要因（群分け） ▶ 集中的協調性トレーニング〔あり＝ICT[*2]群（集中的協調性トレーニング＋通常リハビリテーションによる介入），なし＝対照群（通常リハビリテーションのみの介入）〕
本研究で用いた統計手法 ▶ Mann-WhitneyのU検定，Friedman検定，反復測定二元配置分散分析，Student's t検定（対応のないt検定）

データ分析のイメージ

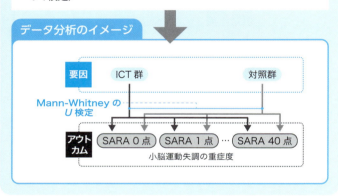

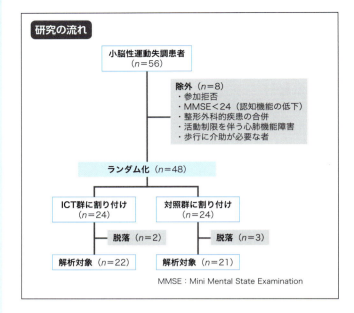

MMSE：Mini Mental State Examination

④ **統計解析の目的**

ⓐ 集中的協調性トレーニングの有無によりSARAが改善するか比較検討したい → ⑤-ⓐ

⑤ **統計手法の選択**

ⓐ これは，アウトカム（SARAの変化量）について2群〔集中的協調性トレーニングあり＝ICT群（集中的協調性トレーニング＋通常リハビリテーションによる介入），なし＝対照群（通常リハビリテーションのみの介入）〕間で比較することを意味する．

　まず「2群の代表値（中央値）には差がない」という仮説を設定して統計量を計算し，統計学的有意水準と比較して仮説を検討する〔水準より小さい値（確率）であれば仮説は棄却され，差があるといえる〕．SARAは点数で示される順序尺度だが，合計点は連続尺度としてみなされることもある．本研究では合計点および下位項目で正規性を仮定できなかったため

➡ **Mann-WhitneyのU検定**

データ分析のポイント

● ベースラインと8週目の変化量（改善度合い）を算出することで，介入方法の違いによる効果を検証した（2群間の比較となるため結果の解釈が容易になる）．
● SARAの8項目の検査を，各項目の特徴から合計を含めた4項目に修正し分析を実施した（検定施行数が少なくなり，結果が読み取りやすくなる）．

研究の概要と統計の選択

① **目的**
● 集中的協調性トレーニングが協調運動障害に対して有用か検証する．

② **対象**
● 小脳性運動失調患者

③ **変数**
● SARA[*1]（0〜40点；ベースラインと8週目の差）…アウトカム
● 集中的協調性トレーニングの有無（あり＝ICT[*2]群，なし＝対照群）…要因

[*1] SARA（Scale for the Assessment and Rating of Ataxia）は座位，立位，歩行，言語障害，指追い試験，指鼻試験，手回内・回外運動，踵膝試験の8項目の検査からなる（0点（失調なし）〜40点（最重度））．本研究では各項目の点数を座位・立位・歩行，四肢，言語，合計の4項目に修正して分析を実施した．
[*2] ICT：Intensive Coordinative Training
[*3] BBS：Berg Balance Scale，FIM：Functional Independence Measure

記載されているデータは全て架空

介入効果の検証

名義
順序
連続

高齢
運動
内部
中枢

まとめてみよう！ 解析結果の記載例

（本研究のまとめとして，前ページ④の検証に加え，10 m歩行時間，BBS[*3]，FIM[*3]，週当たりの平均転倒回数を副次的アウトカムに設定した検定，および介入による経時的変化の評価も含めた結果を示す）

【統計解析】

統計解析では，介入による経時的変化を評価するために，SARA，FIM，週当たりの転倒回数をアウトカムとしたFriedman検定を実施し，BBS，10 m歩行時間については反復測定二元配置分散分析を実施した．事後検定には両検定ともBonferroni法による多重比較を行った．さらに，各群の介入効果を比較するために，各変数の8週目時点とベースライン時点の差分による変化量を算出した．そして各変数の変化量を比較するために，Student's t検定，Mann–WhitneyのU検定を実施した．いずれの解析も統計学的有意水準は5％とした．

【結果】

本研究の対象者は参加基準を満たした48名（65.4±6.4歳，女性25名，平均罹病期間：7.8年）であった．対象者は通常のリハビリテーションに集中的協調性トレーニングを加

えたICT群（24名）と通常のリハビリテーションのみを実施する対照群（24名）にランダムに割り付けられた．なお，両群における脱落者5名（ICT群2名，対照群3名）は解析対象から除外した．各群のベースライン時における基本属性では，いずれの項目も有意な差を認めなかった．統計解析では，10 m歩行時間において，両群とも経過に伴い歩行時間は短縮する傾向を示し，有意な交互作用を認めた（$P<0.05$）．SARA合計および座位・立位・歩行項目，FIM合計およびFIM運動も同様に経過とともに点数の改善が認められた．一方でBBS，SARA四肢および言語，FIM認知，転倒回数では有意差は認められなかった（表1）．介入効果の検証について，各変数の変化量をアウトカムとした群間比較を実施した．その結果，SARA合計，10 m歩行時間，FIM合計およびFIM運動において，有意な改善を示した（$P<0.05$）（表2）．

【結論】

ICT群および対照群ともに経過に伴い失調症状の改善が認められた．一方，変化量における比較では，ICT群の改善度のほうが大きい結果となった．これは，ICTのほうが介入効果の利得が大きいことを意味する．以上より，ICTがどの失調症状に対して有効なのかは言及できないが，ICTは失調症状および10 m歩行時間，ADL能力の改善に寄与することが示唆された．

表1 各群におけるアウトカムの経時的変化

		ベースライン	4週目	8週目	P値
SARA 合計	ICT群	11(8-14)*	10(7-11)‖	9(8-12)‡	< 0.01
	対照群	12(7-14)*	11(8-12)‖	8(7-9)‡	
SARA 座位・立位・歩行	ICT群	6(3-7)**	4(2.25-3)§	3(2-3)‡	< 0.01
	対照群	6(3-7)	4(3-5)	4(3-4)	
SARA 四肢	ICT群	5(4-7)	5(4-6)	4(4-5)	0.079
	対照群	5(4-6)	5(4-6)	5(4-6)	
SARA 言語	ICT群	1(0-1)	1(0-1)	1(0-1)	0.408
	対照群	1(0-2)	1(0-1)	1(0-1)	
10 m歩行時間	ICT群	13.1±1.3	12.7±1.2‖	11.8±1.1‡	$F(2, 82)=4.87$ $P=0.010$
	対照群	13.0±1.2	12.8±1.0	12.6±1.0	
BBS	ICT群	44.5±3.9	44.8±4.0	46.1±2.9	$F(2, 82)=0.08$ $P=0.920$
	対照群	43.5±3.2	44.1±3.3	45.4±3.4	
FIM 合計	ICT群	106(102-109)	107.5(103-108)‖	111(108-112)‡	<0.01
	対照群	107(100-110)	107(100-110)	108(104-110)†	
FIM 運動	ICT群	79(74-81)	80(76-82)‖	82.5(81-88)‡	<0.01
	対照群	78(72-83)	80(74-82)	80(76-84)†	
FIM 認知	ICT群	27(26-29)	27(26-28)	27(26-29)	0.964
	対照群	26(25-29)	27(25-29)	26.5(26-30)	
転倒回数	ICT群	0(0-1)	0(0-0.75)	0(0-1)	0.368
	対照群	0(0-1)	0(0-0)	0(0-1)	

SARA, FIM：中央値（四分位範囲），10 m歩行時間，BBS：平均値（標準偏差）
ベースライン−4週：*$P<0.05$，**$P<0.01$，ベースライン−8週：†$P<0.05$，‡$P<0.01$，4週−8週：§$P<0.05$，‖$P<0.01$

表2 各アウトカムの変化量

	変化量(8週目−ベースライン)		
	ICT群	対照群	P値
SARA 合計	− 3.4(3.7)	− 1.4(2.6)	0.043
SARA 座位・立位・歩行	− 2.5(2.6)	− 1.3(0.6)	0.083
SARA 四肢	− 0.7(1.5)	0.0(1.4)	0.164
SARA 言語障害	− 0.2(0.7)	0.0(0.6)	0.469
10m歩行時間	− 1.3(1.5)	− 0.3(1.2)	0.021
BBS	1.7(2.4)	1.9(3.2)	0.837
FIM 合計	5.7(4.1)	2.0(3.3)	0.003
FIM 運動	5.4(4.0)	2.1(3.4)	0.006
FIM 認知	0.3(1.8)	0.1(1.3)	0.458
転倒回数	0.2(0.7)	0.1(0.4)	0.718

平均値（標準偏差）

Advanced!

①本研究遂行に当たり苦労した点

● 小脳性運動失調に限定した介入試験のため，サンプルサイズを充足させるには時間を要する問題があった．そのため，他施設の協力が必要であった．

②検討したかったが，断念した点

● 臨床上，非実施群を導入することが困難であった．そのため，対照群に行った通常リハビリテーションに，集中的な協調性運動トレーニングを追加した介入群を設定した．

（大谷啓尊）

介入効果の検証　連続尺度　高齢者

差 あり 対応あり（くり返しあり）　連 連続尺度　正 正規分布（パラメトリック）　群≧2 比較群数≧2　回≧2 くり返し回数≧2

事例：高齢者[1]におけるサルコペニア予防プログラムの骨格筋量などへの介入効果の検証

使用する主な統計手法は

反復測定二元配置分散分析
差 あり 連 正 群≧2 回≧2

共分散分析
差 あり 連 正 群≧2 回≧2

研究フレーム

- **研究デザイン** ▶ クラスター無作為化比較対照試験
- **アウトカム** ▶ 骨格筋指数（kg/m^2），インスリン様成長因子（IGF-1；ng/mL），デヒドロエピアンドロステロン（DHEA-S；$\mu g/dL$）
- **要因（群分け）** ▶ 介入（運動＋栄養群，運動群，コントロール群），時間（介入前，介入後）
- **本研究で用いた統計手法** ▶ 反復測定二元配置分散分析，共分散分析，一元配置分散分析，多重比較（Bonferroni法）

データ分析のイメージ

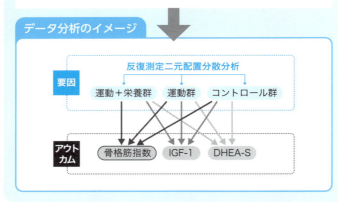

研究の概要と統計の選択

①目的
- 運動と栄養の併用によるサルコペニア予防プログラムの効果検証を行う．

②対象
- 高齢者

③変数
- 骨格筋指数（kg/m^2；介入前後で測定）*1 …主なアウトカム
- IGF-1（ng/mL；介入前後で測定）*2 ┐…副次的
- DHEA-S（$\mu g/dL$；介入前後で測定）*2 ┘　アウトカム
- 介入の有無（運動＋栄養プログラム群，運動プログラム群，コントロール群）…要因
- 年齢 ┐…共変量（④-dにおいて）
- 性別 ┘

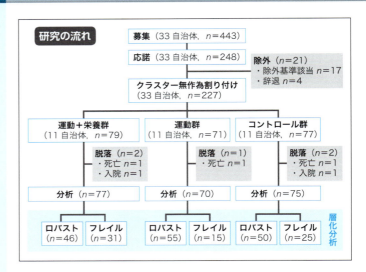

④統計解析の目的

a 骨格筋量について，運動＋栄養プログラムの介入前後，運動プログラムの介入前後，コントロールの前後のそれぞれで違いがあるのか検討したい → ⑤-**a**

b IGF-1について，運動＋栄養プログラムの介入前後，運動プログラムの介入前後，コントロールの前後のそれぞれで違いがあるのか検討したい → ⑤-**b**

c DHEA-Sについて，運動＋栄養プログラムの介入前後，運動プログラムの介入前後，コントロールの前後のそれぞれで違いがあるのか検討したい → ⑤-**c**

d 変数（骨格筋指数，IGF-1，DHEA-S）について，予防プログラムの違い（運動＋栄養プログラム，運動プログラム，コントロール）の影響を受ける主な因子（共変量）を考慮して分析したい → ⑤-**d**

⑤統計手法の選択

a これは，2つの要因が1つのアウトカムに与える影響を検定することを意味する．ここでは，①「運動＋栄養プログラム・運動プログラム・コントロール」という介入の要因と，②「介入の前・後」という時間の要因という2つの要因があり，これらが連続尺度であるアウトカム（骨格筋指数，kg/m^2で表される）に及ぼす影響を検定することから ➡ **反復測定二元配置分散分析**

b c これは**a**の骨格筋指数をIGF-1，DHEA-Sに置き換えればよいから同様に ➡ **反復測定二元配置分散分析**

d これは，アウトカムを共変量で調整した結果が，**a**〜**c**の結果と異なるかどうかを検討することを意味する．
　つまり，いくつかの変数（年齢，性別）を共変量とみなしてそれらの影響を取り除く分散分析のことであるから ➡ **共分散分析**

データ分析のポイント

- シンプルな3群比較にとどまるのではなく（反復測定二元配置分散分析），共変量で調整した分析を行うとともに，機能レベルによる層分けを行ったうえで分析を行った．
- 3群比較になると交互作用の解釈が困難になるため，介入前後の変化率を算出し，一元配置分散分析を行うことで解釈を容易にした（本ページ「解析結果の記載例」参照）．

記載されているデータは全て架空

まとめてみよう！ 解析結果の記載例

（ここでは前ページ④を含む研究例「運動と栄養の併用によるサルコペニア予防プログラムの効果検討」のまとめを示す）

【統計解析】

統計解析としては，アウトカムに介入前後の各変数を投入した反復測定二元配置分散分析，および共変量として年齢，性別を投入した共分散分析を実施した．加えて，介入前後の各指標の変化率を算出し，それぞれをアウトカムに投入した一元配置分散分析および多重比較（Bonferroni法）を行った．なお，これらの解析は，全体，ロバスト高齢者，フレイル高齢者に対してそれぞれ実施した．統計学的有意水準は5%とした．

【結果】

本研究には227名（76.3±5.9歳，女性52.8%）の高齢者が参加し，3群間の基本属性に有意差は認められなかった．運動＋栄養群，運動群の歩数はともに1日平均で約2000歩増加した．全体の分析では，骨格筋指数のみで有意な交互作用を認め，改善率は運動＋栄養群，運動群，コントロール群の順となっていた（$P<0.05$）（図）．フレイル高齢者においては，IGF-1，DHEA-S，骨格筋指数のすべての指標で有意な交互作用を認め，改善率はいずれの指標も運動＋栄養群，運動群，コントロール群の順となっていた（$P<0.05$）．一方，ロバスト高齢者においてはこのような傾向は認められず，IGF-1のみ有意な交互作用を認めた（表）．

【結論】

このことより，骨格筋指数の改善を目的とした場合には，運動＋栄養の介入で最も有用となる可能性があり，特にフレイル高齢者においてこの傾向が強まることが示唆された．

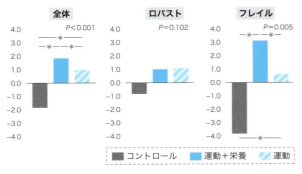

図 骨格筋指数変化率

表 解析事例

		介入前 平均値	標準偏差	介入後 平均値	標準偏差	反復測定二元配置分散分析 主効果 F値	P値	交互作用 F値	P値	共分散分析 交互作用 F値	P値
全体											
骨格筋指数	運動＋栄養	6.5	0.9	6.4	0.9	0.21	0.650	7.75	<0.001**	5.98	0.015*
	運動	6.5	0.9	6.4	0.9						
	コントロール	6.6	0.9	6.7	1.0						
IGF-1	運動＋栄養	77.1	24.3	95.4	32.7	105.73	<0.001**	9.16	<0.001**	3.13	0.078
	運動	71.6	26.7	83.6	29.1						
	コントロール	86.7	29.4	92.7	26.8						
DHEA-S	運動＋栄養	72.8	47.4	80.8	45.3	24.54	<0.001**	1.80	0.168	1.32	0.271
	運動	62.2	47.3	71.7	50.5						
	コントロール	89.9	55.2	93.1	60.3						
ロバスト											
骨格筋指数	運動＋栄養	6.4	0.9	6.5	0.9	0.82	0.367	2.60	0.078	2.39	0.095
	運動	6.3	0.8	6.4	0.8						
	コントロール	6.7	0.9	6.7	0.9						
IGF-1	運動＋栄養	80.6	23.2	96.3	27.8	75.59	<0.001**	5.30	0.006*	3.60	0.030*
	運動	70.2	27.0	82.8	29.4						
	コントロール	94.0	30.5	99.4	26.8						
DHEA-S	運動＋栄養	79.2	48.3	68.7	48.7	24.10	<0.001**	0.33	0.720	0.26	0.774
	運動	65.0	47.0	56.0	42.8						
	コントロール	100.6	64.2	93.7	58.4						
フレイル											
骨格筋指数	運動＋栄養	6.3	0.9	6.5	0.9	0.10	0.755	5.15	0.008**	4.39	0.016*
	運動	6.8	1.0	6.9	1.2						
	コントロール	6.7	1.1	6.4	0.9						
IGF-1	運動＋栄養	71.5	25.4	94.1	40.0	22.09	<0.001**	4.56	0.015*	4.48	0.016*
	運動	75.3	27.0	84.3	29.7						
	コントロール	75.7	26.1	81.1	25.1						
DHEA-S	運動＋栄養	79.7	45.2	83.6	40.4	2.92	0.093	3.60	0.034*	3.76	0.030*
	運動	86.2	57.3	97.8	57.1						
	コントロール	84.6	51.9	80.6	53.9						

Advanced!

① 本研究遂行に当たり苦労した点

- 多くの対象者に参加してもらう必要があり，研究をはじめるに際しては行政機関と種々の調整が必要であった．

② 検討したかったが，断念した点

- 運動と栄養の併用効果を示すためには，栄養単独のグループを設ける必要があったが，費用の面，サンプルサイズの点から栄養単独群を除く3群にとどまった．

（山田　実）

---

*1 生体インピーダンス法によって評価した．

*2 IGF-1：Inslin-like Growth Factor-1，DHEA-S：Dehydroepiandrosterone Sulfate．血清分析によって評価した．

介入効果の検証　連続尺度　運動器疾患

差 [あり]対応あり（くり返しあり）　連 連続尺度　正 正規分布（パラメトリック）　群≥2 比較群数≥2　回≥2 くり返し回数≥2

事例　人工膝関節全置換術後患者における電気刺激介入による膝伸展筋力と歩行速度への効果検証

使用する主な統計手法は

反復測定二元配置分散分析
差[あり] 連 正 群≥2 回≥2

研究フレーム

- **研究デザイン** ▶ 無作為化比較対照試験
- **アウトカム** ▶ 膝伸展筋力（Nm/kg），歩行速度（m/sec）
- **要因（群分け）** ▶ 電気刺激（あり＝介入群，なし＝対照群），時間（介入前，介入後）
- **本研究で用いた統計手法** ▶ 反復測定二元配置分散分析，Student's t検定（対応のないt検定），χ²検定，Mann-WhitneyのU検定

データ分析のイメージ

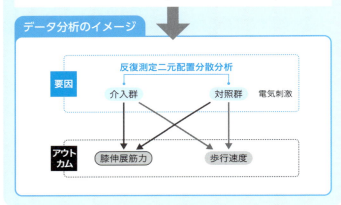

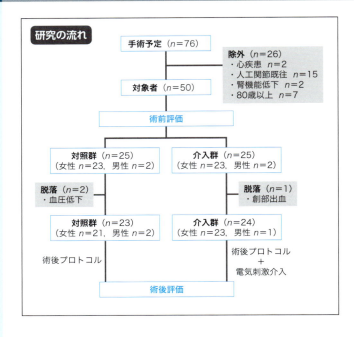

研究の概要と統計の選択

① 目的
- 電気刺激介入による人工膝関節全置換術後の膝伸展筋力と歩行速度への効果検証を行う．

② 対象
- 人工膝関節全置換術患者

③ 変数
- 膝伸展筋力（Nm/kg；介入前後で測定）…主なアウトカム
- 歩行速度[*1]（m/sec；介入前後で測定）…副次的アウトカム
- 電気刺激の有無（あり＝介入群，なし＝対照群）…要因

④ 統計解析の目的
ａ 膝伸展筋力，歩行速度について，電気刺激の介入前後で違いがあるのか検討したい → ⑤-ａ

⑤ 統計手法の選択
ａ これは，2つの要因が1つのアウトカムに与える影響を検定することを意味する．ここでは，①「電気刺激のあり・なし」という介入の要因と，②「介入の前・後」という時間の要因という2つの要因があり，これらが連続尺度であるアウトカム（膝伸展筋力，Nm/kgで表される）に及ぼす影響を検定することから ➡ **反復測定二元配置分散分析**

同じことを歩行速度でも行う．

データ分析のポイント

- 群と時間の交互作用を明らかとするために，反復測定二元配置分散分析を行った．
- 介入効果の有無だけでなく効果の大きさを明らかとするため，効果量（η^2）を算出した．
  $\eta^2 = 0.01$（効果量小），$\eta^2 = 0.06$（効果量中），$\eta^2 = 0.14$（効果量大）[*3]
- 本研究では，共変量の影響を検討することを目的とし，2群間で基本属性の比較も行った（次ページ「解析結果の記載例」参照）．
- 介入効果をわかりやすくするために，介入前後のアウトカムの差を2群間で比較する方法も用いた（次ページ「解析結果の記載例」参照）．

記載されているデータは全て架空

介入効果の検証

名義
順序
連続
高齢
運動
内部
中枢

まとめてみよう！ **解析結果の記載例**

（本研究のまとめとして，前ページ④の検討に加え，2群間の基本属性の比較，および介入前後のアウトカムの差を2群間で比較した結果も含めて示す）

【統計解析】

統計解析としては，2群間の基本属性の比較にStudent's t 検定および χ^2 検定を用いた．次に，アウトカムに術前後の膝伸展筋力と歩行速度を投入した反復測定二元配置分散分析を実施した．介入前後のアウトカムの差を2群間で比較するため，Mann-Whitney の U 検定を用いた[*4]．統計学的有意水準は5％とした．

【結果】

本研究には47名（70.7±6.6歳，女性93.6％）の患者が参加し，2群間の基本属性に有意差は認められなかった（表1）．膝伸展筋力（$F = 18.90$，$P < 0.001$，$\eta^2 = 0.30$），歩行速度（$F = 9.74$，$P = 0.003$，$\eta^2 = 0.18$）とも，群と時期で有意な交互作用を認めた（表2）．また，手術前1カ月を基準にした術後3カ月での膝伸展筋力（$P < 0.001$，$r = 0.58$），歩行速度（$P < 0.006$，$r = 0.40$）の値（術前％）も介入群が有意に高値を示した（表3）．

【結論】

このことより，人工膝関節置換術後の電気刺激介入は，膝伸展筋力および歩行速度の改善に有効であることが示唆された．

表1 対象者の基本属性

評価項目	介入群 ($n = 24$)		対照群 ($n = 23$)		P値
	平均値	標準偏差	平均値	標準偏差	
年齢（歳）	70.5	7.1	71.0	6.1	0.781
体重（kg）	60.1	11.1	61.5	11.5	0.692
身長（cm）	152.9	5.9	151.4	8.2	0.463
BMI（kg/m^2）	25.7	4.0	26.8	4.4	0.335
性別，女性/男性	23/1		21/2		0.484
術側，左/右	15/9		9/14		0.109

表2 介入結果

		手術前1カ月		術後3カ月		交互作用（群×時期）		効果量
		平均値	標準偏差	平均値	標準偏差	F値	P値	η^2
膝伸展筋力（Nm/kg）	介入群	0.75	0.30	0.81	0.23	18.90	< 0.001	0.30
	対照群	0.81	0.30	0.70	0.27			
歩行速度（m/sec）	介入群	0.94	0.24	1.00	0.21	9.74	0.003	0.18
	対照群	0.97	0.27	0.90	0.25			

表3 Mann-Whitney の U 検定結果

		手術前1カ月		術後3カ月		術前（%）		P値	効果量
		平均値	標準偏差	平均値	標準偏差	平均値	標準偏差		r
膝伸展筋力（Nm/kg）	介入群	0.75	0.30	0.81	0.23	118.4	46.7	< 0.001	0.58
	対照群	0.81	0.30	0.70	0.27	86.7	11.3		
歩行速度（m/sec）	介入群	0.94	0.24	1.00	0.21	106.2	15.2	0.006	0.40
	対照群	0.97	0.27	0.90	0.25	94.2	13.4		

Advanced!

① 本研究遂行に当たり苦労した点

● 通常の臨床業務と並行しながらの研究のため，電気刺激介入時間確保において時間的な制約の問題があった．

② 検討したかったが，断念した点

● 疾患の特性と研究期間およびサンプルサイズの面から，男女比を統一することができなかった．

（和田　治）

[*1] 膝伸展筋力は歩行速度に影響することが報告されているため[*2]，このようなアウトカムを設定した．

[*2] Bohannon RW：Comfortable and maximum walking speed of adults aged 20–79 years: reference values and determinants. Age Ageing, 26：15–19, 1997

[*3] 水本 篤，竹内 理：研究論文における効果量の報告のために．英語教育研究，31：57–66, 2008

[*4] 差分の比較にノンパラメトリック検定を用いているのは，各アウトカムの差分が正規分布していなかったためである．

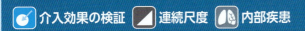

| 介入効果の検証 | 連続尺度 | 内部疾患 | 差 あり 対応あり（くり返しあり） 連 連続尺度 正 正規分布（パラメトリック） 群≥2 比較群数≥2 回≥2 くり返し回数≥2 |

事例 心臓外科術後患者における外来心臓リハビリ介入の頻度と効果の検証

使用する主な統計手法は

反復測定二元配置分散分析
差 あり 連 正 群≥2 回≥2

研究フレーム

研究デザイン ▶ 前後比較試験
アウトカム ▶ 握力（kg），歩行速度（m/sec）
要因（群分け） ▶ 外来心臓リハビリ（通常介入群，積極的介入群），頻度（介入前，介入後）
本研究で用いた統計手法 ▶ 反復測定二元配置分散分析，Student's t 検定（対応のない t 検定），χ^2 検定

データ分析のイメージ

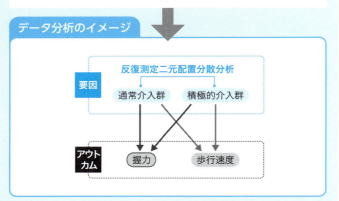

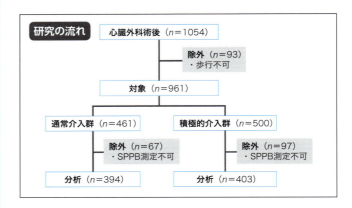

研究の概要と統計の選択

①目的
- 6カ月間の外来心臓リハビリ介入頻度による効果の差について検証を行う．

②対象
- 心臓外科術後患者

③変数
- 握力（kg；介入前後で測定）…主なアウトカム
- 歩行速度（m/sec；介入前後で測定）…副次的アウトカム
- 外来心臓リハビリ介入頻度（通常介入群，積極的介入群）…要因

④統計解析の目的
a 外来心臓リハビリの介入頻度の多少で変数に違いがあるのか検討したい → ⑤-a

⑤統計手法の選択
a これは，2つの要因が1つのアウトカムに与える影響を検定することを意味する．ここでは，①「通常介入・積極的介入」という介入の要因と，②「介入前・介入後」という時間の要因という2つの要因があり，これらが連続尺度であるアウトカム（握力，kgで表される）に及ぼす影響を検定することから ➡ **反復測定二元配置分散分析**
同じことを歩行速度でも行う．

データ分析のポイント
- 心臓リハビリの介入頻度を定義してカテゴリー化し（通常介入群：週1～2回，積極的介入群：週3～4回），分析することで介入効果の検証を行った．

記載されているデータは全て架空

介入効果の検証

名義 / 順序 / **連続** / 高齢 / 運動 / 内部 / 中枢

まとめてみよう！ 解析結果の記載例

（本研究のまとめとして，前ページ④の検討に加え，群間における患者背景の比較，ならびにアウトカムにSPPB[*1]を加えた解析結果を示す）

【統計解析】

統計解析として，群間における患者背景の比較にStudent's t検定，χ^2検定を実施した[*2]．続いて，6カ月間の介入の効果を検証するために，アウトカムに運動機能に関連する項目を投入した反復測定二元配置分散分析を行った．加えて，介入前後の各指標の変化量を算出し，Student's t検定を用いて群間比較を行った．統計学的有意水準は5％とした．

【結果】

本研究は961名の歩行可能であった心臓外科術後患者を対象に，心臓リハビリ介入頻度による身体パフォーマンスに対

する効果の差を検証した．対象者は通常介入群394名（71.3±10.7歳，女性27.9％）と積極的介入群403名（70.3±10.46歳，女性29.3％）であった．介入前の左室駆出率，推定糸球体濾過量（eGFR），脳性ナトリウム利尿ペプチド（BNP）などの患者背景に差は認められなかった（表1）．反復測定二元配置分散分析の結果，すべての変数において主効果に有意差を認め，交互作用は認められなかった（表2）．介入前後の変化量は，いずれの指標においても通常群と積極的介入群で差を認めなかった（表3）．

【結論】

心臓外科術後患者に6カ月間の外来心臓リハビリ介入を行った結果，運動機能の改善を認めたが，介入頻度の多少で改善の程度には差が認められなかった．

表1 患者背景の群間比較

	通常介入群	積極的介入群	P値
年齢（歳）	71.3±10.7	70.3±10.5	0.212
女性（n）[％]	110[27.9]	118[29.2]	0.696
左室駆出率（％）	56.8±13.6	57.8±13.5	0.765
eGFR（mL/min/1.73m²）	56.21±23.0	56.10±22.1	0.653
BNP（pg/mL）	182.99±288.1	171.55±270.2	0.519

表3 各指標の変化量

		平均値	標準偏差	P値
SPPB（点）	通常介入群	0.17	1.68	0.872
	積極的介入群	0.24	1.83	
歩行速度（m/sec）	通常介入群	0.02	0.23	0.314
	積極的介入群	0.04	0.23	
握力（kg）	通常介入群	2.78	4.99	0.576
	積極的介入群	2.55	5.24	

表2 反復測定二元配置分散分析

		介入前		介入後		反復測定二元配置分散分析			
						主効果		交互作用	
		平均値	標準偏差	平均値	標準偏差	F値	P値	F値	P値
SPPB（点）	通常介入群	10.30	2.51	10.47	2.27	5.81	0.016**	0.60	0.443
	積極的介入群	10.43	2.33	10.68	2.03				
歩行速度（m/sec）	通常介入群	0.96	0.27	0.97	0.26	8.30	0.004**	0.32	0.429
	積極的介入群	0.94	0.26	0.98	0.26				
握力（kg）	通常介入群	23.90	9.21	26.50	9.68	25.22	<0.001**	0.05	0.824
	積極的介入群	24.60	9.73	27.10	10.10				

**P<0.01

Advanced!

①本研究遂行に当たり苦労した点

● スタッフ増員といった施設内におけるシステム変化のタイミングを利用して研究を進めたため，患者の各群への割り付けに時間を要した．

②検討したかったが，断念した点

● 心臓リハビリの介入効果を示すためには，コントロール群を設定するか，クロスオーバーデザイン[*3]を採用する必要があるが，倫理的な問題上，実施を断念した．

（河村知範）

[*1] SPPB（Short Physical Performance Battery）はバランステスト，歩行速度，椅子立ち上がりテストの3つからなる高齢者の運動機能の評価法である．握力とSPPBの各構成要素を検討することで，今回行った介入が運動機能のどの側面に効果があるのかを検証する．

[*2] 心疾患患者の場合，全身状態に応じて心臓リハビリ介入の内容が異なるため，介

入前の状態で群間に差があるかを調査して，結果に影響を与える要因があるかを検討しなければならない．

[*3] クロスオーバーデザインは対象者を2群（介入群とコントロール群）に分けて比較し，その後，介入群とコントロール群を入れ替えて比較し，それぞれの結果を集計して介入群とコントロール群で比較する研究デザインのことである．

介入効果の検証　連続尺度　中枢神経疾患

差 あり 対応あり（くり返しあり）　連 連続尺度　正 正規分布（パラメトリック）　群≥2 比較群数≥2　回≥2 くり返し回数≥2

事例：脳卒中患者における身体活動量のフィードバックによる身体活動量向上・歩行能力改善の効果検証

使用する主な統計手法は

反復測定二元配置分散分析
差 あり 連 正 群≥2 回≥2

共分散分析　差 あり 連 正 群≥2 回≥2

研究フレーム

- 研究デザイン ▶ 無作為化比較対照試験
- アウトカム ▶ 1日当たりの歩行時間（min），10 m 歩行速度（m/sec），3分間歩行距離（m）
- 要因（群分け）▶ フィードバック（あり＝フィードバック群，なし＝コントロール群），時間（介入前，介入後）
- 本研究で用いた統計手法 ▶ 反復測定二元配置分散分析，共分散分析，χ² 検定

データ分析のイメージ

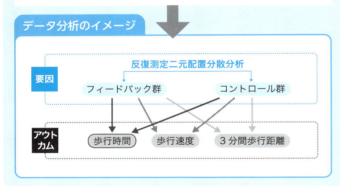

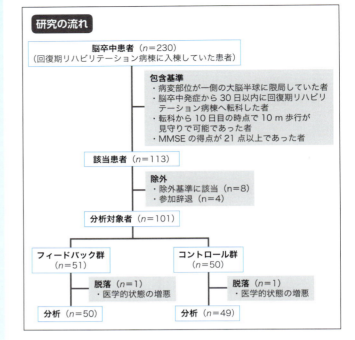

- 年齢
- 性別　　…共変量（④-ⓓにおいて）
- 下肢 BRS*1

④ 統計解析の目的

ⓐ 歩行時間，歩行速度，3分間歩行距離について，身体活動量のフィードバックの介入前後で違いがあるのか検討したい → ⑤-ⓐ

ⓑ 変数（歩行時間，歩行速度，3分間歩行距離）について介入の影響を受ける主な因子（共変量）を考慮して分析したい → ⑤-ⓑ

⑤ 統計手法の選択

ⓐ 2つの要因が1つのアウトカムに与える影響を検定する．ここでは，①「フィードバックのあり・なし」という介入の要因と，②「介入前・介入後」という時間の要因があり，これらが連続尺度であるアウトカム（1日当たりの歩行時間，min で表される）に及ぼす影響を検定することから ➡ **反復測定二元配置分散分析**

同じことを歩行速度，3分間歩行距離でも行う．

ⓑ アウトカム（1日当たりの歩行時間，歩行速度，3分間歩行距離）には，2つの要因（①介入前・介入後という時間の要因，②身体活動量のフィードバックのあり・なしという介入の要因）以外にもさまざまな要因が関与する．そのため，いくつかの変数（年齢，性別，下肢BRS）を共変量として使用することで，それらの影響を加味して分散分析を行う ➡ **共分散分析***2

研究の概要と統計の選択

① 目的
- 身体活動量のフィードバックが身体活動量と歩行能力に与える効果を検証する．

② 対象
- 回復期脳卒中患者

③ 変数
- 歩行時間（min；介入前後で測定）…主なアウトカム
- 歩行速度（m/sec；介入前後で測定）
- 3分間歩行距離（m；介入前後で測定）　…副次的アウトカム
- フィードバックの有無（あり＝フィードバック群，なし＝コントロール群）…要因

*1 BRS：Brunnstrom Recovery Stage
*2 調整の有無の2種の分析を行うことで，共変量で調整した場合とそうでない場合とで結果が異なるか検証することが可能となる．

*3 身体活動量計によるフィードバックが転倒発生を増加させないことを確認するために，副次的アウトカムとして解析した．

104

データ分析のポイント

- シンプルな2群比較にとどまるのではなく（反復測定二元配置分散分析），共変量で調整した分析（共分散分析）を行った．
- 本来は6段階の順序尺度であるBRSを2値化（stage III以下，stage IV以上）して，共変量として投入した．
- 本研究では，介入による有害事象の増加（転倒発生）の有無を検討するために，χ^2検定も行った（本ページ「解析結果の記載例」参照）．

記載されているデータは全て架空

まとめてみよう！ 解析結果の記載例

（本研究のまとめとして，前ページ④の検討に加え，介入の有無と転倒発生の有無の関係性を調べた結果も含めて示す）

【統計解析】

統計解析としては，アウトカムに介入前後の各変数を投入した反復測定二元配置分散分析，および共変量として年齢，性別，下肢BRSを投入した共分散分析を実施した．加えて，介入の有無と転倒発生の有無についてχ^2検定を行った[*3]．統計学的有意水準は5%とした．

【結果】

本研究には101名（65.9±11.8歳，男性63.4%）の脳卒中患者が参加した．2群間の基本属性および介入前の身体機能に有意差は認められなかった．1日当たりの歩行時間は，フィードバック（FB）群で平均52.3分，コントロール群で平均32.4分増加した（表）．反復測定二元配置分散分析では，1日当たりの歩行時間と3分間歩行距離で有意な交互作用を認め，改善率はともにFB群のほうが高かった（1日当たりの歩行時間：$P=0.012$，3分間歩行距離：$P<0.001$）．共変量で調整した共分散分析においても，1日当たりの歩行時間と3分間歩行距離で有意な交互作用を認め，改善率はともにFB群のほうが高かった（1日当たりの歩行時間：$P=0.020$，3分間歩行距離：$P=0.025$）（図）．χ^2検定では，FB群とコントロール群の転倒発生に有意差は認められなかった．

【結論】

身体活動量のフィードバックは，転倒発生を増加させることなく身体活動量の増加と歩行能力の改善に寄与する可能性が示唆された．

表　二元配置分散分析

		介入前 平均値	介入前 標準偏差	介入後 平均値	介入後 標準偏差	反復測定二元配置分散分析 主効果 F値	反復測定二元配置分散分析 主効果 P値	反復測定二元配置分散分析 交互作用 F値	反復測定二元配置分散分析 交互作用 P値	共分散分析 交互作用 F値	共分散分析 交互作用 P値
歩行時間 (min)	FB群	19.0	8.4	71.3	36.1	199.12	<0.001**	10.91	0.012*	11.81	0.020*
	コントロール群	20.1	7.1	52.6	30.0						
歩行速度 (m/sec)	FB群	0.39	0.19	0.72	0.31	395.99	<0.001**	0.89	0.348	1.35	0.248
	コントロール群	0.40	0.18	0.70	0.29						
3分間歩行距離 (m)	FB群	62.4	34.7	135.4	64.8	330.81	<0.001**	14.37	<0.001**	17.71	0.025*
	コントロール群	65.3	36.0	113.3	62.6						

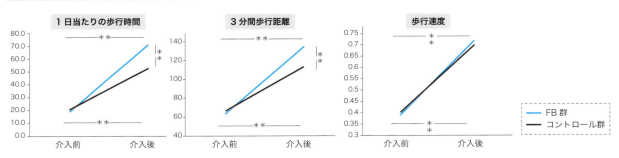

図　介入前後における各アウトカムの変化

Advanced!

①本研究遂行に当たり苦労した点

- 研究を開始するに当たり，看護師や介護スタッフに身体活動量計の取り扱い方を説明するなどの調整が必要であった．

②検討したかったが，断念した点

- 多施設共同での無作為化比較対照試験を実施したかったが，コスト面の問題により身体活動量計の数を確保することができなかったため断念した．

（木村鷹介）

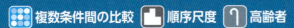

事例 高齢者[1]における運動介入による転倒恐怖感[2]の変化の比較

使用する主な統計手法は

反復測定二元配置分散分析
差 あり 順 群≧2 回≧2

研究フレーム

- **研究デザイン** ▶ ランダム化比較試験
- **アウトカム** ▶ 転倒恐怖感（FES-I；16〜64点）*1
- **要因（群分け）** ▶ 運動介入（あり＝介入群，なし＝対照群），時間（介入前，介入後）
- **本研究で用いた統計手法** ▶ 反復測定二元配置分散分析，対応のあるt検定

データ分析のイメージ

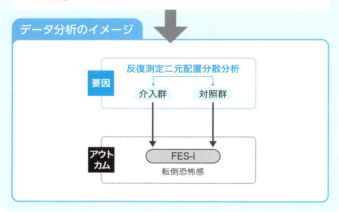

研究の概要と統計の選択

①目的
- 運動介入をした高齢者（介入群），介入をしなかった高齢者（対照群）それぞれにおける転倒恐怖感の変化を明らかにする．

②対象
- 過去1年間に転倒経験のある地域在住高齢者

③変数
- 転倒恐怖感（FES-I 16〜64点）*1 …アウトカム

差 差 あり 対応あり（くり返しあり） 順 順序尺度 群≧2 比較群数≧2
回≧2 くり返し回数≧2

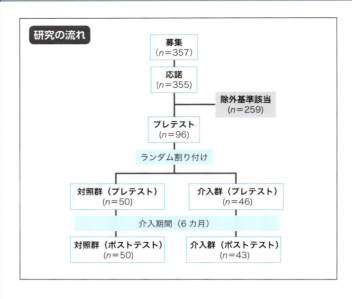

- 運動介入の有無（あり＝介入群，なし＝対照群）…要因

④統計解析の目的
a 転倒恐怖感と運動介入の関連性を検討したい → ⑤-a

⑤統計手法の選択
a これは，2つの要因が1つのアウトカムに与える影響を検定することを意味する．ここでは，①「運動介入のあり・なし」という介入の要因と，②「介入の前・後」という時間の要因という2つの要因があり，これらが順序尺度であるアウトカム（転倒恐怖感，点数で表される）に及ぼす影響を検定することから ➡ **反復測定二元配置分散分析**

データ分析のポイント

- 本研究では，一定期間運動介入を実施した高齢者（介入群）と同じ期間に何も実施しなかった高齢者（対照群）のそれぞれでFES-I得点について対応のあるt検定を行い，各群における一定期間中の転倒恐怖感の変化も示している（次ページ「解析結果の記載例」参照）．
- 運動介入の効果を明確に示すために，運動介入の有無を要因，FES-Iをアウトカムとした反復測定二元配置分散分析を行った．

まとめてみよう！ 解析結果の記載例

（本研究のまとめとして，前ページ④の検討に加え，介入群，対照群において介入前後での転倒恐怖感を比較した結果も含めて示す）

【統計解析】

統計解析としては，まず介入群，対照群において，アウトカムをFES-I得点，要因を介入前・後とする対応のあるt検定を実施した．次に，FES-Iをアウトカムとし，運動介入の有無を要因とした反復測定二元配置分散分析を実施した．統計学的有意水準は5％未満とした．

【結果】

参加に応諾が得られた355名のうち，本研究の最終的な解析対象者は93名（平均年齢：73.8±7.8歳，女性：68.2％）であった．96名をランダムに割り付け，6カ月間の介入期間の後，介入群43名，対照群50名となった．介入群のうち3名は介入期間中にドロップアウトとなった．対照群においてプレテストとポストテストでのFES-I得点に有意な差はみられなかった（$P=0.532$）．一方で介入群ではプレテストに比較してポストテストでのFES-I得点が有意に低下していた（$P<0.01$）（表）．反復測定二元配置分散分析において，有意な交互作用が認められた（$F=8.03$，$P<0.01$）（図）．

【結論】

この結果から，転倒経験のある地域在住高齢者において，運動介入によりFES-Iで定量化した転倒恐怖感を低下させることが示唆された．

表　各群における介入期間前・後のFES-Iの得点の比較

	プレテスト 対照群	プレテスト 介入群	ポストテスト 対照群	ポストテスト 介入群	交互作用 F	交互作用 P
FES-I	26.3±10.0	28.2±10.8	25.4±8.8	20.0±8.7	8.03	<0.01

介入群においてプレテストからポストテストにかけてFES-I得点が8.2点低下しており，プレテストとポストテストの間で統計学的にも有意な差が生じていることがわかる（$P<0.01$）．一方で対照群はプレテストからポストテストにかけて0.9点しか変化がみられず，統計学的にも有意な変化は生じていなかった（$P=0.532$）．

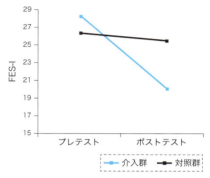

図　運動介入の有無による反復測定二元配置分散分析

FES-I得点に対する6カ月間の介入効果を分析するために，反復測定二元配置分散分析を行った結果，運動介入の効果がFES-I得点に有意であった（$P<0.01$）．

Advanced!

①本研究遂行に当たり苦労した点

- 過去1年間の転倒経験を有した地域在住高齢者を対象にしたため，除外となる対象者が多く，統計解析を実施できるだけの対象者を集めることに難渋した．

②検討したかったが，断念した点

- 過去1年間の転倒経験についても，本来はカレンダーなどを用いて1カ月ごとに転倒経験を収集するべきであったが，時間的制約があったため測定の際に過去1年間の転倒を思い出してもらい聴取した．

（澤　龍一）

---

*1 FES-I（Fall Efficacy Scale International）を用いて評価した．これは，転倒恐怖感を示す指標として世界的に使用されている質問紙である．

複数条件間の比較　順序尺度　運動器疾患

差 あり 対応あり（くり返しあり）　順 順序尺度　回2 くり返し回数2
回≧3 くり返し回数≧3

事例　変形性股関節症患者における人工股関節全置換術後の股関節機能の経時的比較

使用する主な統計手法は

Friedman検定
差 あり 順 回≧3

Wilcoxon符号順位検定（Bonferroni法）
差 あり 順 回2

研究フレーム

研究デザイン ▶ 縦断研究
アウトカム ▶ 股関節機能（JOA hip score；0～100点）[*1]
要因 ▶ 測定時期（術前，術後2週，術後4週，術後6カ月）
本研究で用いた統計手法 ▶ Friedman検定，多重比較としてWilcoxon符号順位検定（Bonferroni法）

データ分析のイメージ

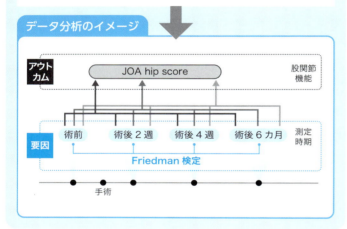

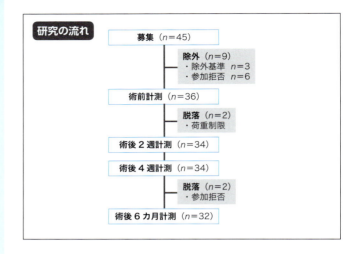

- 測定時期（術前，術後2週，術後4週，術後6カ月）…要因

④ **統計解析の目的**

ⓐ 股関節機能がどのように経時変化しているかを検討したい → ⑤-ⓐ

ⓑ 経時変化のうち，どのタイミングで股関節機能が違っているかを検討したい → ⑤-ⓑ

⑤ **統計手法の選択**

ⓐ これは，アウトカム（股関節機能）について，対応のある4条件（術前測定，術後2週測定，術後4週測定，術後6カ月測定）間で比較することを意味する．
　まず「股関節機能と時間経過の間には関連がない」という仮説を設定して統計量を計算し，統計学的有意水準と比較して仮説を検討する〔水準より小さい値（確率）であれば仮説は棄却され，関連があるといえる〕．変数のJOA hip scoreは点数で示す順序尺度であるから ➡ **Friedman検定**

ⓑ これは，ⓐが有意であった場合に，アウトカム（股関節機能）について4条件（術前測定，術後2週測定，術後4週測定，術後6カ月測定）のうちどの条件とどの条件に差があるかを調べることを意味する ➡ **多重比較としてWilcoxon符号順位検定（Bonferroni法）**[*2]

研究の概要と統計の選択

① **目的**
- 人工股関節全置換術後の臨床的股関節機能の回復過程を調べる．

② **対象**
- 変形性股関節症患者

③ **変数**
- 股関節機能（JOA hip score 0～100点；4回測定）[*1]…アウトカム

データ分析のポイント

- 本研究では，JOA hip scoreの合計点のみでなく，下位項目ごとにも分析することで，機能による回復の違いを明確にしている（次ページ「解析結果の記載例」参照）．
- 術後経過に応じたリハビリテーションプログラムの基礎資料とするために，最も理学療法士がかかわることが多い術後早期の測定時期を多くするとともに，術後6カ月まで追跡した．

右上: 記載されているデータは全て架空

縦書き見出し: 複数条件間の比較

縦書きタブ: 順序 / 連続 / 高齢 / 運動 / 内部 / 中枢

まとめてみよう！ 解析結果の記載例

【統計解析】

統計学的検定としてFriedman検定を行い，有意差があった場合には事後検定としてBonferroni法によって有意水準を調整したWilcoxon符号順位検定を行った．

【結果】

研究参加者は32名（平均年齢61.5歳，身長151.6 cm，体重55.9 kg）であった．JOA hip scoreの合計点およびすべての下位項目において，時期による有意差が認められた．

JOA hip score合計点は，術前と比べ術後2週で有意に低下した．術後4週では術前および術後2週と比べ，術後6カ月では術前および術後2週，4週と比べ有意に高くなった．疼痛は，術前と術後2週では有意差がなかった．術後4週で

は術前および術後2週と比べ，術後6カ月では術前および術後2，4週と比べ有意に高かった．関節可動域は術前，術後2週と比べ術後4週，6カ月では有意に高くなった．術前と術後2週との間，術後4週と術後6カ月との間では有意差はなかった．歩行能力と日常生活動作能力は，術前と比べ術後2週では有意に低下した．術後4週では2週と比べ，術後6カ月では術前および術後2週，4週と比べ有意に高かった（表）．

【結論】

人工股関節全置換術後の経過に伴い，股関節機能は回復した．下位項目ごとに検討した結果，疼痛や関節可動域は術後早期より回復するが，これらと比べ歩行能力や日常生活動作能力の回復は遅延することが示唆された．

表　JOA hip score合計点および下位項目の推移

	術前	術後2週	術後4週	術後6カ月
JOA hip score合計点	45.0 ± 14.5	38.4 ± 13.9*	66.1 ± 15.1*†	88.4 ± 8.2*†ﾞ
疼痛	10.1 ± 7.9	11.6 ± 8.3	28.1 ± 9.9*†	37.9 ± 2.3*†ﾞ
関節可動域	12.3 ± 2.4	12.9 ± 3.0	14.6 ± 2.6*	14.7 ± 2.5*†
歩行能力	9.7 ± 3.3	7.7 ± 3.5*	9.9 ± 4.0†	18.1 ± 3.1*†ﾞ
日常生活動作能力	12.9 ± 2.0	6.2 ± 2.2*	13.5 ± 2.5†	17.7 ± 2.2*†ﾞ

術前との比較：* $P < 0.0083$
術後2週との比較：† $P < 0.0083$
術後4週との比較：ﾞ $P < 0.0083$

Advanced!

① 本研究遂行に当たり苦労した点

● 両側の変形性股関節症では，反対側の機能障害の程度が術後の歩行・日常生活動作能力に影響を及ぼす．本研究ではその影響を除外するため片側変形性股関節症患者のみを対象にしたが，変形性股関節症患者の多くが両側に発症しているため，対象者のリクルートに難渋した．

② 検討したかったが，断念した点

● 人工股関節全置換術後，半年以上の経過追跡も行いたかったが，すでに理学療法が終了している患者にコンタクトをとる機会が少なく，また時間的制約があったため，断念した．

（福元喜啓）

*1　JOA hip score（日本整形外科学会股関節機能判定基準）で評価した．JOP hip scoreは，疼痛（0〜40点），関節可動域（0〜20点），歩行能力（0〜20点），日常生活動作能力（0〜20点）の下位項目からなる．

*2　多重比較にWilcoxon符号順位検定など2群（条件）検定をくり返して用いる場

合には，統計学的有意水準を補正する（小さくする）必要がある．本研究では，統計学的有意水準を検定する回数で割るBonferroni法を用いた．すなわち，Wilcoxon符号順位検定を6回くり返すため，0.0083（0.05÷6）未満を統計学的有意水準とした．

複数条件間の比較 順序尺度 内部疾患 　　差 あり 対応あり（くり返しあり）　順 順序尺度　回≧3 くり返し回数≧3

事例：2型糖尿病患者における教育入院による心理的負担の経時的変化の比較

使用する主な統計手法は

Friedman検定
差 あり　順 回≧3

多重比較（Bonferroni法）

研究フレーム

研究デザイン ▶ 前向きシングルアーム試験[*1]
アウトカム ▶ 糖尿病への心理的負担（PAID；20〜100点）[*2]，運動セルフエフィカシー（0〜20点）[*3]
要因 ▶ 測定時期（入院時，退院時，フォローアップ時）
本研究で用いた統計手法 ▶ Friedman検定，多重比較としてMann-WhitneyのU検定（Bonferroni法）

データ分析のイメージ

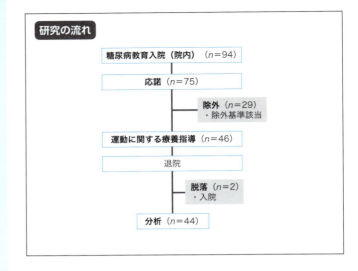

研究の流れ

糖尿病教育入院（院内）（$n=94$）
↓
応諾（$n=75$）── 除外（$n=29$）・除外基準該当
↓
運動に関する療養指導（$n=46$）
↓
退院
↓
── 脱落（$n=2$）・入院
↓
分析（$n=44$）

研究の概要と統計の選択

①目的
- 糖尿病に対する心理的負担の経時的変化を検討する．

②対象
- 糖尿病教育入院となった2型糖尿病患者

③変数
- 糖尿病への心理的負担（PAID 20〜100点；3回測定）[*2]…主なアウトカム
- 運動セルフエフィカシー（0〜20点；3回測定）[*3]…副次的アウトカム
- 測定時期（入院時，退院時，フォローアップ時）…要因

④統計解析の目的
ⓐ 糖尿病への心理的負担の経時的変化がどうなっているかを検討したい → ⑤-ⓐ

ⓑ 運動セルフエフィカシーの経時的変化がどうなっているかを検討したい → ⑤-ⓑ

ⓒ 測定時期の3時点間のうち，どの時点間で，糖尿病への心理的負担もしくは運動セルフエフィカシーが違っているかを検討したい → ⑤-ⓒ

⑤統計手法の選択

ⓐ これは，アウトカム（糖尿病への心理的負担）について，対応がある3時点（入院時，退院時，フォローアップ時）間で比較することを意味する．

　まず「心理的負担と時間経過の間には関連がない」という仮説を設定して統計量を計算し，統計学的有意水準と比較して仮説を検討する〔水準より小さい値（確率）であれば仮説は棄却され，関連があるといえる〕．変数のPAIDは点数で示す順序尺度であり，正規性が仮定できない（中央値を用いるノンパラメトリック検定を用いる）ことから ➡ **Friedman検定**

ⓑ ⓐと同じことを，副次的アウトカム（運動セルフエフィカシー）について行う．

ⓒ これは，ⓐ，ⓑの結果をふまえ，有意であったアウトカムについて3時点（入院時，退院時，フォローアップ時）のうちどの時点とどの時点に差があるかを調べることを意味する ➡ **多重比較としてMann-WhitneyのU検定（Bonferroni法）**

データ分析のポイント

- 正規分布を仮定できる連続変数では，経時的に測定がくり返される場合，反復測定一元配置分散分析を用いる．正規性が言及できない，もしくは名義尺度や今回のような順序尺度の場合，ノンパラメトリック検定を用いる．反復測定の場合，対応するノンパラメトリック検定はFriedman検定であり，今回はこれを用いて介入効果の有無を検討した．

記載されているデータは全て架空

まとめてみよう！　解析結果の記載例

〔本研究のまとめとして，前ページ④の検討に加え，連続尺度であるHbA1c（ヘモグロビンA1c）を副次的アウトカムとした解析結果も含めて示す[*4]〕

【統計解析】

統計解析としては，入院時，退院時，およびフォローアップ時の各アウトカム指標を，Friedman検定を用いて分析し，多重比較検定はBonferroni補正を行ったMann-WhitneyのU検定を用いた．統計学的有意水準は5％とした．

【結果】

本研究には46名（59.3±11.9歳，女性42.4％）の成人2型糖尿病患者が参加した．PAIDは，入院時に比して，退院時に有意に低下し（$P<0.01$），フォローアップ時にもその状態は維持されていた（$P<0.01$）．運動セルフエフィカシーは，入院時に比して，退院時には有意に上昇したものの（$P<0.01$），フォローアップ時には低下し，入院時との有意な違いはみられなかった（$P=0.431$）．HbA1cは，観察期間中の有意な変化はみられなかった（図）．

【結論】

このことより，糖尿病教育入院中の運動に関する療養指導によって，退院時にPAIDは低下し運動セルフエフィカシーは上昇するが，その後のフォローアップでは，PAIDは維持しつつも運動セルフエフィカシーは減少することが示唆された．

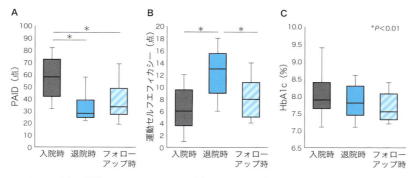

図　PAID（A），運動セルフエフィカシー（B），HbA1c（C）の推移

Advanced!

① 本研究遂行に当たり苦労した点

- 糖尿病教育入院は，入院の時点で血糖コントロールが重度に悪化し合併症を併発しているなど，積極的な運動指導が困難な患者も多く，除外数が多くなった．

② 検討したかったが，断念した点

- 入院時に運動指導が可能な患者に対し，「指導を行わない」ことは臨床上困難な場合が多い．そのため，コントロール群を設定できず，指導あり・なしでの群間比較ができなかった．
- 患者背景にあわせて個別に指導しているため，指導内容は完全に統一したものにはできなかった．対象者数が多ければ，パンフレットや動画を用いた指導，運動体験による指導など，内容別の解析を行うことで，どの指導方法が糖尿病患者に適しているのかを検討することができたかもしれない．

（本田寛人）

[*1] シングルアーム試験とは，対照群を設定せずに単群で行う試験である．

[*2] PAID（Problem Areas In Diabetes survey：糖尿病問題領域質問表）で評価した．PAIDは，糖尿病とその治療に対する心理的負担を測定するものである．20項目の質問で構成され，それぞれの質問に対し，1（私にとっては全く問題ではない）〜5（私はそのことでたいへん悩んでいる）の5段階から選択する形式である．糖尿病患者はうつ傾向を伴うことが多く，病態管理には心理面の把握が重要であり，このアウトカムを設定した．

[*3] セルフエフィカシーとは，ある課題をどれだけ成功裡に遂行することができるかという個人の確信である．その程度が感情状態や行動の遂行に影響を及ぼすと考えられる．運動セルフエフィカシーは5項目の質問で構成され，それぞれの質問に対し，0（自信が全くない）〜4（自身が非常にある）の5段階から選択する形式である．運動に関する療養指導を行うことで，糖尿病に対する心理的負担の軽減だけではなく，運動におけるセルフエフィカシーも上昇すると考え，このアウトカムを設定した．

[*4] HbA1cとは，血液中のヘモグロビンのうちブドウ糖（グルコース）と結合しているものの割合を指し，過去1〜2カ月の血糖コントロール状態を反映する．基準値は4.6〜6.2％である．HbA1cは糖尿病の経過を評価するよい指標となり，心理面と相互に影響を及ぼしうることから，このアウトカムを設定した．

複数条件間の比較　順序尺度　中枢神経疾患

差 [あり] 対応あり（くり返しあり）　順 順序尺度　回≥3 くり返し回数≥3

事例 脳卒中片麻痺患者における下肢装具の種類と自覚的疲労感の比較

使用する主な統計手法は

Friedman検定
差 あり 順 回≥3

多重比較（Bonferroni法）

研究フレーム

- **研究デザイン** ▶ 横断研究
- **アウトカム** ▶ 自覚的疲労感（下肢，体幹）（NRS；0〜10）[*1]
- **要因** ▶ 下肢装具の種類〔装着なし，短下肢装具，膝関節屈曲アシスト装具（アシスト装具）〕
- **本研究で用いた統計手法** ▶ Friedman検定，多重比較（Bonferroni法），対応のある t 検定，Spearmanの相関係数

データ分析のイメージ

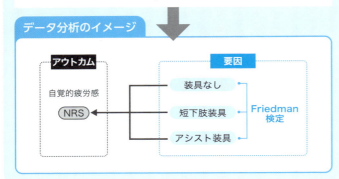

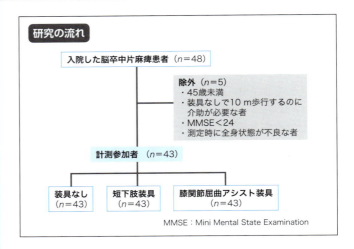

MMSE: Mini Mental State Examination

④ 統計解析の目的

ⓐ 自覚的疲労感が下肢装具の種類によって差があるのかを検討したい → ⑤-ⓐ

ⓑ 下肢装具の種類の3条件のうち，どの条件間で自覚的疲労感に差があるのかを検討したい → ⑤-ⓑ

⑤ 統計手法の選択

ⓐ これは，自覚的疲労感について異なる条件間（装着なし，短下肢装具装着，アシスト装具）で比較することを意味する．「装具の種類による差はない」という仮説を設定して統計量を計算し，統計学的有意水準と比較して判定する〔水準より小さい値（確率）であれば仮説は棄却され，差があるといえる〕．自覚的疲労感は11件法で示す順序尺度であり，正規性が仮定できないため ➡ **Freedman検定**

ⓑ これは，ⓐが有意であった場合に，アウトカム（自覚的疲労感）について3条件（装着なし，短下肢装具，アシスト装具）のうちどの条件とどの条件に差があるかを調べることを意味する ➡ **多重比較（Bonferroni法）**

データ分析のポイント

- 本研究では，下肢装具の種類が酸素コスト，6分間歩行距離に及ぼす影響も分析した（連続尺度であるため装具あり条件と装具なし条件との変化量を使用）．また，麻痺側下肢の運動機能の程度によって，疲労の感じ方が異なる可能性があったため，条件ごとの自覚的疲労感と麻痺側下肢運動機能との関連を分析した（次ページ「解析結果の記載例」参照）．

研究の概要と統計の選択

① 目的
- 下肢装具の種類が下肢および体幹の自覚的疲労感に与える影響を検討する．

② 対象
- 脳卒中片麻痺患者

③ 変数
- 自覚的疲労感（下肢，体幹）…アウトカム
- 下肢装具の種類（装着なし，短下肢装具，アシスト装具）…要因

[*1] NRS（Numerical Rating Scale：0 疲労なし〜10 最も耐えがたい疲労の11段階）で評価した．

[*2] 1 m あたりの酸素消費量（mL/kg/min/m）．この値が低いほどエネルギー効率がよいことを意味する．

[*3] 6分間歩行テストの歩行距離を意味する．

[*4] SIAS（Stroke Impairment Assessment Set）の下肢遠位テスト（0 前脛骨筋が全く収縮しない〜5 正常の筋力）で評価した．

まとめてみよう！ 解析結果の記載例

（本研究のまとめとして，前ページ④の検討に加え，下肢装具の種類が酸素コスト[*2]，6分間歩行距離[*3]に及ぼす影響と，自覚的疲労感と麻痺側下肢運動機能[*4]の関連を調べた結果も含めて示す）

【統計解析】

統計解析では，条件間の自覚的疲労感への影響を検討するためにFriedman検定を実施し，事後検定では多重比較（Bonferroni法）を行った．酸素コストと6分間歩行距離（6MWD）は，装具なし条件からの変化量を算出し，対応のあるt検定を用いて，短下肢装具条件とアシスト装具条件を比較した．条件ごとの麻痺側運動機能と自覚的疲労感の関連の強さを評価するためにSpearmanの順位相関係数を用いた．統計学的有意水準は5％とした．

【結果】

解析対象は43名（65.5±6.3歳，女性16名，麻痺側：右片麻痺21名，発症後期間104.8±30.6日）であった．SIASによる麻痺側運動機能（下肢遠位）は中央値3（四分位範囲2-3）であった．短下肢装具の種類は，シューホーン22例，オルトップ10例，その他8例であり，ほとんどの対象者が日常的に短下肢装具を使用していた．アウトカムの条件間比較の結果を表に示した．Friedman検定の結果，装具の種類によって，歩行時のNRS（下肢および体幹）は有意に影響を受けていた（$P<0.01$）．また，装具なし条件と比較して，短下肢装具とアシスト装具条件では歩行時のNRS（下肢および体幹）は有意に低下していた（$P<0.01$）．一方，短下肢装具とアシスト装具条件のその他のアウトカムの変化量に有意な差は認めなかった．SIAS麻痺側運動機能（下肢遠位）とNRSの関連では，アシスト装具条件において，SIAS麻痺側運動機能（下肢遠位）は下肢および体幹NRSと有意な負の相関を示した（$\rho=-0.61$，-0.55，いずれも$P<0.01$）（図）．

【結論】

両装具ともに装具なし条件と比較して有意に自覚的疲労感の軽減がみられた．アシスト装具は，麻痺側足部の運動機能が低いほど下肢および体幹の自覚的疲労感が大きかった．対象者のほとんどは日常的に短下肢装具を使用していたため，アシスト装具が普段と異なる歩行パターンを誘発し疲労が蓄積した可能性がある．また，先行研究同様に，短下肢装具およびアシスト装具条件は装具なし条件よりも酸素コストが低値を示したが，装具間では統計学的な差は認められなかった．

表　下肢装具の種類における各変数の比較

	装具なし	装具あり 短下肢装具	装具あり アシスト装具	P値
NRS 下肢	3 (2-4)	3 (2-2)**	2 (1-3)**	<0.01
体幹	1 (1-2)	0 (0-1)**	0 (0-0)**	<0.01
酸素コスト (mL/kg/min/m)	0.94 (0.18)	0.82 (0.19)	0.83 (0.19)	－
△酸素コスト (mL/kg/min/m)	－	−0.12 (0.05)	−0.11 (0.06)	0.266
6MWD (m)	217.2 (26.6)	248.8 (31.1)	347.4 (29.7)	－
△6MWD (m)	－	31.7 (9.4)	30.3 (8.8)	0.053

NRS：中央値（四分位範囲），酸素コスト，6MWD：平均値（標準偏差）
△（変化量）：装具装着−装具なし
装具なしとの比較：**$P<0.01$〔多重比較（Bonferroni法）〕

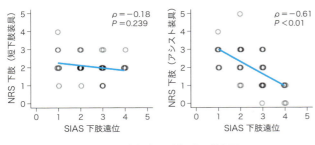
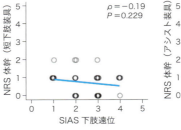
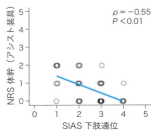

図　麻痺側運動機能と自覚的疲労感の関係を表す散布図

Advanced!

①本研究遂行に当たり苦労した点

- 携帯型の呼吸代謝測定装置を用いて6分間歩行テストを実施したために，安全確保のために通常以上に人員を配置する必要があった．その他，食事を摂取してから3時間以上経過していることを確認してから実施するなど，対象者への配慮が必要であった．
- 計測順（装具条件のどれを先に計測するか）や計測により生じる疲労によるアウトカムへの影響を最小限にするため，計測順はランダムとし，すべての条件を1週間以内の別日に計測を実施するようにした．

②検討したかったが，断念した点

- 今回は3次元動作解析装置の併用が時間の都合上困難であったため，歩行パターンの評価を断念した．また，本研究は横断研究のため即時効果の検討にとどまった可能性がある．

（大谷啓尊）

複数条件間の比較　連続尺度　高齢者

差 あり 対応あり（くり返しあり）　連 連続尺度　正 正規分布（パラメトリック）　群≧2 比較群数≧2　回≧2 くり返し回数≧2

事例 高齢者[1]における転倒歴の有無による通常速度歩行と二重課題歩行の歩行様式，安定性の比較

使用する主な統計手法は

反復測定二元配置分散分析
差 あり 連 正 群≧2 回≧2

共分散分析
差 あり 連 正 群≧2 回≧2

研究フレーム
研究デザイン ▶横断研究
アウトカム ▶歩行様式（歩行速度；m/sec, ストライド長；m, %遊脚期時間；%, ケイデンス；歩/min），歩行安定性（ストライド時間変動係数；%）
要因（群分け） ▶歩行条件（通常速度歩行条件，二重課題歩行条件），転倒経験（転倒群，非転倒群）
本研究で用いた統計手法 ▶反復測定二元配置分散分析，共分散分析，多重比較としてStudent's t 検定（対応のない t 検定）もしくは対応のある t 検定（Bonferroni 法）

データ分析のイメージ

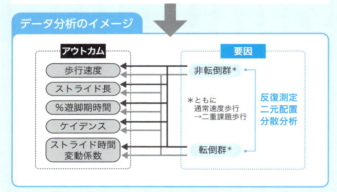

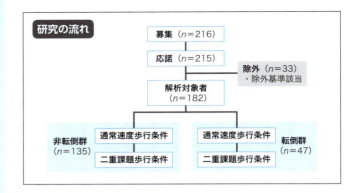

- 年齢　● 性別
- 身長　● 体重
- 筋力（握力）● バランス機能（TUG*3）
  ⎤ 共変量（④-ⓑにおいて）

④統計解析の目的
ⓐ 転倒群と非転倒群の間では，歩行条件（通常速度歩行条件，二重課題歩行条件）による変数の変化が異なるのかどうか検討したい →⑤-ⓐ
ⓑ ⓐの変数の変化の違いが，共変量による調整を行った後にもみられるのかどうか分析したい →⑤-ⓑ

⑤統計手法の選択
ⓐ これは，2つの要因が1つのアウトカムに与える影響を検定することを意味する．ここでは，①「転倒・非転倒」という転倒経験の要因と，②「通常速度歩行条件・課題歩行条件」という歩行条件の要因という2つの要因がある．これらが連続尺度であるアウトカム（歩行速度）に及ぼす影響を検定することから ➡ **反復測定二元配置分散分析**
　同じことをストライド長，%遊脚期時間，ケイデンス，ストライド時間変動係数でも行う．

ⓑ これは，ⓐの解析について，共変量で調整したうえで分散を用いて検定することを意味する．
　アウトカムに相関があるいくつかの変数（年齢，性別，身長，体重，握力，TUG）を共変量とみなしてそれらの影響を取り除く反復測定二元配置分散分析のことであるから ➡ **共分散分析**

データ分析のポイント

- 転倒群，非転倒群それぞれにおいて，通常速度歩行条件，二重課題歩行条件の2つの歩行条件でくり返し測定を行い，変数の変化が異なるのかどうか，つまり，歩行条件と転倒経験による交互作用が生じているのかどうか，反復測定二元配置分散分析を用いて検討を行った．さらに，交互作用が生じていた変数については，事後検定を実施することで群間の違いを詳細に示した．

- 歩行機能，転倒の発生に影響を及ぼしうる因子は多く存在するため，それら共変量での調整を行う共分散分析を行うことで，各変数の歩行条件間の変化が転倒経験により異なるのか，正確に示すことができた．

研究の概要と統計の選択

①目的
- 過去1年間に転倒歴のある高齢者と転倒歴のない高齢者の間では，通常速度歩行条件と二重課題歩行条件との間の歩行様式，安定性の変化が異なるのかどうかを明らかにする．

②対象
- 地域在住高齢者

③変数
- 歩行様式①（歩行速度；m/sec）
- 歩行様式②（ストライド長；m）
- 歩行様式③（%遊脚期時間；%）
- 歩行様式④（ケイデンス*1；歩/min）
- 歩行安定性〔ストライド時間変動係数（%）〕
　　　　　　　　　　　　　　　　　…アウトカム*2
- 転倒経験（転倒群，非転倒群）…要因

114

記載されているデータは全て架空

まとめてみよう！ 解析結果の記載例

【統計解析】

統計解析として，アウトカムを各歩行指標，要因を歩行条件および転倒経験による群分けとする，反復測定二元配置分散分析を実施した．交互作用を認めた場合には，事後検定として，Bonferroni法を用いて有意水準の調整を行うStudent's t 検定もしくは対応のある t 検定を実施した．さらに，共変量として年齢，性別，身長，体重，握力，TUGを投入して調整を行う共分散分析を実施した．統計学的有意水準は，反復測定二元配置分散分析，共分散分析においては5％，事後検定においては0.0125％とした．

【結果】

解析対象者182名（73.1±4.2歳，女性53.9％）のうち，過去1年間に転倒経験のない非転倒群が135名，1回以上の転倒経験を有する転倒群が47名だった．反復測定二元配置分散分析の結果，歩行速度（$P<0.001$），ケイデンス（$P<0.05$），ストライド長（$P<0.001$），ストライド時間変動係数（$P<0.01$）に有意な交互作用を認めた（表）．事後検定の結果，非転倒群，転倒群ともに，通常速度歩行条件と比較し，二重課題歩行条件において，歩行速度およびケイデンスの有意な低下（ともに $P<0.001$），ストライド時間変動係数の有意な増大（$P<0.001$）が生じていた．非転倒群においては，二重課題歩行条件でストライド長が有意に増大していたが（$P<0.001$），転倒群においてはストライド長が有意に低下していた（$P<0.0125$）．また，二重課題歩行条件においてのみ，非転倒群と比較して，転倒群の歩行速度，ストライド長は有意に低値を示し（$P<0.001$），ストライド時間変動係数は有意に高値を示した（$P<0.013$）（図）．％遊脚期時間は，主効果，交互作用ともに有意ではなかった．共分散分析により共変量による調整を行った後も，同様に歩行速度（$P<0.001$），ケイデンス（$P<0.05$），ストライド長（$P<0.001$），ストライド時間変動係数（$P<0.05$）に有意な交互作用を認めた（表）．

【結論】

転倒経験者が二重課題歩行を行うと，転倒非経験者と比較して歩行速度が大きく低下し，ストライド長は小さくなり，歩行安定性は大きく低下することが示唆された．

表 過去1年間の転倒経験による各群における通常速度歩行，二重課題歩行時の歩行様式と歩行安定性

	歩行条件		反復測定二元配置分散分析						共分散分析	
	通常速度歩行	二重課題歩行	主効果（歩行条件）		主効果（転倒経験）		交互作用		交互作用	
			F値	P値	F値	P値	F値	P値	F値	P値
歩行速度 (m/秒)										
非転倒群	1.42±0.19	1.32±0.22	121.6	<0.001	8.95	0.003	15.67	<0.001	15.34	<0.001
転倒群	1.38±0.18	1.16±0.26								
ケイデンス（歩/分)										
非転倒群	124.9±10.4	113.6±13.7	0.25	0.615	209.0	<0.001	4.93	0.028	3.96	0.048
転倒群	125.9±10.3	110.6±17.5								
ストライド長 (m)										
非転倒群	1.36±0.13	1.38±0.14	17.66	<0.001	2.71	0.102	23.46	<0.001	22.15	<0.001
転倒群	1.31±0.13	1.25±0.16								
％遊脚期時間 (%)										
非転倒群	40.6±2.0	40.7±2.2	0.89	0.347	0.10	0.757	1.98	0.162	0.70	0.403
転倒群	40.8±2.0	40.4±1.8								
ストライド時間変動係数 (%)										
非転倒群	2.04±0.96	3.75±2.48	65.47	<0.001	11.90	<0.001	7.16	0.008	5.89	0.016
転倒群	2.27±1.10	5.68±5.68								

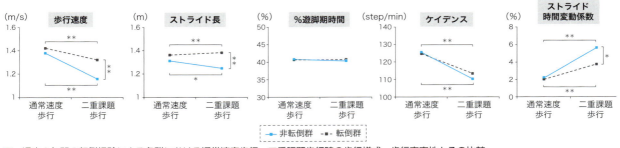

図 過去1年間の転倒経験による各群における通常速度歩行，二重課題歩行時の歩行様式，歩行安定性とその比較
*$P<0.013$，**$P<0.001$

Advanced!

①本研究遂行に当たり苦労した点

● 設定の都合上，一度に多くの対象者のデータ計測を短時間で行う必要があったため，計測方法を事前に練習して効率化をはかり，また，測定者の人数を多く配置した．

②検討したかったが，断念した点

● データ計測の妥当性・信頼性の観点からは，各歩行条件において歩行を2回以上試行するのが望ましいが，計測時間に制限があったため，各条件1回ずつの歩行時のデータを収集した．

（三栖翔吾）

*1 歩行の安定性を示し，値が高いほど歩行が不安定であることを示す．
*2 通常速度での歩行と，二重課題下での歩行（100からの数の逆唱課題を行ないながらの歩行）との2つの条件で，それぞれ計測した．
*3 TUG（Timed Up and Go test）を用いて評価した．

複数条件間の比較　連続尺度　運動器疾患

差 あり 対応あり（くり返しあり）　連 連続尺度　正 正規分布（パラメトリック）　回≧3 くり返し回数≧3

事例　変形性股関節症患者における人工股関節全置換術後の大腿四頭筋筋厚の経時的比較

使用する主な統計手法は

反復測定一元配置分散分析
差 あり 連 正 回≧3

多重比較（Tukey法）

研究フレーム

研究デザイン ▶ 縦断研究
アウトカム ▶ 大腿四頭筋筋厚（RF筋厚, VI筋厚, VL筋厚, VM筋厚；cm）
要因 ▶ 測定時期（術前, 術後4週, 術後6カ月）
本研究で用いた統計手法 ▶ 反復測定一元配置分散分析, 多重比較（Tukyey法）

データ分析のイメージ

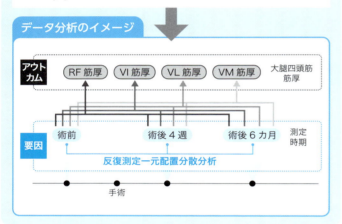

研究の流れ

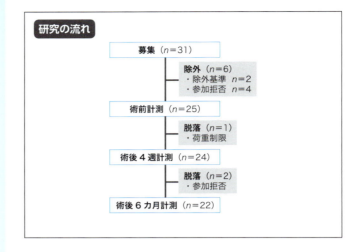

研究の概要と統計の選択

① 目的
- 人工股関節全置換術後の大腿四頭筋の4筋（RF, VI, VL, VM[*1]）それぞれの筋肥大を調べる．

② 対象
- 変形性股関節症患者

③ 変数
- 大腿四頭筋筋厚①〔RF筋厚（cm；3回測定）〕
- 大腿四頭筋筋厚②〔VI筋厚（cm；3回測定）〕…アウトカム
- 大腿四頭筋筋厚③〔VL筋厚（cm；3回測定）〕
- 大腿四頭筋筋厚④〔VM筋厚（cm；3回測定）〕
- 測定時期（術前, 術後4週, 術後6カ月）…要因

④ 統計解析の目的
ⓐ 大腿四頭筋筋厚は測定時期によって差があるかを検討したい → ⑤-ⓐ
ⓑ 大腿四頭筋筋厚の変化がどのタイミングで生じているかを検討したい → ⑤-ⓑ
ⓒ 大腿四頭筋筋厚の術前比率は筋間で差があるかを検討したい → ⑤-ⓒ
ⓓ 大腿四頭筋筋厚の術前比率がどの筋間で違っているかを検討したい → ⑤-ⓓ

⑤ 統計手法の選択

ⓐ これは，変数について，その平均が3つ以上の条件で差があるかどうかを分散を用いて検定することを意味する．
　変数に関して，まず「RF筋厚と測定時期には関連がない」という仮説を設定して統計量を計算し，統計学的有意水準と比較して仮説を検討する〔水準より小さい値（確率）であれば仮説は棄却され，関連があるといえる〕．アウトカムのRF筋厚はcmで示す連続尺度で，測定時期という1要因からなる3条件（術前測定, 術後4週測定, 術後6カ月測定）の分散分析であるから ➡ **反復測定一元配置分散分析**
　同様に，VI筋厚，VL筋厚，VM筋厚も分析する．

ⓑ これは，ⓐの結果をふまえて，有意であった筋厚について3条件（術前測定, 術後4週測定, 術後6カ月測定）のうちどの条件とどの条件に差があるかを調べることを意味する ➡ **多重比較（Tukey法）**[*2]

ⓒ これは，変数について術前の筋厚を100％とした術前比率を算出し，ⓐと同様に分散を用いて筋間で比較することを意味する．
　変数に関して，まず「筋厚術前比率と筋の違いには関連がない」という仮説を設定して統計量を計算し，統計学的有意水準と比較して仮説を検討する〔水準より小さい値（確率）であれば仮説は棄却され，関連があるといえる〕．アウトカムの筋厚術前比率は％で示す連続尺度で，筋の種類という1要因からなる4筋（RF筋厚, VI筋厚, VL筋厚, VM筋厚）の分散分析であるから ➡ **反復測定一元配置分散分析**

ⓓ これは，ⓒの結果をふまえて，有意であった筋厚術前比率について4筋（RF筋厚, VI筋厚, VL筋厚, VM筋厚）のうちどの筋とどの筋に差があるかをⓑと同様に調べることを意味する ➡ **多重比較（Tukey法）**

データ分析のポイント

- 筋ごとの術後変化を調べるだけでなく，各筋の術前の筋厚を100％とした術前比率を算出し，筋間比較をすることで，筋肥大の程度の違いを明確にした．
- 研究をはじめた段階では術後2週も計測を行っていたが，術後に生じる腫脹により筋厚が大きくなってしまうことが考えられたため，術後2週の計測は除外した．

記載されているデータは全て架空

まとめてみよう！ 解析結果の記載例

（本研究のまとめとして，前ページ④の検討に加え，膝伸展筋力の測定時期による比較[*3]も含めた結果を示す）

【統計解析】

統計学的検定として，筋力・筋厚の時期による比較，および各測定時期における筋厚術前比率の筋による比較に反復測定一元配置分散分析を用いた．有意な主効果があった場合には事後検定としてTukey法による多重比較を行った．統計学的有意水準は5％未満とした．

【結果】

研究参加者は22名（平均年齢60.9歳，身長153.7 cm，体重54.0 kg）であった．

筋力は，術後4週では術前よりも有意に低下し（$P<0.01$），術後6カ月では術前・術後4週よりも有意に大きくなった（$P<0.01$）（表）．

筋厚は，4筋のすべてで術前と術後4週とでは有意差がなかった．RF・VI・VL筋厚は術後6カ月には術前および術後4週と比べ有意に大きくなった（$P<0.05$）．一方，VMの術後6カ月の筋厚は術後4週と比べ有意に大きかったものの（$P<0.05$），術前とは差がなかった（$P=0.09$）（表）．

筋厚の術前比率は，術後4週，6カ月ともにRF・VIと比べVMで有意に小さかった（$P<0.05$）（図）．

【結論】

筋厚はいずれの筋も術後の有意な減少はなかったことから，術後早期の膝伸展筋力低下は筋萎縮よりも神経学的要因による影響が大きいことが示唆された．術後の大腿四頭筋肥大の推移は4筋の間で異なり，VMの肥大が最も遅いことが示唆された．

表　筋力・筋厚の推移

	術前	術後4週	術後6カ月
筋力	1.09±0.32	0.71±0.29**	1.46±0.56**‡
RF筋厚	1.21±0.23	1.38±0.24	1.74±0.25**†
VI筋厚	0.99±0.22	1.17±0.29	1.41±0.37**†
VL筋厚	1.12±0.22	1.13±0.18	1.33±0.24*†
VM筋厚	1.15±0.24	1.05±0.20	1.28±0.23†

術前との比較：* $P<0.05$，** $P<0.01$
術後4週との比較：† $P<0.05$，‡ $P<0.01$

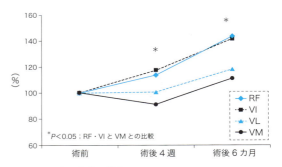

図　筋厚の術前比率の推移

Advanced!

① 本研究遂行に当たり苦労した点

- 前述のように術後腫脹の筋厚への影響を考慮し，2週目の計測は行わなかったが，術後4週に腫脹が完全に消失したとはいいきれないので，筋厚の値の解釈は慎重に行わなければならなかった．筋厚だけでなく各筋の皮下脂肪厚も計測し，その値がすべて術前後に変化していないことを示したが（本稿にはデータ未表示），腫脹の影響を除外する根本的解決には至らなかった．

② 検討したかったが，断念した点

- 本研究では術前の筋厚を基準値とした比率で人工股関節全置換術の影響を示した．しかし人工股関節全置換術が適応となる重度な変形性股関節症はすでに大腿四頭筋が萎縮していることが知られており，その程度が筋により異なる可能性がある．そのため同年代の変形性股関節症を有さない健常者の筋厚を基準値とする必要があるが，十分なサンプルサイズの健常者をリクルートできず，断念した．

（福元喜啓）

[*1]　RF：Rectus Femoris（大腿直筋）
　　VI：Vastus Intermedius（中間広筋）
　　VL：Vastus Lateralis（外側広筋）
　　VM：Vastus Medialis（内側広筋）

[*2]　多重比較には他にBonferroni法，Sceffé法，Holm法などがある．Holm法は比較的に有意差が出やすい．本研究では用いられることが多いTukey法を選択した．

[*3]　人工股関節全置換術後には膝伸展筋力の回復が遅延することが知られている．本研究では，膝伸展筋力低下に見合った大腿四頭筋の筋萎縮が生じているか，また4筋のなかで筋萎縮・肥大の違いがあるかを調べるため，このようなアウトカムを設定した．

| 複数条件間の比較 | 連続尺度 | 内部疾患 || 差 あり 対応あり（くり返しあり）　連 連続尺度　正 正規分布（パラメトリック）　回≧3 くり返し回数≧3 |

事例 生活習慣病患者における動脈機能の季節ごとの比較

使用する主な統計手法は

- **反復測定一元配置分散分析**
  差 あり 連 正 回≧3
- **共分散分析**
  差 あり 連 正 回≧3
- **多重比較（Tukey法）**

研究フレーム

- **研究デザイン** ▶前向きコホート研究
- **アウトカム** ▶動脈機能（FMD；%，CAVI，ABI）
- **要因** ▶各季節（春，夏，秋，冬）
- **本研究で用いた統計手法** ▶反復測定一元配置分散分析，共分散分析，多重比較（Tukey法）

データ分析のイメージ

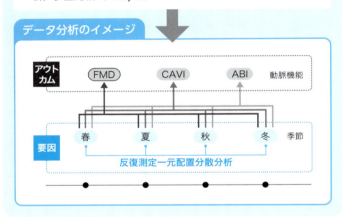

研究の概要と統計の選択

① 目的
- 動脈機能の季節変動を検証する．

② 対象
- 運動習慣をもたない生活習慣病患者

③ 変数
- 動脈機能①（FMD[*1]；%）[*2]…主なアウトカム
- 動脈機能②（CAVI[*1]）[*2] ┐
- 動脈機能③（ABI[*1]）[*2] ┘…副次的アウトカム[*3]
- 各季節（春，夏，秋，冬）…要因
- 年齢 ┐
- 性別 │…共変量（④-ⓑにおいて）
- BMI │
- 血圧 ┘

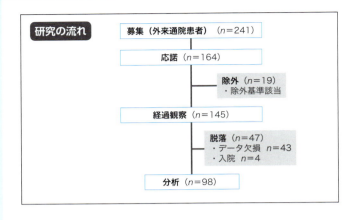

④ 統計解析の目的
ⓐ 動脈機能は季節によって差があるかを検討したい → ⑤-ⓐ
ⓑ 変数（FMD，CAVI，ABI）について，季節の違いの影響を受ける主な因子（共変量）を考慮して分析したい → ⑤-ⓑ
ⓒ 季節の4条件間のうち，どの条件間で動脈機能が違っているかを検討したい → ⑤-ⓒ

⑤ 統計手法の選択
ⓐ これは，変数について，その平均が3つ以上の条件で差があるかどうかを分散を用いて検定することを意味する．
　変数に関して，まず「動脈機能と季節の間には関連がない，また交互作用による違いもない」という仮説を設定して統計量を計算し，統計学的有意水準と比較して仮説を検討する〔水準より小さい値（確率）であれば仮説は棄却され，季節による違いがあるか，交互作用による違いがあるかのいずれか1つが成り立つ〕．変数，すなわちアウトカムがFMDの場合，%で示す連続尺度であり，季節という1要因からなる4群（春，夏，秋，冬）の分散分析であるから → **反復測定一元配置分散分析**
　同様に，他の変数（CAVI，ABI）についても分析する．

ⓑ これは，アウトカムを共変量で調整した結果が，ⓐの結果と異なるかどうか検討することを意味する．
　FMDならば，いくつかの変数（年齢，性別，BMI，血圧）を共変量とみなしてそれらの影響を取り除く分散分析のことであるから → **共分散分析**

ⓒ これは，ⓑの結果をふまえて，有意であった動脈機能について4条件（春，夏，秋，冬）のうちどの条件とどの条件に差があるかを調べることを意味する → **多重比較（Tukey法）**

データ分析のポイント

- シンプルに経時的変化を比較するにとどまらず（反復測定一元配置分散分析），共変量を調整して分析することで，結果に影響を及ぼしうる因子を可能なかぎり除外した検討を行った．調整の有無の2種の分析を行うことで，共変量で調整した場合とそうでない場合で結果が異なるかを検討することが可能となる．

記載されているデータは全て架空

まとめてみよう！ 解析結果の記載例

【統計解析】

統計解析としては，アウトカムに季節ごとの各変数を投入した反復測定一元配置分散分析，および共変量として年齢，性別，BMI，血圧を投入した反復測定一元配置共分散分析を実施し，多重比較はTukey法を用いた．統計学的有意水準は5％とした．

【結果】

本研究には，運動習慣のない（週1回未満）145名の成人生活習慣病患者が参加し，最終的な解析対象者は98名（66.3±10.9歳，女性57.7％）であった．分散分析の結果，FMDのみ有意であった（反復測定一元配置分散：$F=8.49$，$P<0.01$．共分散分析：$F=4.95$，$P<0.05$）．FMDでは，夏季（6〜8月）に比して，冬季（12〜2月）に有意に低値を示した（$P<0.05$）．一方，CAVIやABIでは季節間に有意な差はなかった（図）．

【結論】

このことより，FMDは季節変動があるが，CAVIやABIでは季節変動がみられないことが示唆された．

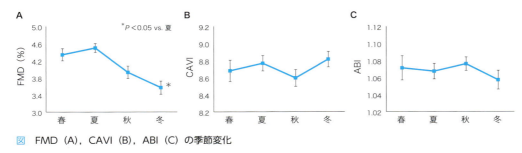

図 FMD（A），CAVI（B），ABI（C）の季節変化

Advanced!

① 本研究遂行に当たり苦労した点

- 投薬変更や他の通院などの影響で，定めたタイミングでの測定ができない症例があった．また，各測定の実施には時間がかかり，対象者の都合で測定できない項目が発生した．このように，データ欠損で分析から除外となる症例が多かった．

② 検討したかったが，断念した点

- 今回の対象者は運動習慣のない（週1回未満）患者であったが，正確な身体活動量が把握できていない．身体活動量は体重管理や血糖，脂質および血圧などの代謝関連指標のコントロールに及ぼす因子として無視できないため，身体活動量の季節変動が各代謝関連指標に及ぼす影響を検討したかったが，身体活動量計の所有数や費用，および臨床診療上の時間的制約の点から，客観的な身体活動量の評価には至らなかった．

（本田寛人）

---

*1 FMD：Flow-Mediated Dilation（血流依存性血管拡張反応）
　CAVI：Cardio-Ankle Vascular Index（心臓足首血管指数）
　ABI：Ankle-Brachial pressure Index（足関節上腕血圧比）
*2 自律神経由来の身体の変化はサーカディアンリズム（概日リズム）の影響を受けるため，その点を考慮して測定条件・環境を設定する必要がある（測定時間を統一するなど）．
*3 同じ動脈機能の評価として，器質的な動脈機能を反映するCAVIやABIを比較としてアウトカムに採用した．

複数条件間の比較　連続尺度　中枢神経疾患

差 あり 対応あり（くり返しあり）　連 連続尺度　正 正規分布（パラメトリック）　回2 くり返し回数2

事例　脳梗塞患者における肩装具使用の有無による運動パフォーマンス結果の比較

使用する主な統計手法は

対応のある t 検定
差 あり　連　正　回2

研究フレーム

研究デザイン ▶ クロスオーバーデザイン*1
アウトカム ▶ 運動パフォーマンス（10 m 歩行速度；m/sec, 5CS；sec）
要因（群分け） ▶ 麻痺側上肢に対する上肢懸垂用肩関節軟性装具（以下，肩装具）の使用（あり群，なし群）
本研究で用いた統計手法 ▶ 対応のある t 検定

データ分析のイメージ

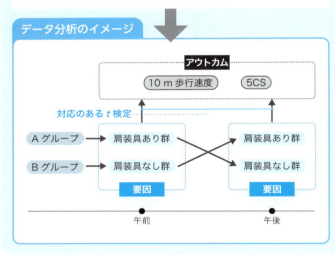

研究の流れ

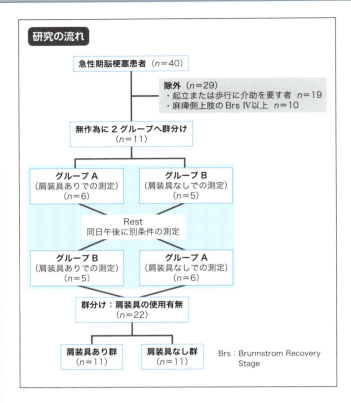

Brs：Brunnstrom Recovery Stage

研究の概要と統計の選択

① 目的
- 麻痺側上肢に対する肩装具の使用有無で運動パフォーマンス結果に違いがあるか検討する．

② 対象
- 急性期脳梗塞患者

③ 変数
- 運動パフォーマンス①（5CS；sec）*2 ┐
- 運動パフォーマンス②（10 m 歩行速度；m/sec）┘ …アウトカム
- 肩装具使用の有無（あり群，なし群）…要因

④ 統計解析の目的
ⓐ 運動パフォーマンスと肩装具の有無の関連性を検討したい → ⑤-ⓐ

⑤ 統計手法の選択
ⓐ これは，変数（5CS）について，対応のある2群（肩装具あり群，なし群）間で比較することを意味する．

　まず「5CSと肩装具の有無の間には関連がない」という仮説を設定して統計量を計算し，統計学的有意水準と比較して仮説を検討する．変数が時間（秒）という連続尺度であるから ➡ **対応のある t 検定**

10 m 歩行速度も同様に行う．

データ分析で工夫した点

- 脳梗塞の自然治癒の影響や運動パフォーマンスの持ち越し効果を最大限受けないように，クロスオーバーのデザインを用い，測定は退院直前の午前と午後で実施した．
- 2群間比較の統計結果だけでなく，効果量 d を算出して肩装具と運動パフォーマンスの関係性を検討した．

記載されているデータは全て架空

複数条件間の比較

順序 / 連続 / 高齢 / 運動 / 内部 / 中枢

まとめてみよう！ 解析結果の記載例

【統計解析】

統計解析として，肩装具を使用している場合と使用していない場合の2群間で，10 m歩行速度と5CSを対応のあるt検定で比較検討した．統計学的有意水準は5％とした．

【結果】

本研究は，急性期脳梗塞患者40名のうち，歩行または起立動作に介助を要する者（$n = 19$），麻痺側上肢のBrunnstrom

表　肩装具の使用有無による運動パフォーマンス結果

	全体		肩装具あり群		肩装具なし群		t検定	
	平均値	標準偏差	平均値	標準偏差	平均値	標準偏差	P値	d
10 m歩行速度 (m/sec)	0.71	0.41	0.74	0.44	0.68	0.40	0.027	0.14
5CS (sec)	21.82	5.49	19.46	4.18	24.18	5.80	<0.001	0.95

d : Cohen's d（標準偏差を基準としたコーエンの標本効果量）

Recovery StageがIV以上の者（$n = 10$）を除外した11名（平均年齢74.36 ± 9.51歳，男性27.3 %，心原性脳塞栓症45.5 %，右半球損傷54.5 %，平均在院日数35.46 ± 11.70日）を対象とした．測定時の脳卒中重症度（平均National Institute of Health Stroke Scale点数）は，5.82 ± 4.35点であった．運動パフォーマンスの2群間比較では，5CS（肩装具あり群：19.46 ± 4.18 sec，肩装具なし群：24.18 ± 5.80 sec），10 m歩行速度（肩装具あり群：0.74 ± 0.44 m/sec，肩装具なし群：0.68 ± 0.40 m/sec）ともに肩装具あり群で有意に速かった（$P<0.05$）．なお，それぞれの指標での条件間の効果量（d）は，5CSで0.95，歩行速度で0.14であった（表）．

【結論】

以上より，肩装具の使用は，歩行能力や起立動作の運動パフォーマンスの改善に寄与すると考えられる．特に反復起立動作のような運動パフォーマンスの改善には効果的である．

Advanced!

① 本研究遂行に当たり苦労した点

● 歩行や起立動作に介助を要する患者が多く，対象者数の確保に難渋した．

● 2群間での運動パフォーマンスを比較した結果，2指標ともに有意差を認めたが，効果量の算出により統計的有意差の意義を検討した．

② 検討したかったが，断念した点

● 10 m歩行速度と5CS以外の運動パフォーマンスも検討したかったが，評価を行う時間的制約のため本研究に取り込むことができなかった．

● 本研究では，運動パフォーマンスの検者および被検者の盲検化を行うことができなかった．

（國枝洋太）

---

*1 クロスオーバーデザインとは，2グループの対象者に2条件の施行を時期をずらしてそれぞれ実施し，それぞれの結果を集計して2条件間（2群間）で評価するデザイン．

*2 5CS（5 Chair Standing test：5回立ち座りテスト）を用いて評価した．

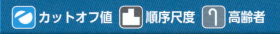

| カットオフ値 | 順序尺度 | 高齢者 | | 差 なし 対応なし（くりかえしなし） 名 名義尺度 群≥2 比較群数≥2 |

事例 老研式活動能力指標[a]は高齢者[1]における社会的孤立の予測因子になりうるか[2]

使用する主な統計手法は

ロジスティック回帰分析
差 なし 名 群≥2

ROC曲線

研究フレーム
- **研究デザイン** ▶ 前向きコホート研究
- **アウトカム** ▶ 5年後の社会的孤立（あり，なし）
- **要因** ▶ 老研式活動能力指標（TMIG*1；0～13点）
- **本研究で用いた統計手法** ▶ ロジスティック回帰分析，ROC曲線，Student's t検定（対応のないt検定），Mann-WhitneyのU検定，χ^2検定

データ分析のイメージ

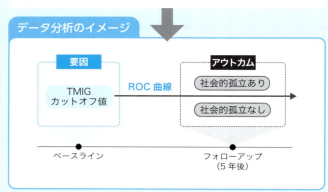

研究の流れ

- 募集（n=2316）
- 応諾（n=2304）
- 除外基準該当（n=323）
- 社会的孤立していない地域在住高齢者（n=1981）
- 5年後のフォローアップ参加者（n=1653）
  - 社会的孤立あり（n=352）
  - 社会的孤立なし（n=1301）

④ **統計解析の目的**

ⓐ 社会的孤立について，ベースライン時のTMIG得点が予測因子になるか検討したい → ⑤-ⓐ

ⓑ TMIG得点のカットオフ値を算出したい → ⑤-ⓑ

⑤ **統計解析の選択**

ⓐ これは，TMIG得点はアウトカムに影響を与えるか，その影響（効果）はどのくらいかを分析することを意味する（効果の程度はオッズ比として算出する）．アウトカム＝従属変数に関連する要因の影響をはっきりさせるために，それ以外の変数（群間比較において有意な関係を示した変数*6）を共変量とみなして影響を取り除く．

　ここでは，アウトカムが社会的孤立の有無で名義尺度，要因はTMIG得点で順序尺度，共変量は年齢，性別，教育年数，同居者の有無，服薬数，併存疾患数，GDS得点，LSA得点であるから ➡ **ロジスティック回帰分析（強制投入法）**

ⓑ これは，TMIG得点の **ROC曲線** を描いてカットオフ値を算出することを意味する．

　ROC曲線は要因の値ごとに感度と特異度を求め，縦軸に感度，横軸に1－特異度として描く．カットオフ値の算出にはYouden indexを使用する．これは感度＋特異度－1を計算してその最大値をとるポイントをカットオフ値とする方法である．

データ分析で工夫した点

- 本来は先行研究や臨床的知見を考慮してロジスティック回帰分析の共変量を選択するが，本研究においては，先に群間比較を実施して2群間で有意差がみられるベースラインの対象者特性を探索的に検討して共変量を選択した．

研究の概要と統計の選択

① **目的**
- ベースラインにおけるTMIG*1得点が5年後の社会的孤立に影響するか検討する．

② **対象**
- 社会的孤立していない地域在住高齢者

③ **変数**
- 社会的孤立（あり群，なし群；5年後）*2…アウトカム
- 老研式活動能力指標（TMIG得点0～13点）…要因
- 年齢
- 性別
- 教育年数
- 同居者の有無
- 服薬数
- 併存疾患数
- GDS得点*4
- LSA得点*5

…共変量

記載されているデータは全て架空

カットオフ値

まとめてみよう！ 解析結果の記載例

【統計解析】

統計解析としては，5年後の社会的孤立発生の有無で対象者を2群に群分けしたうえで，ベースラインの対象者特性について，Student's t 検定，Mann-Whitney の U 検定，χ^2 検定のいずれかを選択して，2群間比較を実施した．次に，2群間比較で有意差のみられた変数を共変量として，アウトカムを社会的孤立発生の有無，要因を TMIG 得点としたロジスティック回帰分析を実施した．最後に，5年後の社会的孤立発生を予測するためのベースライン時の TMIG 得点のカットオフ値を，ROC 曲線を用いて算出した．統計学的有意水準は5％とした．

【結果】

ベースラインおよびフォローアップの両方で測定のできた対象者は1653名（平均年齢：71.8 ± 8.3歳，女性：66.6％）であり，フォローアップ時に LSNS-6 で社会的孤立に分類された高齢者は352名であった．社会的孤立発生の有無で2群間比較を実施した結果，年齢，性別（男性＝0，女性＝1），教育年数，同居者の有無（有＝0，無＝1），服薬数，並存疾患数，GDS 得点，LSA 得点，TMIG 得点において2群間に有意な違いがみられた．2群間比較で有意差のみられた変数を

共変量としたロジスティック回帰分析の結果（表），5年後の社会的孤立発生にベースライン時の TMIG 得点が独立して関連していた（オッズ比：1.40，95％信頼区間：1.09-1.80，P < 0.001）．ROC 曲線の分析の結果，5年後の社会的孤立発生を予測するベースライン時の TMIG 得点のカットオフ値は10点であった（AUC[7]：0.67，感度：0.65，特異度：0.33）．

【結論】

この結果から，5年後の社会的孤立を予測するうえで，ベースライン時の TMIG 得点が10点以下であることがカットオフ値となることが示唆された．

表 5年後の社会的孤立に対する多重ロジスティック回帰分析結果

		オッズ比	95％信頼区間	P値
年齢	（歳）	1.02	0.97-1.09	0.382
性別	（女性）	1.07	0.48-2.36	0.887
教育年数	（年）	0.94	0.80-1.11	0.471
同居者の有無	（無）	0.91	0.38-2.20	0.831
服薬数	（個／日）	1.05	0.88-1.24	0.594
並存疾患数	（個）	1.02	0.74-1.42	0.882
GDS 得点	（点）	0.85	0.76-0.95	0.013
LSA 得点	（点）	1.01	0.99-1.03	0.175
TMIG 得点	（点）	1.40	1.09-1.80	< 0.001

順序
連続
高齢
運動
内部
中枢

Advanced!

① 本研究遂行に当たり難渋した点

● 5年という観察期間の後にフォローアップの測定をする際にフォローアップ率を高く保つために，観察期間中も電話によるコンタクトを欠かさず実施した．

② 検討したかったが，断念した点

● 客観的指標を用いて身体機能を測定すべきであったが，測定時の時間的制約によりすべてを質問紙により評価した．

（澤　龍一）

---

*1 TMIG：Tokyo Metropolitan Institute of Gerontology

*2 TMIG 得点のカットオフ値を ROC（Receiver Operating Characteristic）曲線により算出するため，先行研究[*3]に基づき群分けを行った．LSNS-6（Lubben Social Network Scale-6）で評価し，12点未満を社会的孤立とした．

*3 栗本鮎美，他：日本語版 Lubben Social Network Scale 短縮版（LSNS-6）の作成と信頼性および妥当性の検討．日老医誌，48：149-157，2011

*4 GDS（Geriatric Depression Scale）：うつ状態の指標．

*5 LSA（Life Space Assessment）：活動範囲の指標．

*6 本研究では連続尺度，名義尺度の2群（孤立あり群，なし群）間比較も行っており，その際には Student's t 検定，Mann-Whitney の U 検定，χ（カイ）^{2} 検定を用いている．

*7 AUC：Area Under the Curve（曲線下面積）

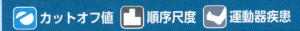

| 事例 | 術前重症度・歩行時痛は人工膝関節置換術患者における術後歩行時痛残存の予測因子になりうるか |

使用する主な統計手法は

ROC 曲線

研究フレーム

研究デザイン ▶ 前向きコホート研究
アウトカム ▶ 人工膝関節置換術後6カ月における歩行時痛の残存（あり，なし）
要因 ▶ 術前の変形性膝関節症重症度（KL分類；グレード0〜IV）[*1]，術前の歩行時痛（NRS；0〜10）[*2]
本研究で用いた統計手法 ▶ ROC曲線，ロジスティック回帰分析

データ分析のイメージ

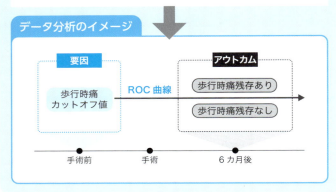

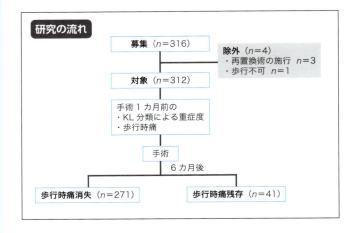

- 変形性膝関節症重症度 (KL分類グレード0〜IV；術前)[*1]
- 歩行時痛 (NRS 0〜10；術前)[*2]

…要因

④ 統計解析の目的

[a] 術前の変形性膝関節症重症度と歩行時痛のどちらが術後の歩行時痛残存の予測因子になるかを調べ，カットオフ値を算出したい → ⑤-[a]

⑤ 統計解析の選択

[a] これは，予想される予測因子（術前の変形性膝関節症重症度と歩行時痛）それぞれの**ROC曲線**[*3]を描いて曲線下面積（AUC[*3]）を求め，値が大きかった予測因子についてカットオフ値を算出することを意味する．

　ROC曲線の各基準点（座標）ごとの感度と特異度を求め，縦軸に感度，横軸に1－特異度として描く．カットオフ値の算出にはYouden indexを使用する．これは感度＋特異度－1を計算してその最大値をとるポイントをカットオフ値とする方法である．

研究の概要と統計の選択

① 目的
- 人工膝関節置換術後の歩行時痛残存について，術前の変形性膝関節症重症度と歩行時痛のどちらが予測因子になりうるかを調べ，カットオフ値を算出する．

② 対象
- 人工膝関節置換術後の患者

③ 変数
- 歩行時痛残存（あり＝残存群，なし＝消失群；術後6カ月）…アウトカム

データ分析で工夫した点

- 術後の歩行時痛に関してはアウトカムとして2値での分析を行うため歩行時痛の有無を聴取し，術前の歩行時痛は要因のためNRSを用いて順序尺度でのデータを得た．
- なお本研究では，外的妥当性（得られたカットオフ値が異なるサンプルにおいても同様に術後の歩行時痛残存を予測するか）用のサンプルを設けることで，得られたカットオフ値が他の集団に対して有用となるのかも検討している（次ページ「解析結果の記載例」参照）．

まとめてみよう！ 解析結果の記載例

（本研究のまとめとして，前ページ④の検討に加え，得られたカットオフ値の外的妥当性を検討した結果も含めて示す）

【統計解析】

統計解析として，アウトカムに術後6カ月における歩行時痛残存の有無を，要因に術前の重症度および歩行時痛の程度を投入したROC曲線をそれぞれ描いた．このROC曲線でAUCが大きかった変数に関してカットオフ値を求めた．さらに，得られたカットオフ値の外的妥当性を検討するため，術後6カ月の歩行時痛残存の有無をアウトカムに，術前の重症度およびカットオフ値によってカテゴリ化した術前の歩行時痛を要因に投入したロジスティック回帰分析を異なるサンプルにおいても行った．いずれも統計学的有意水準は5％とした．

【結果】

本研究の対象者312名（71.2±7.0歳，女性284名，91.0％）のうち，術後6カ月において271名は歩行時痛は消失したものの，41名は歩行時痛が残存していた（表）．術前の重症度および歩行時痛についてそれぞれROC曲線を描いたところ，ROC曲線のAUCは術前の重症度で0.49，歩行時痛で0.82であり，術前の歩行時痛のAUCが大きく，術前の歩行時痛が術後の歩行時痛予測に有用であると考えられた（図）．また，術後の歩行時痛残存の有無を判別する術前の歩行時痛のカットオフ値は6/7であった．

さらに外的妥当性を検討するため，61名をリクルーティングし，この61名において術前の重症度およびカットオフ値によってカテゴリ化した歩行時痛が術後の歩行時痛に及ぼす影響をロジスティック回帰分析を行って調べたところ，術前のカテゴリ化した歩行時痛が術後の歩行時痛残存に影響を及ぼす因子として抽出された（$P<0.001$，オッズ比：2.13（95％信頼区間 1.32–3.45））．

【結論】

本研究の結果から，人工膝関節置換術後に問題となりやすい歩行時痛の残存を，術前の歩行時痛から予測できる可能性が示唆された．

表　術後の歩行時痛が消失した群と残存した群における術前の重症度および術前歩行時痛

	患者数 (n)	術前の重症度 (n) 2	3	4	術前の歩行時痛 中央値	25％値	75％値
術後の歩行時痛消失群	271	2	21	248	3.0	2.0	5.0
術後の歩行時痛残存群	41	0	4	37	8.0	5.0	8.0

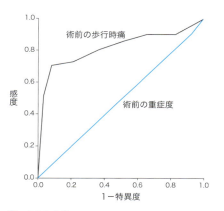

図　ROC曲線
術前の歩行時痛のAUC：0.82，感度：0.71，特異度：0.92，カットオフ値：6/7

Advanced!

①本研究遂行に当たり難渋した点
- NRSを用いた疼痛評価では回答が得られにくいことも少なくなく，検者がNRSの値を誘導しないよう配慮が必要であった．
- 外的妥当性を検証するため，さらなるリクルーティングが必要であった．

②検討したかったが，断念した点
- 人工膝関節置換術を施行する患者は両側に変形性膝関節症を有していることが少なくなく，反対側の影響を排除することが望ましかったものの排除できなかった．

（飛山義憲）

*1　5段階評価のKL（Kellgren Lawrence）分類で評価した．
*2　11段階評価のNRS（Numeric Rating Scale）で評価した．
*3　ROC曲線：Receiver Operating Characteristic curve
　　AUC：Area Under the Curve

カットオフ値　順序尺度　内部疾患

差 [なし] 対応なし（くり返しなし）　順 順序尺度　群2 比較群数2

事例 COPD Assessment test は COPD 患者における歩行補助具使用開始の予測因子になりうるか

使用する主な統計手法は

Mann-Whitney の U 検定
差 なし 順 群2

ROC 曲線

研究フレーム

研究デザイン ▶ 前向きコホート研究
アウトカム ▶ 1年以内の歩行補助具の使用の有無
要因 ▶ COPD[*1] の自覚症状（CAT；0～40）[*2]
本研究で用いた統計手法 ▶ Mann-Whitney の U 検定，ROC 曲線，Student's t 検定（対応のない t 検定），χ^2 検定

データ分析のイメージ

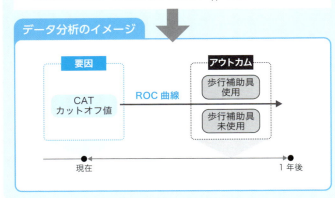

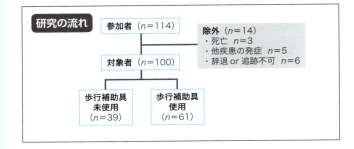

研究の流れ
参加者（n=114）
　除外（n=14）
　・死亡 n=3
　・他疾患の発症 n=5
　・辞退 or 追跡不可 n=6
対象者（n=100）
歩行補助具未使用（n=39）　歩行補助具使用（n=61）

研究の概要と統計の選択

① 目的
- 1年以内の歩行補助具の使用開始を CAT を用いて予測できるか検討する．

② 対象
- COPD[*1] 患者

③ 変数
- 歩行補助具使用（使用群，未使用群；退院後1年間）…アウトカム
- COPD の自覚症状（CAT 0～40）[*2]…要因
- 年齢
- 性別
- 身長
- 体重
- BMI

④ 統計解析の目的
a 変数と歩行補助具使用の有無の関連性を検討したい → ⑤-a
b 将来の歩行補助具使用に影響を及ぼしはじめる CAT のカットオフ値を検討したい → ⑤-b

⑤ 統計手法の選択

a これは，変数（CAT）について2群間（歩行補助具使用群，未使用群）の差を比較することを意味する（Student's t 検定，χ^2 検定，Mann-Whitney の U 検定など）．

　まず「CAT と歩行補助具使用の間には関連がない」という仮説を設定して統計量を計算し，統計学的有意水準と比較して判定する〔水準より小さい値（確率）であれば仮説は棄却され，関連があるといえる〕．変数の CAT は順序尺度であり，正規分布が仮定しにくくノンパラメトリック検定となるから ➡ **Mann-Whitney の U 検定**

　同様に，年齢，性別，身長，体重，BMI についても2群間比較を行う[*3]．

b これは，a の結果をふまえて，有意であった CAT の **ROC 曲線**[*4] を描いてカットオフ値を算出することを意味する．

　ROC 曲線は歩行補助具使用状況に対する CAT の各値の感度と特異度を求め，縦軸に感度，横軸に 1－特異度として描く．カットオフ値の算出には Youden index を使用する．これは感度＋特異度－1 を計算してその最大値をとるポイントをカットオフ値とする方法である．

データ分析で工夫した点

- スパイロメーターなど特殊な機器を使用して COPD の病態を評価するのではなく，患者自身が短い質問に答える指標を使用することで，患者の健康状態を簡便に把握するとともにデータ収集を容易にした．

まとめてみよう！ 解析結果の記載例

【統計解析】

1年以内の歩行補助具の使用開始の有無により2群に群分けし，Mann-WhitneyのU検定，Student's t検定，χ^2検定にて群間比較を行った．群間比較により有意差を認めた因子についてカットオフ値をROC曲線を用いて算出した．得られたカットオフ値の感度と特異度を算出した．統計学的有意水準は5％とした．

【結果】

本研究の解析対象者は，歩行補助具未使用群39名（71.7±5.4歳，男性34名），使用群61名（74.0±7.5歳，男性47名）であった．群間比較において，歩行補助具使用群は有意にCATが高値を示した（P<0.001）が，その他の変数には有意な差は認められなかった（表）．1年以内の歩行補助具の使用開始におけるCATのカットオフ値は12点（感度：72.1％，特異度：79.5％）であった（図）．

【結論】

自覚的な呼吸器症状は身体機能の低下と関連している可能性がある．患者の身体的負担なく測定できるCATを用いることで，予後予測が簡便にでき，それに応じた介入が可能となる．

表　2群間比較

	歩行補助具 未使用39名	歩行補助具 使用61名	P値
年齢（歳）	71.7±5.4	74±7.5	0.102
性別，男性/女性（n）	34/5	47/14	0.198
身長（cm）	164.5±6.5	161.8±8.7	0.103
体重（kg）	45.3±7.6	46.2±8.5	0.592
BMI（kg/m²）	16.8±2.9	17.8±3.6	0.148
CAT（点）	5[4-10]	14[9.5-17]	<0.001

CAT：中央値［四分位範囲］

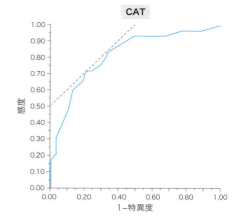

感度（％）	特異度（％）	カットオフ値	AUC[*5]
CAT 72.1	79.5	12	0.82

図　歩行補助具の使用開始をアウトカムとしたROC曲線

Advanced!

①本研究遂行に当たり難渋した点

- 多くのCOPD患者と定期的に連絡をとり，1年間フォローアップするためにマンパワーや時間が必要であった．

②検討したかったが，断念した点

- ADLの介助量や急性増悪など，CATと他のイベントの発生との検討を試みたが，イベント発生数が少なく断念した．
- 歩行補助具の使用開始による効果（連続歩行距離，活動量，ADLの変化）を検討したが，これらの値は欠損データが多く検討を断念した．

（久保宏紀）

[*1] COPD：Chronic Obstructive Pulmonary Disease（慢性閉塞性肺疾患）
[*2] CAT（COPD Assessment test）を用いて評価した．
[*3] 性別は名義尺度であるためχ^2検定，年齢，身長，体重，BMIは連続尺度であるためStudent's t検定を用いる．
[*4] ROC曲線：Receiver Operating Characteristic curve
[*5] AUC：Area Under the Curve（曲線下面積）

カットオフ値　順序尺度　中枢神経疾患　差 なし 対応なし（くりかえしなし）　名 名義尺度　群≧2 比較群数≧2

事例　BRSは脳卒中患者における歩行自立獲得の予測因子になりうるか

使用する主な統計手法は

ロジスティック回帰分析
差 なし　名　群≧2

ROC曲線

研究フレーム

- 研究デザイン▶ケースコントロール研究
- アウトカム▶歩行自立（FAC；自立，介助）
- 要因▶入院時におけるBRS（Ⅰ～Ⅵ）
- 本研究で用いた統計手法▶ロジスティック回帰分析，ROC曲線，χ^2検定，Student's t 検定（対応のない t 検定），Mann-Whitney の U 検定

データ分析のイメージ

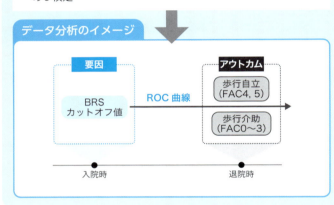

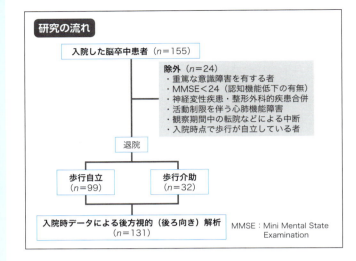

- 入院期間（日）
- BBS*2
- FIM*2（運動項目，認知項目）　…共変量
- 10 m 歩行速度
- 麻痺側下肢深部感覚（5段階評価）*3
- 麻痺側下肢表在感覚（5段階評価）*3
- FIM（合計点）
- 年齢　　●性別
- BMI　　●発症後期間（日）

④ **統計解析の目的**

ⓐ 回復期病棟入院時におけるBRSが，歩行自立獲得の予測因子となるかを検討したい → ⑤-ⓐ

ⓑ 回復期病棟入院時におけるBRSからアウトカム（歩行自立獲得）を予測するためのカットオフ値を算出したい → ⑤-ⓑ

⑤ **統計手法の選択**

ⓐ これは，BRSはアウトカムに影響を与えるか，その影響（効果）はどの程度かを分析することを意味する（効果の程度はオッズ比と95％信頼区間として算出する）．アウトカム＝従属変数に関連する要因の影響をはっきりさせるために，それ以外の変数（群間比較において有意な関係を示した変数*4）を共変量とみなして，これらを調整したうえで影響度を推定する．

　ここでは，アウトカムが2値で示される歩行自立の有無（名義尺度），要因はBRS（順序尺度），共変量は入院期間，BBS，FIM（運動項目，認知項目），10 m歩行速度，麻痺側下肢深部感覚であるから ➡ **ロジスティック回帰分析（強制投入法）**

研究の概要と統計の選択

① **目的**
- 回復期病棟入院時の運動麻痺の程度から歩行予後を予測できるか検討する．

② **対象**
- 入院した脳卒中患者

③ **変数**
- 退院時における歩行自立獲得の有無（FAC；自立群，介助群）*1…アウトカム
- 麻痺側下肢のBRS*2（Ⅰ～Ⅵ）…要因

---

*1　FAC（Functional Ambulation Categories；0～5点）で評価し，4，5点を自立群とした．
*2　BRS：Brunnstrom Recovery Stage，BBS：Berg Balance Scale，FIM：Functional Independence Measure
*3　正常，軽度鈍麻，中等度鈍麻，重度鈍麻，脱失の5段階で評価した．
*4　本研究では連続尺度，名義尺度の2群（自立群，介助群）間比較も行っており，その際にはχ（カイ）^{2}検定，Student's t 検定，Mann-WhitneyのU検定を用いている．

*5　ROC曲線：Receiver Operating Characteristic curve
*6　2値にすることでカットオフ値を求めることができる．
*7　多重共線性を防ぐために，分散拡大係数（VIF：Variance Inflation Factor）をチェックしておく．VIFが10以上の場合には多重共線性を疑い，どちらか一方の変数を共変量に採用する．
*8　感度および特異度の値を吟味し，臨床上有用な指標となりうるか判断する必要がある．
*9　サンプルサイズの充足に時間を要する．

b これは，BRSの**ROC曲線**[*5]を描いてカットオフ値を算出することを意味する．

ROC曲線は要因の値ごとに感度と特異度を求め，縦軸に感度，横軸に1－特異度（偽陽性率）として描く．カットオフ値の算出にはYouden indexを使用する．これは感度＋特異度－1を計算してその最大値をとるポイントをカットオフ値とする方法である．

データ分析で工夫した点

- FACは0（歩行不可）～5（完全自立）の6段階で評価される．そのため，FAC4（平地のみ歩行自立）以上に達した場合を歩行自立群，4に至らなかった場合を歩行介助群に分類し分析した[*6]．
- ロジスティック回帰モデルに投入する変数は，投入する変数をスクリーニングする目的で2群間での比較を実施し，有意確率（P値）が0.1未満の変数をモデルに投入した．
- FIM合計点とFIM運動項目を共変量として選択したが，これらは分散拡大係数＞10であったため，FIM合計点を除外し解析した[*7]．

記載されているデータは全て架空

まとめてみよう！ 解析結果の記載例

【統計解析】
統計解析では，まず歩行自立獲得に関連する要因を明らかにするために，入院時における身体機能および変数の2群間の比較を，χ^2検定，Student's t検定，Mann-WhitneyのU検定を用いて行った．さらに，アウトカムを歩行自立の有無とし，2群間の比較検定においてP値が0.1未満であった項目についてロジスティック回帰分析を行い，歩行自立の有無に独立して関連する要因を検討した．なお，投入変数は多重共線性を防ぐために分散拡大係数を確認し解析した．最後に，ROC曲線を用いてカットオフ値，感度，特異度を求め，モデル予測能の指標として曲線下面積（Area Under the Curve：AUC）を算出した．ロジスティック回帰分析における統計学有意水準は5％とした．

【結果】
本研究の対象者131名（自立群：99名）の平均年齢は66.7±7.0歳，男性65名，発症後期間は42.7±13.4日であった．2群間比較でP＜0.1を満たした項目は，BRS，入院期間，麻痺側下肢深部感覚，BBS，10 m歩行速度，FIM（合計点，運動項目，認知項目）であった．なお，FIM合計点およびFIM運動項目は分散拡大係数10以上であったことから，FIM合計点を除外したうえでロジスティック回帰分析を行った．ロジスティック回帰分析では，BRS〔オッズ比（95％信頼区間）：18.50（4.50-75.80）〕のみにおいて，歩行自立の有無と独立した関連性が認められた（表）．BRSのROC曲線について，BRSのカットオフ値は4.00〔AUC（95％信頼区間）：0.91（0.87-0.96），感度／特異度：0.75／0.97〕であった[*8]（図）．

【結論】
結果より，入院時における麻痺側下肢のBRSがⅣ以上の場合，退院時に歩行自立を獲得できる可能性が高いことが示唆された．感度75％／特異度97％のため，BRSがⅣに満たない患者も歩行自立する可能性が十分にありうることを想定しておかねばならない．したがって，BRSを指標に歩行予後を予測しつつ，他の因子も考慮し歩行自立可否を判断することが重要である．

表 歩行自立・介助をアウトカムとしたロジスティック回帰分析の結果

要因	オッズ比	95％信頼区間	P値
入院期間	0.96	0.92-1.00	0.051
BRS	18.50	4.50-75.80	<0.001
下肢深部感覚	0.63	0.26-1.55	0.316
BBS	1.07	0.87-1.33	0.519
10 m歩行速度	0.17	0.0007-42.80	0.533
FIM 運動項目	0.96	0.90-1.02	0.182
FIM 認知項目	1.05	0.92-1.21	0.467

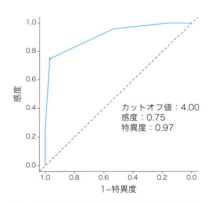

図 歩行自立可否の予測に対するBRSのROC曲線

Advanced!

①本研究遂行に当たり難渋した点

- 臨床上，歩行自立の可否の判断は担当セラピストにより判断がなされるため，主観的バイアスが混入しやすい．この影響を少なくするために複数のセラピストにより自立可否の判断を行った．
- 年間入院患者数は病床規模の影響を受けるため，参加症例数の獲得に限界があった[*9]．

②検討したかったが，断念した点

- 時間や費用面から多施設共同研究を断念し，単一の医療機関での検討にとどまった．

（大谷啓尊）

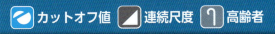

| 事例 | 運動機能テストは高齢者における転倒リスクの予測因子になりうるか |

使用する主な統計手法は

ロジスティック回帰分析
差 なし 名 群≧2

ROC曲線

研究フレーム

研究デザイン ▶ 前向きコホート研究
アウトカム ▶ フォローアップ期間中の転倒（あり＝転倒，なし＝非転倒）
要因 ▶ 運動機能テスト（5CS；秒）
本研究で用いた統計手法 ▶ ロジスティック回帰分析，ROC曲線，Student's t 検定（対応のない t 検定），χ^2 検定

データ分析のイメージ

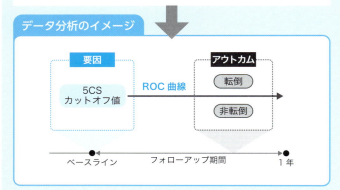

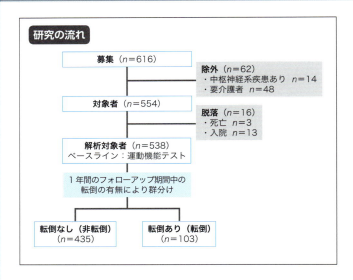

研究の概要と統計の選択

① 目的
- 転倒リスク判定のための運動機能テストの有用性を検討する．

② 対象
- 地域在住女性高齢者

③ 変数
- 転倒（転倒，非転倒）[*1]…アウトカム
- 運動機能テスト（5CS[*2]；秒）…要因
- 運動機能テスト（TUG[*2]；秒）
- 運動機能テスト（10 m 歩行テスト；秒）
- 年齢　● 身長
- 体重　● 服薬数
- 既往歴

④ 統計解析の目的
ⓐ 運動機能テストが転倒経験の予測因子になるかを検討したい → ⑤-ⓐ
ⓑ 運動機能テストのカットオフ値を算出したい → ⑤-ⓑ

⑤ 統計手法の選択
ⓐ これは，運動機能テストがアウトカムの発生を予測できるか，運動機能テストの変化がアウトカムの発生にどのくらい影響を及ぼすのかを分析することを意味する（影響の程度はオッズ比として算出する）．アウトカム＝従属変数に関連する要因の影響をはっきりさせるために，それ以外の変数を共変量とみなして影響を取り除く．
　ここでは，アウトカムが転倒経験の有無で名義尺度，要因は運動機能テスト（群間比較で有意な関係を示した5CS[*3]）で連続尺度，共変量は該当する変数がなかった[*4,5]ため ➡ **ロジスティック回帰分析**

ⓑ これは，ⓐで抽出された予測因子である5CSの**ROC曲線**[*6]を描いてカットオフ値を算出することを意味する．
　ROC曲線は要因の値ごとに感度と特異度を求め，縦軸に感度，横軸に1－特異度として描く．カットオフ値の算出にはYouden indexを使用する．これは感度＋特異度－1を計算してその最大値をとるポイントをカットオフ値とする方法である．

データ分析のポイント

- 1年間のフォローアップ期間において1回の転倒は偶然による要素が大きいと考え，2回以上転倒した高齢者を転倒群とした．
- 転倒要因としての性差を考慮して，女性のみを研究対象とした．
- 最初に群間比較を行うことで，分析を行う運動機能テストを絞り込んだ．また，共変量の有無を確認した．

[*1] 転倒を2回以上した者を転倒群とした．
[*2] 5CS：Five Chair Stand test（5回立ち座りテスト）
　TUG：Timed Up & Go test

[*3] 本研究では分析する運動機能テストを絞り込むため2群（転倒あり群，なし群）間比較を行っている．その際，連続尺度のためStudent's t 検定を用いた．

> 記載されているデータは全て架空

まとめてみよう！ 解析結果の記載例

【統計解析】

1年のフォローアップ期間中に2回以上転倒した高齢者を「転倒群」，転倒しなかった高齢者を「非転倒群」として，まず対象者の属性および運動機能テストの群間比較を行った．連続尺度についてはStudent's t 検定を行い，名義尺度については χ^2 検定を行った．2群間比較において有意な差が認められた運動機能テストを要因，フォローアップ期間中の転倒の有無をアウトカムとしたロジスティック回帰分析を行った．得られた結果からROC曲線を描きYouden Indexを用いて運動機能テストのカットオフ値を求めた．すべての解析の統計学的有意水準は5％未満とした．

【結果】

本研究では最終的に女性高齢者538名（年齢：76.7±6.4歳）が解析対象となった．フォローアップ期間中に2度以上の転倒をした高齢者103名（転倒群：年齢：77.5±6.0歳），1回以下の高齢者は435名（非転倒群：年齢：76.5±6.4歳）であった（表1）．

群間比較において有意な差を認めた項目は5CSテストであった（転倒群：10.2±4.1秒，非転倒群：8.9±3.3秒）．その他の項目には有意な差は認めなかった（表2）．そのため，転倒の有無と運動機能の関連を調べるためにロジスティック回帰分析を採用した．ロジスティック回帰分析において，ベースラインの5CSはフォローアップ期間中の転倒発生に有意に関連していた（$P=0.002$）．ROC解析において得られたROC曲線下面積（Area Under the Curve：AUC）は0.61であった．Youden Indexをもとに求めた5CSのカットオフ値は8.22秒であった（感度：67.7％，特異度：50.0％）（図）．

【結論】

地域在住高齢者を対象とした転倒リスクの判別のための運動機能テストとして，5CSは有用であったが，その判別の精度はそれほど高いものではなかった．

表1　対象者の属性

	転倒群	非転倒群	P値
年齢（歳）	77.5±6.0	76.5±6.4	0.147
身長（cm）	154.2±8.8	154.2±8.6	0.996
体重（kg）	55.9±10.2	55.1±9.8	0.455
服薬数	3.0±2.7	2.7±2.3	0.076
高血圧（n, %）	52, 50	224, 52	0.837
循環器疾患（n, %）	15, 15	65, 15	0.915
呼吸器疾患（n, %）	5, 5	12, 3	0.274
糖尿病（n, %）	15, 15	42, 10	0.163

表2　運動機能の2群間比較

	転倒群	非転倒群	P値
TUG（秒）	8.3±3.1	7.9±4.4	0.383
5CS（秒）	10.2±4.1	8.9±3.3	<0.001
10 m 歩行時間（秒）	11.7±2.8	11.5±2.6	0.490

平均±標準偏差

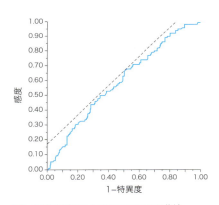

図　転倒予測のための5CSのROC曲線

Advanced!

①本研究遂行に当たり苦労した点

- 地方自治体の介護予防事業の一環として研究を実施したため，関係各所との調整が必要であった．
- ボランティア活動として介護予防にかかわっている高齢者に計測を行ってもらったため，事前の研修を複数回行う必要があった．

②検討したかったが，断念した点

- 男性を含めた測定を実施し，性別により層別化した検討を行いたかったが，必要なサンプルサイズが大きくなりすぎるため断念した．
- 転倒との関連が強く指摘されている二重課題下での運動機能についても検討したかったが，測定が複雑になるために一般的な運動機能評価の検討にとどまった．
- 精度高く転倒リスクの高い高齢者を判別するには多変量によるモデルを作成する必要があったが，今回の検討では他の潜在的な要因について測定ができなかったため，1つの運動機能を使用した予測モデルの作成にとどまった．

（浅井　剛）

---

*4 共変量を探索するため属性についても群間比較を行っており，その際，連続尺度ではStudent's t 検定，名義尺度では χ（カイ）^{2} 検定を用いた．その結果，有意な差は認められなかった．

*5 対象者の属性も群間比較を行い，有意な差が認められた場合（重要な共変量を見逃さないために有意水準を $P<0.1$ とすることが多いが，サンプルサイズなどから勘案して $P<0.05$ としてもよい）は，その変数を共変量としてロジスティック回帰分析に投入し調整を行う必要がある（強制投入法）．属性に有意な差がなければ，アウトカムに転倒の有無，要因に運動機能テストを投入したロジスティック回帰分析を行う．

*6 ROC曲線：Receiver Operating Characteristic curve

カットオフ値　連続尺度　運動器疾患

差 なし 対応なし（くり返しなし） 連 連続尺度 非 非正規分布（ノンパラメトリック） 群2 比較群数2

事例 術前の運動機能は人工膝関節置換術患者における入院パス逸脱の予測因子になりうるか

使用する主な統計手法は

▶ Mann-Whitney の U 検定
　差 なし 連 非 群2

▶ ROC 曲線

研究フレーム

- **研究デザイン** ▶ 前向きコホート研究
- **アウトカム** ▶ 人工膝関節置換術後の入院パスからの逸脱（あり，なし）
- **要因** ▶ 術前の運動機能（術側膝関節屈曲可動域；°，術側膝関節伸展可動域；°，術側膝関節伸展筋力；Nm/kg，TUG；秒）
- **本研究で用いた統計手法** ▶ Mann-Whitney の U 検定，ROC 曲線，Shapiro-Wilk 検定

データ分析のイメージ

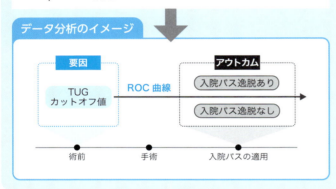

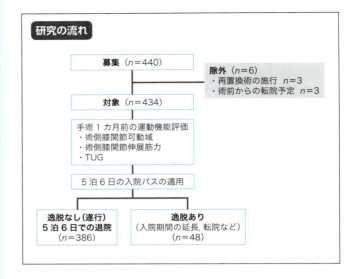

研究の概要と統計の選択

① 目的
- 疼痛増悪や歩行能力の回復不良などで5泊6日の入院パスから逸脱する患者を，術前の運動機能から予測できるか検討する．

② 対象
- 人工膝関節置換術後の患者

③ 変数
- 入院パスからの逸脱（あり群，なし群）…アウトカム
- 術前の運動機能（術側膝関節屈曲可動域；°）
- 術前の運動機能（術側膝関節伸展可動域；°）　…要因
- 術前の運動機能（術側膝関節伸展筋力；Nm/kg）
- 術前の運動機能（TUG[*1]；秒）

④ 統計解析の目的
ⓐ 術前の運動機能と入院パス逸脱の有無の関連性を検討したい → ⑤-ⓐ

ⓑ 入院パス逸脱の予測因子のカットオフ値を算出したい → ⑤-ⓑ

⑤ 統計手法の選択
ⓐ これは，術前の運動機能（TUG）について2群（逸脱あり群，逸脱なし群）間で比較することを意味する．

　まず「TUGと入院パス逸脱の間には関連がない」という仮説を設定して統計量を計算し，統計学的有意水準と比較して判定する〔水準より小さい値（確率）であれば仮説は棄却され，関連があるといえる〕．変数のTUGは連続尺度であり，ノンパラメトリックである[*2]から ➡ **Mann-Whitney の U 検定**

　同様に，術側膝関節屈曲可動域，術側膝関節伸展可動域，術側膝関節伸展筋力についても分析する．

ⓑ これは，術前の運動機能について **ROC 曲線**[*3] を描き，最も曲線下面積（AUC[*4]）が大きかったものに対してカットオフ値を算出することを意味する．

　ROC曲線は要因の値ごとに感度と特異度を求め，縦軸に感度，横軸に1－特異度として描く．カットオフ値の算出にはYouden indexを使用する．これは感度＋特異度－1を計算してその最大値をとるポイントをカットオフ値とする方法である．

データ分析のポイント

- カットオフ値を決定する際は視覚的な観点だけでなく，Youden Indexを用いて決定したカットオフ値が適切かを確認した．

まとめてみよう！ 解析結果の記載例

【統計解析】

統計解析として，入院パスから逸脱した群（逸脱あり）と入院パスを遂行した群（逸脱なし）の術前の運動機能について，Mann-WhitneyのU検定を用いて群間比較を行った．さらに，アウトカムに入院パスからの逸脱の有無を，要因に術前の術側膝関節屈曲可動域，術側膝関節伸展可動域，術側膝関節伸展筋力，TUGを投入したROC曲線をそれぞれ描いた．このROC曲線で最も曲線下面積が大きかった変数に関して感度および特異度からカットオフ値を求めた．統計学的有意水準は5％とした．

【結果】

本研究の対象者434名のうち，386名は入院パスを遂行し，48名が入院パスから逸脱した．入院パスからの逸脱の有無による術前の運動機能の比較においては，入院パスから逸脱した群は遂行した群に比べTUGが有意に大きく（$P < 0.001$），術側膝関節屈曲可動域（$P = 0.203$），術側膝関節伸展可動域（$P = 0.554$），術側膝関節伸展筋力（$P = 0.156$）については有意な差を認めなかった（表）．

術前の各運動機能についてROC曲線を描いたところ，ROC曲線の曲線下面積は術前の術側膝関節屈曲可動域で0.56，術側膝関節伸展可動域で0.53，術側膝関節伸展筋力で0.56，TUGで0.91であり，TUGの曲線下面積が最も大きく，TUGが入院パスからの逸脱の有無を最も鋭敏に予測する運動機能であると考えられた（図）．また，入院パスからの逸脱の有無を判別するカットオフ値は13.38秒であった．

【結論】

本研究の結果から，術前の移動能力が術後の入院パスからの逸脱の有無の予測に有用であることが示唆された．術前に入院パスからの逸脱を予測し，入院中の患者へのフォローを事前に充実させられることを示した意義ある結果である．

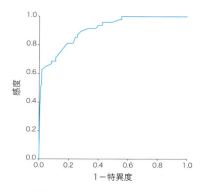

図　TUGのROC曲線
TUGの曲線下面積：0.91，感度：0.81，特異度：0.81，カットオフ値：13.38秒

表　入院パスを遂行した群と逸脱した群における術前の運動機能

	患者数 (n)	膝関節屈曲可動域(°) 中央値	25%値	75%値	膝関節伸展可動域(°) 中央値	25%値	75%値	膝関節伸展筋力(Nm/kg) 中央値	25%値	75%値	TUG(秒) 中央値	25%値	75%値
入院パスを遂行	386	122.6	115.3	130.0	−8.0	−10.0	−5.0	0.84	0.55	1.10	11.10	8.96	12.60
入院パスから逸脱	48	125.0	118.2	134.6	−6.0	−10.0	−5.0	0.70	0.44	1.07	15.75	13.44	16.50

Advanced!

①本研究遂行に当たり苦労した点

- 入院パスから逸脱する患者数が多くないため，全体の対象者数を多くする必要があった．

②検討したかったが，断念した点

- 入院パスからの逸脱は，術前の運動機能だけでなくさまざまな要素によって影響されるため，運動機能以外の要素を含める必要があったが，長期間にわたる臨床での測定が困難であったため，断念した．

（飛山義憲）

---

*1　TUG：Timed Up & Go test
*2　データを事前にShapiro-Wilk（シャピロ・ウィルク）検定により正規性の検定を行ったところ，正規分布していなかったためノンパラメトリックデータとして比較を行った．
*3　ROC曲線：Receiver Operating Characteristic curve
*4　AUC：Area Under the Curve

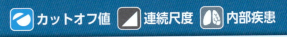 カットオフ値 ／ 連続尺度 ／ 内部疾患　　差 なし 対応なし（くり返しなし）　名 名義尺度　群≧2 比較群数≧2

事例　術前eGFR は心臓血管外科術患者における離床遅延の予測因子になりうるか

使用する主な統計手法は

ロジスティック回帰分析
差 なし　名 群≧2

ROC 曲線

研究フレーム

研究デザイン ▶ ケースコントロール研究
アウトカム ▶ 心臓血管外科術後離床遅延（あり＝離床遅延，なし＝順調）
要因 ▶ 術前eGFR（mL/min/1.73 m^2）
本研究で用いた統計手法 ▶ ロジスティック回帰分析，ROC曲線，Student's t 検定（対応のない t 検定），χ^2 検定

データ分析のイメージ

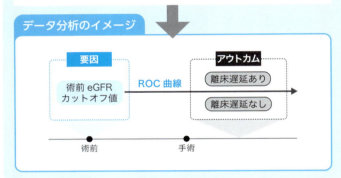

研究の概要と統計の選択

① 目的
- 術後離床の遅延が術前eGFR[*1]値で予測できるか検討する．

② 対象
- 心臓血管外科で開胸手術後の患者

③ 変数
- 術後離床遅延（離床遅延群，順調群）…アウトカム
- 術前eGFR（mL/min/1.73 m^2）…要因
- 年齢
- 性別
- 左室駆出率
- SPPB点数[*2]

研究の流れ

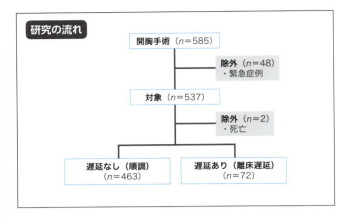

④ 統計解析の目的
ⓐ 術前eGFRが術後離床遅延の予測因子となるか検討したい → ⑤-ⓐ

ⓑ 術前eGFRのカットオフ値を算出したい → ⑤-ⓑ

⑤ 統計手法の選択
ⓐ これは，術前eGFRはアウトカムに影響を与えるか，その影響（効果）はどのくらいかを分析することを意味する（効果の程度はオッズ比として算出する）．アウトカム＝従属変数に関連する要因の影響をはっきりさせるために，それ以外の変数を共変量とみなして影響を取り除く[*3,4]．

ここでは，アウトカムが術後離床遅延の有無で名義尺度，要因は術前eGFRで連続尺度であるため ➡ **ロジスティック回帰分析**

ⓑ これは，術前eGFRの **ROC曲線**[*5]を描いてカットオフ値を算出することを意味する．

ROC曲線は要因の値ごとに感度と特異度を求め，縦軸に感度，横軸に1－特異度として描く．カットオフ値の算出にはYouden indexを使用する．これは感度＋特異度－1を計算してその最大値をとるポイントをカットオフ値とする方法である．

データ分析のポイント

- 心臓血管外科手術後の離床には循環動態の評価として使用される体内水分バランスが重要である．体内水分バランスには腎機能が大きく影響するため，術後の離床遅延を予測できる指標として腎機能の代表的な指標であるeGFRをとり上げ，要因として設定した．

- 手術侵襲の程度を統一するため，開胸術のみを対象として分析を行った．

まとめてみよう！ 解析結果の記載例

【統計解析】

群間における術前患者背景の比較に，Student's t 検定，χ^2 検定を行った．続いて，アウトカムに術後離床遅延の有無，要因に術前 eGFR を投入したロジスティック回帰分析を行った．その後，ROC 曲線より Youden index に基づきカットオフ値を算出した．なお，統計学的有意水準は 5% とした．

【結果】

本研究は心臓血管外科で開胸手術を予定されている 535 名（70.1 ± 10.4 歳，女性 35.5%）を対象とし，遅延なし（順調群）463 名，遅延あり（離床遅延群）72 名の 2 群に分類して検討を行った．2 群間の術前患者背景において，年齢，性別，左室駆出率，SPPB 点数に有意な差は認められなかったが，術前 eGFR は離床遅延群において有意に低値であった（表1）．ロジスティック回帰分析の結果，術前 eGFR に群間で有意な差が認められ（表2），ROC 曲線より検討した結果，曲線下面積（AUC：Area Under the Curve）は 0.64（$P<0.05$），カットオフ値は 43 mL/min/1.73 m^2 となった．このカットオフ値による感度は 55.6%，特異度は 70.3% であった（図）．

【結論】

術前 eGFR は心臓血管外科の開胸手術後における離床遅延の予測因子として用いることは可能であり，カットオフ値は 43 mL/min/1.73 m^2 で，予測能はやや低めであった．

表1 患者背景の群間比較

	順調群	離床遅延群	P値
年齢（歳）	67.6 ± 13.4	70.1 ± 6.50	0.195
女性（n）[%]	176 [38.0]	24 [33.3]	0.211
左室駆出率（%）	59.0 ± 12.5	52.6 ± 17.3	0.156
術前 eGFR（mL/min/1.73 m^2）	54.7 ± 22.7	26.1 ± 18.9	0.006
SPPB（点）	11 [12-9]※	9 [12-7]※	0.094

※SPPB 中央値［四分位範囲］

表2 ロジスティック回帰分析結果

要因	オッズ比	95%信頼区間	P
eGFR	1.02	1.00-1.03	0.0005

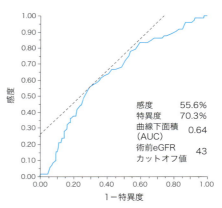

図 ROC 結果

感度　55.6%
特異度　70.3%
曲線下面積（AUC）　0.64
術前 eGFR カットオフ値　43

Advanced!

① 本研究遂行に当たり苦労した点

- 離床遅延となる症例の割合が 13% 程度であり，統計学的検討を行うために多くの対象者が必要であった．
- 対象者数が多く，フォローアップが困難であった．

② 検討したかったが，断念した点

- 術後の離床遅延に影響を与える要因として他の項目を含めた多変量解析を行うことができれば，検討結果の精度を向上させることができた．対象者の属性に有意な差が認められなかったため，多変量解析は断念した．

（河村知範）

---

*1 eGFR：estimate Glomerular Filtration Rate（推定糸球体濾過量）．eGFR は腎臓の機能を表す値として用いられており，血清クレアチニン値，年齢，性別から推算する．

*2 SPPB（Short Physical Performance Battery）は合計 12 点満点で，バランステスト，歩行速度，椅子立ち上がりテストの 3 つからなる運動機能の評価法である．

*3 共変量を探索するため属性について 2 群（離床遅延群，順調群）間比較を行っており，その際，連続尺度では Student's t 検定，名義尺度では χ（カイ）^{2} 検定を用いた．その結果，有意な差は認められなかった．

*4 対象者の属性に有意な差が認められた場合は，その変数を共変量としてロジスティック回帰分析に投入し調整を行う必要がある（強制投入法）．属性に有意な差がなければ，アウトカムに離床遅延の有無，要因に術前 eGFR を投入したロジスティック回帰分析を行う．

*5 ROC 曲線：Receiver Operating Characteristic curve

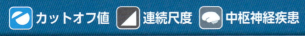

| 事例 | 入院時Alb値は急性期脳梗塞患者における自宅退院可否の予測因子になりうるか |

使用する主な統計手法は

ロジスティック回帰分析
差 なし 名 群≧2

ROC曲線

研究フレーム

研究デザイン ▶ 後ろ向きコホート研究
アウトカム ▶ 急性期病院からの自宅退院の可否（自宅退院，転院）
要因 ▶ 年齢（歳），入院時Alb値（g/dL），入院時NIHSS（点）
本研究で用いた統計手法 ▶ ロジスティック回帰分析，ROC曲線，Student's t検定（対応のないt検定），χ^2検定

データ分析のイメージ

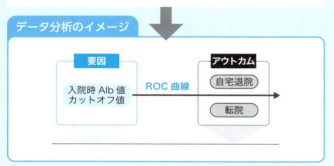

研究の概要と統計の選択

①目的
- 急性期病院からの自宅退院の可否を判別するための予測因子を探索し，カットオフ値を算出する．

②対象
- 急性期脳梗塞患者

③変数
- 自宅退院の可否（自宅退院群，転院群）[*1]…アウトカム
- 年齢（歳）
- Alb[*2]値（g/dL；入院時） …要因
- NIHSS[*2]（点；入院時）

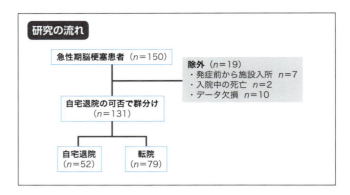

- 性別
- 高次脳機能障害の有無
- 嚥下障害の有無

④統計解析の目的
ⓐ 自宅退院可否の予測因子が何であるかを検討したい → ⑤-ⓐ
ⓑ 自宅退院可否の予測因子のカットオフ値を検討したい → ⑤-ⓑ

⑤統計手法の選択

ⓐ これは，アウトカムに影響を与える変数はどれか，その影響（効果）はどのくらいかを分析することを意味する（効果の程度はオッズ比として算出する）．

ここでは，アウトカム＝従属変数が自宅退院可否で名義尺度，要因[*3]は年齢，入院時Alb値，入院時NIHSSでいずれも連続尺度[*4]であるから ➡ **ロジスティック回帰分析（強制投入法）**

ⓑ これは，抽出された予測因子の**ROC曲線**[*5]を描いてカットオフ値を算出することを意味する．

ROC曲線は要因の値ごとに感度と特異度を求め，縦軸に感度，横軸に1－特異度として描く．カットオフ値の算出にはYouden indexを使用する．これは感度＋特異度－1を計算してその最大値をとるポイントをカットオフ値とする方法である．

データ分析のポイント

- 本研究では自宅退院の可否を判別するためのカットオフ値を求めるため，量的変数はカテゴリー化せずに統計解析を進めた．

まとめてみよう！ 解析結果の記載例

【統計解析】

統計解析は，自宅退院の可否をアウトカム，自宅退院の可否における2群間で各予測因子について単変量解析を行い，有意確率が10%未満であった因子（年齢，性別，入院時Alb値，入院時NIHSS，高次脳機能障害の有無，嚥下障害の有無）を要因としたロジスティック回帰分析を行い，急性期病院からの自宅退院の可否に関連する因子を抽出した．次にロジスティック回帰分析にて有意差を認めた項目において，ROC曲線を用いて予測因子のカットオフ値，感度，特異度を算出した．

【結果】

急性期病院から直接自宅退院した患者は52名（平均年齢71.69±11.22歳，男性61.54％）で，自宅復帰率は39.7％であった．急性期病院からの自宅退院の可否で各予測因子について2群間比較を行った結果，有意確率が10％未満（$P<0.1$）であった項目は，年齢，性別，入院時Alb値，入院時NIHSS，高次脳機能障害の有無，嚥下障害の有無の6項目であった．これらの6項目を要因，自宅退院の可否をアウトカムとしたロジスティック回帰分析の結果，高次脳機能障害の有無（$P=0.000$，オッズ比0.08，95％信頼区間：0.02-0.31）と入院時Alb値（$P=0.021$，オッズ比0.18，95％信頼区間：0.04-0.77）が抽出された（表）．自宅退院可否を入院時Alb値にて予測するためのROC曲線を作成した結果，入院時Alb値のROC曲線下面積（Area Under the Curve：AUC）は0.80（95％信頼区間：0.72-0.87）で，感度は75.0％，特異度は70.9％であり，自宅退院の可否を判別する入院時Alb値のカットオフ値は3.85 g/dLであった（図）．

【結論】

以上より，急性期脳梗塞患者の自宅退院を判別するには，入院時Alb値3.85 g/dLをカットオフ値として転帰を予測し，理学療法プログラムの立案や社会資源の導入，調整などを考慮することが重要である．

表　自宅退院の可否に関する因子（ロジスティック回帰分析）

	偏回帰係数	P値	オッズ比	95%信頼区間
高次脳機能障害の有無	−2.58	0.000	0.08	0.02-0.31
入院時Alb値	−1.72	0.021	0.18	0.04-0.77
定数	7.54	0.010		

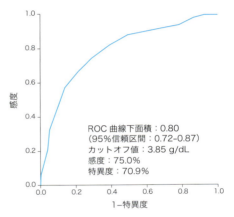

図　自宅退院の可否を予測する入院時Alb値のROC曲線

Advanced!

①本研究遂行に当たり苦労した点
- 自宅退院の可否を判別する因子のカットオフ値を算出する前に，自宅退院の可否に関連する因子を抽出する必要があった．

②検討したかったが，断念した点
- 転院群に回復期病院への転院をした患者と施設入所となった患者が混在しており，転院の目的を加味した検討は本研究において実施できなかった．

（國枝洋太）

*1 自宅退院に至った例を0，自宅退院に至らなかった例（転院）を1とした．
*2 Alb：血清 Albumin
　　NIHSS：National Institute of Health Stroke Scale
*3 要因を抽出するため，あらかじめ2群（自宅退院，転院）間比較を行った．その際，連続尺度ではStudent's t検定，名義尺度ではχ^2検定を用いている．
*4 この他，抽出された要因である，性別，高次脳機能障害の有無，嚥下障害の有無についても同様に解析を行っているが，名義尺度のため説明を省いた．
*5 ROC曲線：Receiver Operating Characteristic curve

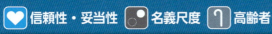

| 事例 | 高齢者[1]における転倒恐怖感[2]の信頼性と妥当性 |

使用する主な統計手法は

κ係数
信 名

χ²検定
差 なし 名 群≥2

研究フレーム

研究デザイン ▶ 横断研究
アウトカム ▶ 転倒恐怖感（あり，なし）
要因（群分け） ▶ 機能区分（ロバスト群，プレフレイル群，フレイル群）
本研究で用いた統計手法 ▶ κ係数，χ²検定

データ分析のイメージ

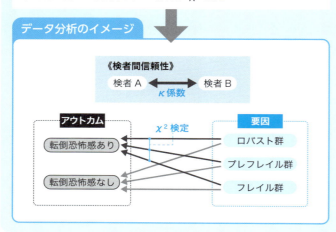

研究の概要と統計の選択

①目的
● 転倒恐怖感の信頼性と妥当性を検討する．

②対象
● 高齢者

③変数
● 転倒恐怖感（あり，なし）[*1]…アウトカム
● 機能区分（ロバスト群，プレフレイル群，フレイル群）[*2]…要因

④統計解析の目的
a 転倒恐怖感に関する質問が高い信頼性を有しているかを検討したい → ⑤-a
b 機能区分と転倒恐怖感に関連性および妥当性があるかを検討したい → ⑤-b

差 信頼性 なし 対応なし（くり返しなし） 名 名義尺度 群≥2 比較群数≥2

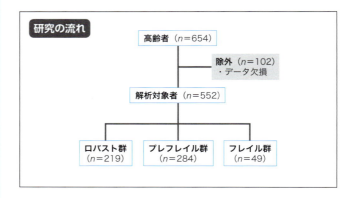

⑤統計手法の選択

a これは，変数（転倒恐怖感）について，2人以上の検者間で測定結果が一致しているかどうかを求めることを意味する．
　一定時間を置いた後，異なるA，Bの検者が同じ質問をした結果が一致しているかを係数として表し，1に近いほど一致しているとみなす（一般的に，0.6以上で一致度が高いと判断する）[*4]．変数の転倒恐怖感はあり，なしの名義尺度であるから
➡ κ係数[*5]

b これは，変数（転倒恐怖感）について3群（ロバスト群，プレフレイル群，フレイル群）間で比較することを意味する．
　まず「転倒恐怖感と機能区分の間には関連がない」という仮説を設定して統計量を計算し，最後に統計学的有意水準と比較して判定する〔水準より小さい値（確率）であれば仮説は棄却され，関連があるといえる〕．変数の転倒恐怖感はあり，なしの名義尺度であるから ➡ χ²検定

データ分析のポイント

● 信頼性の分析には大量のサンプルを用意する必要はないが，妥当性の検討のためにはサンプル数を増やすほうがより精度の高い結果を得ることができる．
● 信頼性分析の際の被験者数は10名とした．妥当性の検討にはより多くの対象者をリクルートした．
● 信頼性の検討は，一定時間を置いた後，異なるA，Bの検者が質問することで実施した．なお，検者内信頼性の算出については，今回は一定形式の質問による判定であるため高い信頼性が予測されたことから割愛した．
● 要因にダミー変数を用いているため，効果量としては相関係数ではなくCramer's Vを算出した[*6]．効果量Cramer's Vを基準と比べることによって，3群間に実質的に意味のある違いが生じているのか（妥当であるか）が検討できる．なお，効果量Cramer's Vの基準は，Cramer's V = 0.10（効果量小），Cramer's V = 0.30（効果量中），Cramer's V = 0.50（効果量大）である．

まとめてみよう！ 解析結果の記載例

記載されているデータは全て架空

【統計解析】

転倒恐怖感に関する質問について，信頼性と妥当性の検討を行った．信頼性の分析には κ 係数（重み付けなし）を用い，検者間信頼性を算出した．妥当性の検討には，身体機能の指標である身体的フレイルとの関連性を調査するため，χ^2 検定を行い，効果量（Cramer's V：V）を算出した．なお，統計学的有意水準は5％未満とした．

【結果】

信頼性分析の対象者は10名（73.1±5.6歳，女性70％）であった．測定の結果，検者間信頼性の κ 係数は0.82（95％信頼区間0.49–1.00）であり，良好な信頼性を有していた．妥当性の検討には552名が解析対象となり，平均年齢は74.4±6.6歳，女性394人（71％）であった．転倒恐怖感の有無と身体的フレイルとの関係を調査した結果を図に示す．χ^2 検定をもとに分析した結果，V=0.21（P<0.01）となり，一定の妥当性がある結果が示された．

【結論】

転倒恐怖感は身体的フレイルの妥当性を有していることが確認された．一方で，高い関連性を示さなかったことから，転倒恐怖感は身体的フレイルの基準とは異なる要素を多く含んでいることも示唆された．

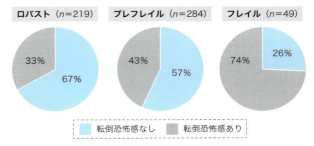

図　各フレイル状態における転倒恐怖有無の割合
n=552

Advanced!

① 本研究遂行に当たり苦労した点

- 転倒恐怖感の有無の回答には，「どちらかといえば」という回答者も多かった．そのため，恐怖感の有無をはっきりと答えるのに時間を要する対象者もいた．
- 本研究では高い検者間信頼性を有していたものの，対象者が自身の回答を記憶していたことが結果に影響していた可能性も考えられた．

② 検討したかったが，断念した点

- 対象者の層が比較的元気な高齢者であったため，本研究がより虚弱な高齢者にも当てはまるかは十分検討することができなかった．
- 本研究で用いた転倒恐怖感評価は，転倒恐怖感の度合いではなく有無を問うものであった．そのため，転倒恐怖感の程度は把握できなかった．Fall Efficacy Scale などの転倒恐怖感に関する評価指標を用いた場合では，転倒恐怖とフレイルとの妥当性がより向上する可能性もあるため，今後検討が必要である．

（永井宏達）

[*1] 「普段の生活で転倒に対して恐怖感を感じますか？」という質問に対して「はい」「いいえ」で回答する形式で評価した．

[*2] Fried LPらの基準を参考に日本人向けに開発されたJ-CHS[*3]を用いて評価し，体重減少，活力，身体活動量，筋力，歩行能力の5項目のうち3項目以上に該当した場合をフレイル，1～2項目に該当した場合をプレフレイル，該当がない場合をロバストとした．

[*3] Shimada H, et al：Combined prevalence of frailty and mild cognitive impairment in a population of elderly Japanese people. J Am Med Dir Assoc, 14：518-524, 2013

[*4] Landis JR & Koch GG：The measurement of observer agreement for categorical data. Biometrics, 33：159-174, 1977

[*5] 同様に信頼性を検討する指標である級内相関係数（Interclass Correlation Coefficients：ICC）については，測定されたデータが正規分布していることを前提としており，名義尺度および順序尺度であるデータでの利用が好ましくないため，κ 係数を採用した．

[*6] 一方の変数の尺度が3以上ある場合（2×3クロス集計表）なので，Cramer's Vを用いる．なお，2つの場合はφ（ファイ）係数を用いる．

信頼性・妥当性　名義尺度　運動器疾患

差　信信頼性　なし対応なし（くり返しなし）　名名義尺度　群≧2 比較群数≧2

事例 前十字靭帯損傷疑い患者におけるラックマンテストの信頼性と妥当性

使用する主な統計手法は

κ係数
信 名

χ²検定
差 なし 名 群≧2

研究フレーム

研究デザイン ▶ 横断研究
アウトカム ▶ ラックマンテストのエンドポイント（ソフト，ハード）
要因（群分け） ▶ 前十字靭帯損傷（あり群，なし群；MRI画像診断による）
本研究で用いた統計手法 ▶ κ係数，χ²検定

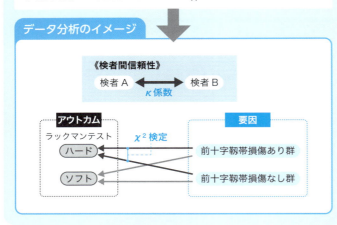

研究の概要と統計の選択

①目的
- 前十字靭帯損傷の徒手検査であるラックマンテストの検者間の信頼性を検討する．
- 前十字靭帯損傷に対するラックマンテストの基準関連妥当性を検討する．

②対象
- 前十字靭帯損傷疑いで来院した患者

③変数
- ラックマンテストのエンドポイント（ソフト，ハード）…アウトカム
- 前十字靭帯損傷（あり群，なし群；MRI画像診断による）…要因

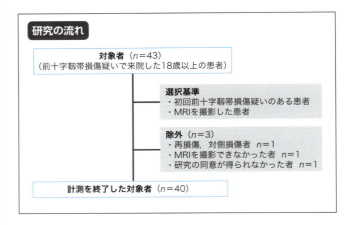

④統計解析の目的
ⓐ ラックマンテストの検者間の信頼性を検討したい → ⑤-ⓐ
ⓑ 前十字靭帯損傷の診断にラックマンテストが妥当であるのかを検討したい → ⑤-ⓑ

⑤統計手法の選択

ⓐ これは，ラックマンテストについて，2人以上の検者間で測定結果が一致しているかどうかを求めることを意味する．
　異なるA，Bの検者が同じ検査をした結果がどの程度一致しているかを係数として表し，1に近いほど一致しているとみなす（一般的に，0.6以上で一致度が高いと判断する）[*1]．ラックマンテストのエンドポイントはソフト，ハードの名義尺度であるから ➡ κ係数[*2]

ⓑ これは，変数（ラックマンテストのエンドポイント）について2群（損傷あり群，損傷なし群）間で比較することを意味する．
　まず「ラックマンテストのエンドポイントと前十字靭帯損傷診断の間には関連がない」という仮説を設定して有意確率を算出する．次に統計学的有意水準と比較し，有意水準より小さい値であれば仮説は棄却され，関連があるといえる．変数のラックマンテストのエンドポイントはソフト，ハードの名義尺度であるから ➡ χ²検定

データ分析のポイント

- 要因にダミー変数を用いているため，効果量としては相関係数ではなくφ係数を算出した[*3]．効果量φ係数を基準と比べることによって，2群間に実質的に意味のある違いが生じているのか（妥当であるか）が検討できる．なお，効果量φ係数は1に近いほど関係性が強いとみなす．

- ラックマンテストは徒手検査である．検者間の信頼性を分析するだけでは，結果の臨床的な意義が曖昧となる．そのため本研究では，ゴールドスタンダードであるMRIによる画像診断結果との基準関連妥当性を検討することで，臨床的意義を検討した．

140

記載されているデータは全て架空

まとめてみよう！ 解析結果の記載例

【統計解析】

検者間信頼性をκ係数を用いて分析した．その後，各検査者の評価結果とMRI画像診断との基準関連妥当性を分析するためχ^2検定を行い，効果量（ϕ係数）を算出した．

【結果】

本研究の対象者は40名（男性23名：年齢23.5±3.5歳，身長173.8±6.8 cm，体重66.6±7.5 kg，BMI 22.5±2.5；女性17名：年齢21.5±2.3歳，身長157.7±3.9 cm，体重53.8±5.8 kg，BMI 21.3±1.5）であった．検者Aは臨床経験2年目，検者Bは臨床経験8年目であった．

検者A，Bにおけるラックマンテストの評価をクロス集計表に示した（表）．κ係数は0.69（$P<0.01$）であった．検者AとMRI診断のϕ係数は0.46（$P=0.02$），検者Bのϕ係数は0.67（$P<0.01$）であり，検者A，Bの平均ϕ係数は0.56であった．

【結論】

ラックマンテストの検者間信頼性は高く，MRI画像診断との基準関連性も中程度高いことがわかった．ラックマンテストは前十字靭帯損傷の評価に有用であることが示された．

表　検者A，Bにおけるラックマンテストのクロス集計表

		検者B		
		ソフト	ハード	合計
検者A	ソフト	30	2	32
	ハード	2	6	8
	合計	32	8	40

Advanced!

① 本研究遂行に当たり苦労した点

- 通常のリハビリテーション業務では，ラックマンテストを行う前に診断が明らかになっていることがほとんどである．そのため診断名を知る前にラックマンテストを評価する環境設定づくりに苦労した．医師と相談したうえで，研究計画を立てることが重要である．

② 検討したかったが，断念した点

- 本研究ではラックマンテストの評価にエンドポイントを用いたが，その他にも複数の評価方法が報告されている[4]．エンドポイント以外の評価でも検討したかったが，手技の習熟が困難であり，断念した．
- さらに検査人数を増やした検討が必要である．また検者の職種（医師と理学療法士）を分けて検討することが必要である．

（大路駿介）

---

[1] Landis JR & Koch GG：The measurement of observer agreement for categorical data. Biometrics, 33：159-174, 1977

[2] 同様に信頼性を検討する指標である級内相関係数（Interclass Correlation Coefficients：ICC）については，測定されたデータが正規分布していることを前提としており，名義尺度および順序尺度であるデータでの利用が好ましくないため，κ係数を採用した．

[3] 変数の尺度が2の場合（2×2クロス集計表）なので，Cramer（クラメール）'s Vでなくϕ係数を用いる．

[4] Cooperman JM, et al：Reliability and validity of judgments of the integrity of the anterior cruciate ligament of the knee using the Lachman's test. Phys Ther, 70: 225-233, 1990

信頼性・妥当性

名義
順序
連続
高齢
運動
内部
中枢

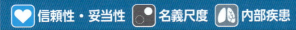

事例 脊椎骨転移を有するがん患者[a]における医師とセラピスト間の脊椎不安定性評価[b]の信頼性[♥]

使用する主な統計手法は

[信][名]

研究フレーム

研究デザイン ▶ 横断研究
アウトカム ▶ 脊椎不安定性（あり，なし；SINSにより評価）
本研究で用いた統計手法 ▶ κ係数

データ分析のイメージ

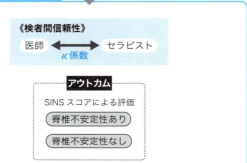

[信]信頼性　[名]名義尺度

研究の流れ

脊椎骨転移症例（n＝45）　除外（n＝15）
・研究参加拒否　n＝5
・適切な画像の欠損　n＝10

評価可能症例（n＝30）

医師による脊椎不安定性評価（n＝30）

セラピストによる脊椎不安定性評価（n＝30）

検者間信頼性

④ 統計解析の目的
[a] 職種が異なる検者が評価を行った場合の一致度（検者間信頼性）を検討したい → ⑤-[a]

⑤ 統計手法の選択
[a] これは，脊椎不安定性について2人以上の検者間（整形外科医，臨床経験10年目のセラピスト）で評価結果が一致しているかどうかを求めることを意味する．
　異なるA, Bの検者が同じ評価をした結果が一致しているかを係数として表し，1に近いほど一致しているとみなす（一般的に，0.6以上で一致度が高いと判断する）[*2]．脊椎不安定性はありか，なしかという名義尺度であるから ➡ **κ係数**[*3]

データ分析のポイント

● SINSは，「転移部位」や「疼痛」などといったセラピストでも比較的容易に評価することができる要素に加え，「画像所見」などの専門的な知識と経験が必要となる要素などから構成される評価スケールである．このためスコアが高くなるほど医師とセラピスト間の差が出やすいと考えた．

● これらの影響を考慮するために，異なる2パターンのカットオフ値を設定して，検討した．

表　SINSによる2パターンの判定

脊椎不安定性，SINS（点）	パターンA	パターンB
あり	≧7	≧13
なし	＜7	＜13

研究の概要と統計の選択

① 目的
● 骨転移症例に対するSINSを用いた脊椎不安定性評価における，医師およびセラピスト間の判定結果の信頼性（一致度）を検討する．

② 対象
● 脊椎骨転移を有するがん患者

③ 変数
● 脊椎不安定性〔あり，なし；SINSによる2パターンの評価（表）〕[*1]…アウトカム

記載されているデータは全て架空

信頼性・妥当性

名義
順序
連続
高齢
運動
内部
中枢

まとめてみよう！ 解析結果の記載例

【統計解析】

　複数検者（医師およびセラピスト）がSINSを用いて評価した脊椎不安定性の判定結果の信頼性を検討するために，医師とセラピストの判定結果からκ係数を算出した．SINSを用いた判定基準は，カットオフ値を2パターン（SINS 7点または13点）設定し，それぞれにおける信頼性を検討した．統計学的有意水準は5%未満とした．

【結果】

　本研究では30名（52.6±25.6歳）の脊椎骨転移を有するがん患者を対象とし，医師およびセラピストがそれぞれSINS評価を行った．そのSINSから各評価者が脊椎不安定性の有無を判定した．医師およびセラピストの検者間信頼性は，SINS 7点をカットオフ値とした場合には有意に高い値（κ=0.78，$P<0.001$）を示したのに対し，SINS 13点をカットオフ値とした場合では低い値（κ=0.39，$P=0.069$）を示した（表）．

【結論】

　SINS 7点をカットオフ値とした判定方法であれば，セラピストでも医師と同様に骨転移症例の脊椎不安定性を十分に評価できることが示唆された．一方で，SINS 13点をカットオフ値とした判定方法では，セラピストと医師とで異なる脊椎不安定性評価を行ってしまう可能性が示唆された．

表　医師とセラピスト間の検者間信頼性に関するκ係数を用いた統計解析の結果

医師／セラピスト	κ係数	
	κ	P
カットオフ値7点	0.78	<0.001*
カットオフ値13点	0.39	0.069

*$P<0.05$
カットオフ値を7点とした場合には高い検者間信頼性が示されたが，13点とした場合には検者間信頼性は示されなかった．

Advanced!

① 本研究遂行に当たり苦労した点

● SINSのカットオフ値を何点とするかで，結果が異なってくることが予想された．したがって，カットオフ値を何点にするかに関して医師とセラピスト間でディスカッションを行い，2パターンに分けて検討することに決めた．

② 検討したかったが，断念した点

● 評価の信頼性に影響する因子として，医師の専門性やセラピストの経験年数などが考えられたが，κ係数は原則2人の検者間信頼性を検討する手法であるため，これら因子については検討を断念した．

（立松典篤）

*1　SINS（Spinal Instability Neoplastic Score）は一般的に，6点以下は安定，7～12点は中等度不安定，13点以上は不安定性ありと評価されるが，リハビリテーションを行ううえでは軽微な不安定性リスクを見逃さないことが重要となってくる．したがって，7点をカットオフ値として不安定性の有無を判定するパターンAと，13点をカットオフ値として判定するパターンBのそれぞれの判定結果の一致度を検討した．

*2　Landis JR & Koch GG：The measurement of observer agreement for categorical data. Biometrics, 33：159-174, 1977

*3　同様に信頼性を検討する指標である級内相関係数（Interclass Correlation Coefficients：ICC）については，測定されたデータが正規分布していることを前提としており，名義尺度および順序尺度であるデータでの利用が好ましくないため，κ係数を採用した．

143

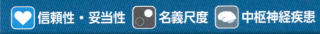

| 事例 | 脳卒中後片麻痺者における歩行分析による異常歩行パターン分類の信頼性 |

使用する主な統計手法は

κ係数

研究フレーム

研究デザイン ▶ 横断研究
アウトカム ▶ 異常歩行パターン分類（歩行分析による3種類）
本研究で用いた統計手法 ▶ κ係数

データ分析のイメージ

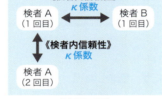

アウトカム
異常歩行パターン分類
- Extension thrust pattern
- Buckling knee pattern
- Stiff knee pattern

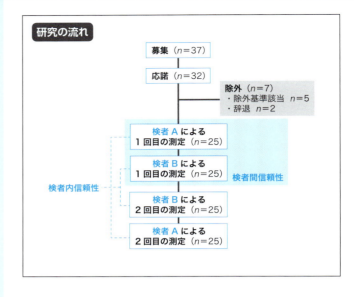

研究の概要と統計の選択

①目的
● 歩行分析による異常歩行パターン分類の信頼性を検討する．

②対象
● 脳卒中後片麻痺者[*1]

③変数
● 異常歩行パターン分類（歩行分析による3種類）[*2]…アウトカム

④統計解析の目的
ⓐ 検者内信頼性を検討したい → ⑤-ⓐ

ⓑ 検者間信頼性を検討したい → ⑤-ⓑ

⑤統計手法の選択

ⓐ これは，異常歩行パターン分類について，1人の検者が複数回行った測定結果が一致しているかどうかを求めることを意味する．

測定結果が一致しているかを係数として表し，1に近いほど一致しているとみなす（一般的に，0.6以上で一致度が高いと判断する）[*4]．異常歩行パターン分類は3種類のうちどれかという名義尺度であるから ➡ **κ係数**[*5]

ⓑ これは，異常歩行パターン分類について，2人以上の検者間（臨床経験10年以上のセラピスト，2年未満のセラピスト）で評価結果が一致しているかどうかを求めることを意味する．

一定期間を置いた後，異なるA, Bの検者が同じ評価をした結果が一致しているかを係数として表し，1に近いほど一致しているとみなす（一般的に，0.6以上で一致度が高いと判断する）．異常歩行パターン分類は3種類のうちどれかという名義尺度であるから ➡ **κ係数**

データ分析のポイント

● より一般的な結果を得るため，同一検者内での信頼性のみでなく，異なる検者における検者間信頼性についても，κ係数を利用して検討した．

● 検者の経験年数による影響を考慮して，検者A（経験年数10年以上）と検者B（経験年数2年未満）を設定し，それぞれにおいて検者内信頼性を検討した．

記載されているデータは全て架空

信頼性・妥当性

名義
順序
連続
高齢
運動
内部
中枢

まとめてみよう！ 解析結果の記載例

【統計解析】

　統計解析としては，まず検者内信頼性を検討するために，同一検者Aの1回目と2回目の評価結果からκ係数を算出するとともに，検者Bにおいても1回目と2回目の評価結果からκ係数を算出し，信頼性を検討した．次に，複数検者で実施された測定の信頼性を検討するために，検者Aと検者Bの1回目の評価結果からκ係数を算出した．統計学的有意水準は5％未満とした．

【結果】

　本研究には25名（45.3±4.6歳）の脳卒中後片麻痺者が参加した．検者内信頼性については，熟練者（検者A：経験年数10年以上）および非熟練者（検者B：経験年数2年未満）のどちらにおいても有意に認められた（$\kappa = 0.70$，$P < 0.01$，$\kappa = 0.54$，$P < 0.01$）．検者間信頼性についても同様に有意に高い値を示し，信頼性が確認された（$\kappa = 0.51$，$P < 0.01$）（表）．

表　検者内信頼性および検者間信頼性に関するκ係数を用いた統計解析の結果

	κ	P
検者A	0.70	<0.01**
検者B	0.54	<0.01**
検者A/検者B	0.51	<0.01**

検者A（上段）/検者B（中段）における評価の検者内信頼性および検者Aの評価と検者Bの評価における検者間信頼性（下段）を示す．
**$P < 0.01$

【結論】

　主観的な評価である歩行分析においても，De Quervainの示した異常歩行パターン分類を用いることで，検者内および検者間での信頼性の高い評価が可能であることが示唆された．

Advanced!

①本研究遂行に当たり苦労した点

- 評価の信頼性に影響しうる要因について多くのディスカッションを行い，検者の熟練度の指標として経験年数を一要因として，研究デザインを構築した．

②検討したかったが，断念した点

- 評価の信頼性に影響すべき因子として，被験者の重症度および運動機能が考えられ，重症度および運動機能（歩行速度など）による対象者の群分けが必要となったが，本研究のサンプルサイズの制限のため，断念した．

（橋口　優）

[*1] 対象は，独歩にて歩行が可能な運動機能を有する患者を対象とした．

[*2] De Quervainらの先行研究[*3]を参考に，膝関節が過剰に伸展するExtension thrust pattern，膝関節が過剰に屈曲するBuckling knee pattern，立脚期を通して膝関節が屈曲位に固定されるStiff knee patternのどれに当たるかを検討した．

[*3] De Quervain IA, et al：Gait pattern in the early recovery period after stroke. J Bone Joint Surg Am, 78：1506-1514, 1996

[*4] Landis JR & Koch GG：The measurement of observer agreement for categorical data. Biometrics, 33：159-174, 1977

[*5] 同様に信頼性を検討する指標である級内相関係数（Interclass Correlation Coefficients：ICC）については，測定されたデータが正規分布していることを前提としており，名義尺度および順序尺度であるデータでの利用が好ましくないため，κ係数を採用した．

信頼性・妥当性　順序尺度　高齢者

信 信頼性　順 順序尺度

事例 高齢者におけるSPPBによるバランス評価の信頼性と妥当性

使用する主な統計手法は

重み付けκ係数
信 順

Spearmanの相関分析
信 順

研究フレーム

研究デザイン ▶ 横断研究
アウトカム ▶ SPPBバランス評価（0〜4点）*1
要因 ▶ 片脚立位保持時間
本研究で用いた統計手法 ▶ 重み付けκ係数，Spearmanの相関分析

データ分析のイメージ

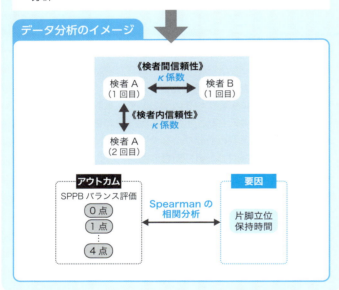

研究の概要と統計の選択

① 目的
- SPPBバランス評価の信頼性と妥当性を検討する．

② 対象
- 高齢者

③ 変数
- SPPBバランス評価（0〜4点）*1, 2 …アウトカム
- 片脚立位保持時間…要因

④ 統計解析の目的
ⓐ SPPBバランス評価が高い検者内信頼性を有しているかを検討したい → ⑤-ⓐ
ⓑ SPPBバランス評価が高い検者間信頼性を有しているかを検

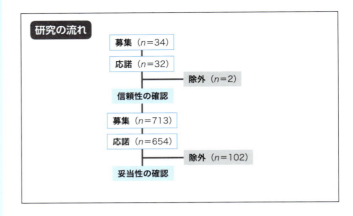

討したい → ⑤-ⓑ
ⓒ SPPBバランス評価と片足立位保持時間に，関連性，妥当性があるかを検討したい → ⑤-ⓒ

⑤ 統計手法の選択

ⓐ これは，SPPBバランス評価について1人の検者が複数回行った測定結果が一致しているかどうかを求めることを意味する．
　測定結果が一致しているかを係数として表し，1に近いほど一致しているとみなす（一般的に，0.6以上で一致度が高いと判断する）*3．SPPBバランス評価は何点かという順序尺度であるから ➡ **重み付けκ係数**（カッパ）*4

ⓑ これは，SPPBバランス評価について2人以上の検者間で測定結果が一致しているかどうかを求めることを意味する．
　一定期間を置いた後，異なるA, Bの検者が同じ評価をした測定結果が一致しているかを係数として表し，1に近いほど一致しているとみなす（一般的に，0.6以上で一致度が高いと判断する）．SPPBバランス評価は何点かという順序尺度であるから ➡ **重み付けκ係数**

ⓒ これは，変数どうし（SPPBバランス評価と片脚立位保持時間）に相関（直線的な関係）があるかどうかを分析することを意味する（相関の程度は係数として算出する）．
　ここではSPPBバランス評価の点数と片足立位保持時間がそれぞれ順序尺度，連続尺度であるから ➡ **Spearmanの相関分析**（スピアマン）

データ分析のポイント

- κ係数には，κ係数と重み付けκ係数があり，順序尺度に関する信頼性を算出する場合は重み付けκ係数を算出するのが望ましい．κ係数を用いると，2回の評価結果が一致していたか，いなかったのかのみを考慮して係数が算出される．そのため，例えば1回目の判定が4であった場合，2回目が1であっても3であっても（惜しい結果だったとしても）κ係数には反映されない．一方，重み付けκ係数では，2回の評価結果が完全に一致しなくとも，似通っている結果を示した場合はそのことも考慮して（重み付けして）係数を算出できる．
- 信頼性のデータは，研究に応じて検者内か検者間のどちらか

を記載すればよい場合が多い．本研究では，検者内および検者間ともに結果に影響する可能性が考えられたため，より情報量を増やすべく両者を算出した．

記載されているデータは全て架空

まとめてみよう！ 解析結果の記載例

【統計解析】
　SPPBのバランス評価について，評価の信頼性・妥当性の検討を行った．信頼性の分析には重み付けκ係数を用い，検者内信頼性，検者間信頼性を算出した．妥当性の検討には，従来のバランス評価指標である片脚立位保持時間との関連を調査するため，Spearmanの順位相関係数を用いた．なお，統計学的有意水準は5％未満とした．

【結果】
　信頼性分析の対象者は30名，平均年齢73.8±4.9歳，女性23名（77％）であった．測定の結果，検者内信頼性の重み付けκ係数は0.66（95％信頼区間 0.51–0.82），検者間信頼性では0.72（95％信頼区間 0.57–0.87）であった．両者とも，良好な信頼性を有していた．妥当性を検討するため，SPPBバランスと片脚立位保持時間との相関を調査した結果，552名が解析対象となり，平均年齢は74.4±6.6歳，女性394人（71％）であった．相関係数はρ＝0.49（P＜0.01）となり中等度の相関を示したものの，SPPBが満点であっても片脚立位保持時間にはばらつきが大きい結果となった

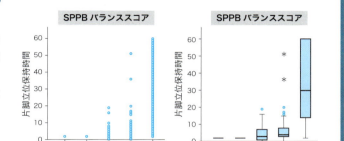

図　SPPBと片脚立位保持時間の関係（左は散布図，右は箱ひげ図）
n＝552

（図）．

【結論】
　本研究の結果，SPPBのバランス評価は良好な信頼性を有していることが明らかになった．またSPPBと片脚立位保持時間は中等度の相関を有するものの，必ずしも高い妥当性を有するとはいえなかった．これは，SPPBのバランス評価には天井効果があり，片脚立位に比べて軽度のバランス低下を反映していないことが影響していると考えられた．

Advanced!

① 本研究遂行に当たり苦労した点
● SPPBによるバランス評価では，対象者がバランス課題を最後まで遂行できる場合と，途中でバランスを崩してしまう場合があった．また，妥当性を検討するための片脚立位保持時間も再現性にばらつきがあったことから，両者の間に高い相関が得られなかった可能性も考えられた．信頼性をさらに高めるためには，検者それぞれで測定を2回行い，成績のよいほうを採用するなどの工夫をする必要がある．

② 検討したかったが，断念した点
● 対象者の層が比較的元気な高齢者であったため，本研究がより虚弱な高齢者にも当てはまるかは十分検討することができなかった．

（永井宏達）

[*1] SPPB（Short Physical Performance Battery）バランス評価は4点満点の評価指標であり，次の基準で判定される．閉脚立位保持10秒（1点），セミタンデム立位保持10秒（＋1点），タンデム立位保持（3秒以上で＋1点，10秒でさらに1点）．

[*2] 今回は，SPPBの評価は検者が実際にデモンストレーションを行った後，1回のみ測定を行った．

[*3] Landis JR & Koch GG：The measurement of observer agreement for categorical data. Biometrics, 33：159-174, 1977

[*4] 同様に信頼性を検討する指標である級内相関係数（Interclass Correlation Coefficients：ICC）は，測定されたデータが正規分布していることを前提としており，名義尺度や順序尺度の利用が好ましくないため，重み付けκ係数を採用した．

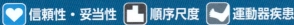 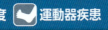

信 信頼性　順 順序尺度

事例 前十字靱帯再建術後患者における膝関節腫脹に対するストロークテストの検査者間信頼性

使用する主な統計手法は

重み付け κ 係数
信 順

研究フレーム

研究デザイン ▶ 横断研究
アウトカム ▶ ストロークテストのグレード（Zero，Trace，1+～3+）*1～3
本研究で用いた統計手法 ▶ κ 係数

データ分析のイメージ

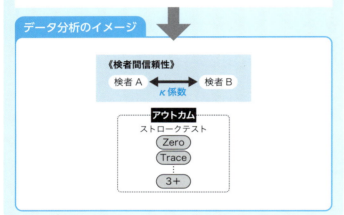

研究の概要と統計の選択

① **目的**
- 膝関節腫脹の徒手検査であるストロークテストの検者間信頼性を検討する．

② **対象**
- 前十字靱帯再建術後患者

③ **変数**
- ストロークテストのグレード（5段階）*1～3 …アウトカム

④ **統計解析の目的**
a 検者間信頼性を検討したい → ⑤-a

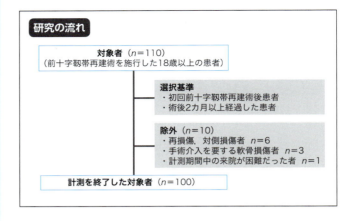

⑤ **統計手法の選択**

a これは，ストロークテストのグレードについて2人以上の検者間（臨床経験10年目のセラピスト，2年目のセラピスト）で測定結果が一致しているかどうかを求めることを意味する．
　異なるA，Bの検者が同じ評価をした測定結果がどの程度一致しているかを係数として表し，1に近いほど一致しているとみなす（一般的に，0.6以上で一致度が高いと判断する）*4．ストロークテストのグレードは，5段階のうちどれかという順序尺度であるから ➡ **重み付け κ 係数**（カッパ）*5

データ分析のポイント

- κ 係数には κ 係数と重み付け κ 係数があるが，順序尺度（ストロークテストのグレードのような段階的な評価）の一致率を検討する場合は，重み付け κ 係数を算出するのが望ましい．「1」「+1」というような隣接する評価結果の不一致については，これを考慮して係数を算出することが推奨されているためである．重み付け κ 係数は，評価結果の差分に対して重み付けを行うため，隣接する評価結果を考慮して係数を算出できる．

- データセットを作成する際はZeroやTraceを数字として取り扱わないため，各グレードに数字を割り付ける（例：Zero → 0, Trace → 1, 1+ → 2など）．

- 数字を割り付ける際は，上であげた例のように1+が2になるなど数字が異なる場合もあるため，必ず割り付けた数字を記録する．

記載されているデータは全て架空

まとめてみよう！ 解析結果の記載例

【統計解析】

臨床経験が異なるセラピスト（2年目と10年目）が評価したストロークテストの信頼性を調べるため，検者間信頼性を重み付けκ係数を用いて分析した．

【結果】

すべての計測を終了した対象は100名（男性60名：年齢22.4 ± 3.2歳，身長172.0 ± 4.5 cm，体重67.3 ± 6.9 kg，BMI 23.3 ± 3.1；女性40名：年齢20.7 ± 3.1歳，身長157.4 ± 4.6 cm，体重52.7 ± 4.6 kg，BMI 21.1 ± 1.3）であった．前十字靭帯再建術の術後から平均67 ± 5.5日経過していた．セラピスト間の検者間信頼性について，κ係数は0.63（$P < 0.01$）であった．検者間のグレードの一致率は74％であった．グレードが2つ異なった不一致率は7％

であり，1つ異なった不一致率は19％であった（表）

【結論】

臨床経験にかかわらず，おおむね膝関節の腫脹を評価できるといえる．

表　検者A，Bによるストロークテストグレード（5×5のクロス表）

		検者B					
		Zero	Trace	1+	2+	3+	合計
検者A	Zero	5	0	0	0	0	5
	Trace	0	8	3	2	0	13
	1+	3	4	35	2	0	44
	2+	0	2	5	18	2	27
	3+	0	0	0	3	8	11
	合計	8	14	43	25	10	100

Advanced!

①本研究遂行に当たり苦労した点

- ストロークテストはメジャーな評価方法ではないため，研究を行うに当たって手技の習熟が必要であった．
- 膝関節の腫脹は対象者の基本属性や術後の経過日数などの要因で影響を受ける可能性がある．そのため，それらの要因に影響を受けないよう，対象者の基本属性や術後の経過月数を決めた．

②検討したかったが，断念した点

- 今回は，異なる臨床経験による膝関節腫脹評価の検者間信頼性を検討したため，他の疾患と比較すること，または対照群（健常者）を設けて比較すること，膝蓋跳動や周径などのスタンダードな評価と比較すること，MRIなどのゴールドスタンダードな評価との妥当性を検討することができなかった．

（大路駿介）

---

*1 ストロークテスト：まず，検査者は内側関節裂隙部分に手指をあてがい，膝蓋上嚢にストロークする．次に反対側の手指を膝蓋上嚢の外側にあてがい，外側関節裂隙までストロークする．関節腫脹が存在する場合，膝蓋骨の内側下方に関節液の移動による膨隆が確認できる*2．

*2 Sturgill LP, et al.：Interrater reliability of a clinical scale to assess knee joint effusion. J Orthop Sports Phys Ther, 39：845-849, 2009

*3 ストロークテストはZero，Trace，1+，2+，3+の5段階評価であり，順に腫脹が強いことを示すが，各結果の間隔には意味がない（すなわち順序尺度で

ある）．

*4 Landis JR & Koch GG：The measurement of observer agreement for categorical data. Biometrics, 33：159-174, 1977

*5 同様に信頼性を検討する指標である級内相関係数（Interclass Correlation Coefficients：ICC）は，測定されたデータが正規分布していることを前提としており，名義尺度や順序尺度の利用が好ましくないため，重み付けκ係数を採用した．

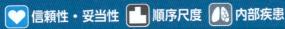

信頼性・妥当性　順序尺度　内部疾患

信信頼性　**順**順序尺度

事例 進行肺がん患者における身体機能指標の妥当性

使用する主な統計手法は

Spearman の相関分析
信 **順**

研究フレーム

研究デザイン ▶ 横断研究，前向きコホート研究
アウトカム ▶ ECOG PS の grade 分類（grade 0〜3）*1
要因 ▶ 身体機能（歩数，握力）
本研究で用いた統計手法 ▶ Spearman の相関分析，ログランク検定

データ分析のイメージ

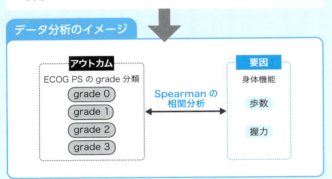

研究の概要と統計の選択

① **目的**
- ECOG PS が，進行肺がん患者の身体機能指標として妥当であるかを検討する．

② **対象**
- 抗がん剤治療中の進行肺がん患者

③ **変数**
- ECOG PS の grade 分類（grade 0, 1, 2, 3）*1 …アウトカム

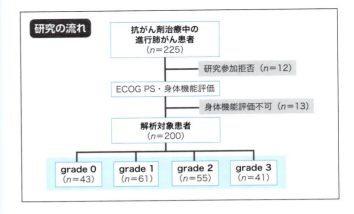

- 身体機能①（歩数）*2 ⎤
- 身体機能②（握力）*3 ⎦ …要因
- 生存期間（1 年生存率）*4

④ **統計解析の目的**

ⓐ ECOG PS の grade 分類と身体機能との間に相関関係があるか，妥当性を検討したい → ⑤-ⓐ

⑤ **統計手法の選択**

ⓐ これは，変数どうし（アウトカムと要因）に相関（直線的な関係）があるかどうかを分析することを意味する（相関の程度は係数として算出する）．

　ここでは ECOG PS の grade 分類が順序尺度であるから ➡
Spearman の相関分析

データ分析のポイント

- ECOG PS の grade 4 は「終日臥床」を意味する分類となるため，今回の解析対象からは除外とした．
- 進行肺がん患者においては虚弱な対象者も少なくないため，身体機能指標は簡便に測定が可能な歩数と握力とした．
- 進行肺がん患者であることから，本研究では 1 年生存率を生存分析のアウトカムとした解析も行った（次ページ「解析結果の記載例」参照）．

150

まとめてみよう！ 解析結果の記載例

（本研究のまとめとして，前ページ④の検討に加え，ECOG PSのgrade分類と予後との関連を調べた結果も含めて示す）

【統計解析】

進行肺がん患者の身体機能指標としてのECOG PSの妥当性を検討するため，ECOG PSの各gradeと歩数および握力との関連をSpearmanの順位相関係数を用いて解析した．さらに，予後との関連を検討するため，1年生存率をアウトカムとしてKaplan-Meier法を用いて生存曲線を求め，ログランク検定を用いて各群間の差を検討した．統計学的有意水準は5％未満とした．

【結果】

本研究では，初回化学療法が行われた200名（62.8±10.3歳）の進行肺がん患者を対象とし，ECOG PS，歩数（1週間の平均日歩数），握力の評価を行った．ECOG PSのgrade分類と各身体機能との間の関連をSpearmanの順位相関係数で検証した結果，歩数（$\rho=-0.86$, $P<0.01$）および握力（$\rho=-0.84$, $P<0.01$）の両者と強い負の相関関係にあることがわかった．また，ログランク検定を用いた生存分析の結果，ECOG PSのgrade分類別の各群間において生存率に有意差を認めた（$P<0.001$）（図）．

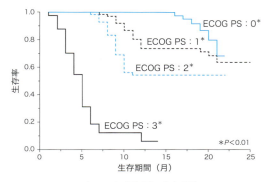

図 ECOG PSの各grade分類別の生存曲線

Advanced!

①本研究遂行に当たり苦労した点

- 対象が進行肺がん患者であり研究参加へのリクルートが容易ではなかったため，研究期間が予定していたよりも長期間になってしまった．
- 今回の研究では，比較的予後の悪い進行肺がん患者を対象としたため，研究の意義・目的を説明し，協力していただけるように説明を行うのに多くの時間がかかってしまった．

②検討したかったが，断念した点

- 同一被験者における縦断的なECOG PSの変化と各身体機能指標の変化との妥当性も同時に検討したかったが，対象が進行肺がん患者であり，縦断的に身体機能評価を継続していくことが難しいと判断し，本研究では単一ポイントでの横断的な検討のみで断念した．

（立松典篤）

---

*1 ECOG PS（Eastern Cooperative Oncology Group Performance Status）は，全身状態の評価指標として，がん領域において多職種共通に使用されている．grade 0〜4の5段階に分類され，gradeが大きくなるほど全身状態の悪化を示す．本研究では身体機能評価が可能なgrade 0〜3までとした．

*2 活動量の指標として選択した．

*3 筋力の指標として選択した．

*4 対象が進行がん患者であるため，1年生存率とした．

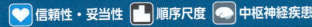 信頼性・妥当性　順序尺度　中枢神経疾患　信信頼性　順順序尺度

事例 脳性麻痺児における痙性の定量的評価指標の信頼性

使用する主な統計手法は

重み付けκ係数
信 順

研究フレーム
- **研究デザイン** ▶ 横断研究
- **アウトカム** ▶ 痙性の評価（MAS；0, 1, 1+, 2, 3, 4）[*1]
- **本研究で用いた統計手法** ▶ 重み付けκ係数

データ分析のイメージ

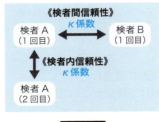

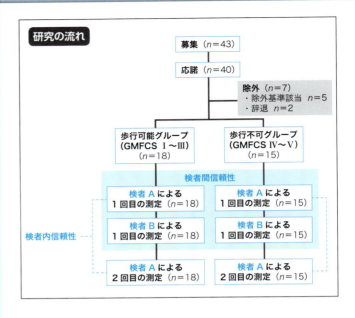

⑤ **統計手法の選択**

ⓐ これは，MAS評価について，1人の検者が複数回行った測定結果が一致しているかどうかを求めることを意味する．
測定結果が一致しているかを係数として表し，1に近いほど一致しているとみなす（一般的に，0.6以上で一致度が高いと判断する）[*4]．MAS評価は何点かという順序尺度であるから
➡ 重み付け**κ係数**[*5]

ⓑ これは，MAS評価について，2人以上の検者間で測定結果が一致しているかどうかを求めることを意味する．
一定期間を置いた後，異なるA，Bの検者が同じ評価をした測定結果が一致しているかを係数として表し，1に近いほど一致しているとみなす（一般的に，0.6以上で一致度が高いと判断する）．MAS評価は何点かという順序尺度であるから ➡ 重み付けκ係数

研究の概要と統計の選択

① **目的**
- 対象を運動機能別にグループ分けし，それぞれのグループにおいて痙性の定量的評価であるMASの信頼性の検討を行う．

② **対象**
- 脳性麻痺児

③ **変数**
- 運動機能レベル[*3]（歩行可能グループ，歩行不可グループ）
- MAS評価（6段階）[*1]…アウトカム

④ **統計解析の目的**
ⓐ グループごとのMAS評価が，高い検者内信頼性を有しているかを検討したい → ⑤-ⓐ
ⓑ グループごとのMAS評価が，高い検者間信頼性を有しているかを検討したい → ⑤-ⓑ

データ分析のポイント

- κ係数にはκ係数と重み付けκ係数があるが，順序尺度（MASのような段階的な評価）の一致率を検討する場合は，重み付けκ係数を算出するのが望ましい．「1」「+1」というような隣接する評価結果の不一致については，これを考慮して係数を算出することが推奨されているためである．重み付けκ係数は，評価結果の差分に対して重み付けを行うため，隣接する評価結果を考慮して係数を算出できる．
- 重度な脳性麻痺児においては，運動機能低下に伴う変形や拘縮により，痙性の評価であるMASの信頼性が低下する可能性がある．このため運動機能レベルにて対象をグループ分けし，各グループの信頼性を個別に評価した．

右上: 記載されているデータは全て架空

まとめてみよう！ 解析結果の記載例

【統計解析】

　統計解析は，同一検者内における評価の信頼性を検討するために，検者Aの1回目と2回目の評価結果から重み付けκ係数を算出し，検討した．また，複数検者での測定における信頼性を検討するために，検者Aと検者Bの1回目の評価結果において重み付けκ係数を算出し，統計学的に検討した．

【結果】

　本研究には33名（15.2±3.2歳）の脳性麻痺児が参加した．歩行可能グループ（GMFCS I～III：18名）については，検者内信頼性が有意に認められた（$\kappa = 0.83$, $P<0.01$）．しかし，検者間信頼性については，重み付けκ係数が低値を示し，信頼性は示されなかった（$\kappa = 0.41$, $P = 0.078$）．さらに，歩行不可グループ（GMFCS IV～V：15名）においても同様に高い検者内信頼性（$\kappa = 0.93$, $P<0.01$）を示した一方で，低い検者間信頼性（$\kappa = 0.42$, $P = 0.104$）を呈していた（表）．

表　検者内信頼性および検者間信頼性に関するκ係数を用いた統計解析の結果

	歩行可能グループ (GMFCS I～III)		歩行不可グループ (GMFCS IV～V)	
	κ	P	κ	P
検者A	0.83	<0.01**	0.93	<0.01**
検者A/検者B	0.41	0.078	0.42	0.104

検者Aにおける検者内信頼性（上段）および検者Aと検者Bにおける検者間信頼性（下段）を示す．
**$P<0.01$

【結論】

　臨床場面においてMASを脳性麻痺児に利用する際には，同一の検者が複数回経時的に測定し痙性の程度の変動を把握する目的で用いるべき評価であることが示唆された．さらに，MASの信頼性は対象児の運動機能レベルに依存しないことが明らかとなった．

右側タブ: 信頼性・妥当性 / 名義 / 順序 / 連続 / 高齢 / 運動 / 内部 / 中枢

Advanced!

① 本研究遂行に当たり苦労した点

● 運動機能レベルによるグループ分けを行うために，十分なサンプルサイズを確保することが重要となったため，病院機関に加え，特別支援学校の研究協力によってサンプルサイズを確保した．

② 検討したかったが，断念した点

● MASの評価に影響する可能性のある関節可動域制限などの評価が必要と考えられたが，多数の測定を短時間で行うために，副次的なアウトカムを十分に測定することが困難であった．

（橋口　優）

---

*1 MAS（Modified Ashworth Scale）評価は筋緊張の評価であり，中枢神経障害による痙縮が評価として用いられる．「0，1，1+，2，3，4」の6段階の順序尺度であり，0が筋緊張亢進なし，1，1+，2へと順に筋緊張が亢進し，4は筋緊張によって関節運動が全く生じない状態を示す*2．

*2 Bohannon RW & Smith MB：Interrater reliability of a modified Ashworth scale of muscle spasticity. Phys Ther, 67：206-207, 1987

*3 歩行・座位などの粗大運動機能をもとにした分類であるGMFCS（Gross Motor Function Classification System）を用いて評価した．歩行補助具を利用して歩行可能なレベルを基準として，GMFCS I～IIIを歩行可能グループ，GMFCS IV～Vを歩行不可グループとした．

*4 Landis JR & Koch GG：The measurement of observer agreement for categorical data. Biometrics, 33：159-174, 1977

*5 同様に信頼性を検討する指標である級内相関係数（Interclass Correlation Coefficients：ICC）は，測定されたデータが正規分布していることを前提としており，名義尺度や順序尺度の利用が好ましくないため，重み付けκ係数を採用した．

信頼性・妥当性　連続尺度　高齢者

相 相関　信 信頼性　連 連続尺度　正 正規分布（パラメトリック）

事例 高齢者[1]における徒手筋力計を用いた膝伸展筋力測定[2]の信頼性と妥当性[3]

使用する主な統計手法は

- **Shapiro-Wilk 検定**
  正
- **級内相関係数（ICC）**
  信 連 正
- **Pearson の相関分析**
  相 連 正

研究フレーム

- **研究デザイン** ▶ 横断研究
- **アウトカム** ▶ 膝伸展筋力（Nm/kg）
- **要因** ▶ 最大歩行速度
- **本研究で用いた統計手法** ▶ Shapiro-Wilk検定，級内相関係数（ICC），Pearson の相関分析

データ分析のイメージ

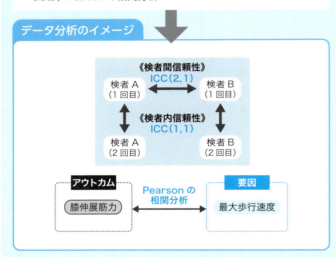

研究の概要と統計の選択

①目的
- 徒手筋力計を用いた膝伸展筋力測定の信頼性と妥当性を検討する．

②対象
- 高齢者

③変数
- 膝伸展筋力（Nm/kg）[*1]…アウトカム
- 最大歩行速度…要因

④統計解析の目的
ⓐ 測定データの分布が正規分布しているかを確認したい[*2] → ⑤-ⓐ

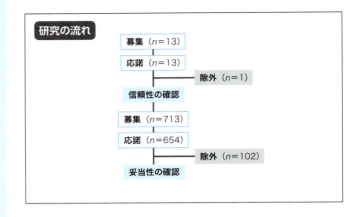

ⓑ 検者内信頼性を検討したい → ⑤-ⓑ
ⓒ 検者間信頼性を検討したい → ⑤-ⓒ
ⓓ 膝伸展筋力と最大歩行速度の関連性を検討したい → ⑤-ⓓ

⑤統計手法の選択

ⓐ これは，「データは正規分布に従っている」という仮説を設定して統計量を計算し，有意水準と比較して仮説を検討する〔水準より小さい値（確率）であれば仮説は棄却され，非正規分布であるといえる〕 ➡ **Shapiro-Wilk 検定**（シャピロ・ウィルク）

ⓑ これは，膝伸展筋力について1人の検者が複数回行った測定結果が一致しているかどうかを求めることを意味する[*3]．測定結果が一致しているかをICCとして表し，一般に0.7以上で一致度が高いと判断する（表）[*4]．膝伸展筋力は連続尺度であるから ➡ **ICC(1,1)**

ⓒ これは，膝伸展筋力について2人以上の検者間で測定結果が一致しているかどうかを求めることを意味する．一定期間を置いた後，異なるA, Bの検者が同じ質問をした測定結果が一致しているかをICCとして表し，一般に0.7以上で一致度が高いと判断する．膝伸展筋力は連続尺度であるから ➡ **ICC(2,1)**

ⓓ これは，アウトカムと要因に相関（直線的な関係）があるかどうかを分析することを意味する（相関の程度は係数により判断する）．

　ここではアウトカムの膝伸展筋力および要因の最大歩行速度はいずれも連続尺度であるから ➡ **Pearson の相関分析**（ピアソン）

表　ICCの値の判断基準

ICCの値	判定
0.0 －0.20	slight
0.21–0.40	fair
0.41–0.60	moderate
0.61–0.80	substantial
0.81–1.00	almost perfect

(Landis JR & Koch GG[*4]より引用)

データ分析のポイント

- 信頼性分析の際の被験者数は12名とした．妥当性の検討にはより多くの対象者をリクルートした．
- ICCは研究に応じて検者内か検者間のどちらかを記載すればよい場合が多い．本研究では検者内，検者間とも結果に影響する可能性が考えられたため，より情報量を増やすべく両者を算出した．
- 連続尺度に関する信頼性分析の研究の多くでICCが採用されている．しかし，ICCは対象とするデータのばらつきが大きいほど，高く算出される性質をもっている．そのため，近年では絶対的な指標であるSEMの併記記載が推奨されており，本研究でも採用した（本ページ「解析結果の記載例」参照）．

記載されているデータは全て架空

まとめてみよう！ 解析結果の記載例

【統計解析】

信頼性の分析には級内相関係数（ICC）を用いた．検者内信頼性にはICC(1,1)，検者間信頼性にはICC(2,1)を算出した．また，絶対的な信頼性の指標として測定誤差（SEM）も算出した[*5]．妥当性の確認には，歩行能力との関連を明らかにするため，膝伸展筋力と最大歩行速度についてPearsonの積率相関係数を用いて検討した．なお，統計学的有意水準は5％未満とした．

【結果】

対象者〔12名，72.3±5.4歳，女性8名（67％）〕の膝伸展筋力の平均は1.39±0.62 Nm/kgであった．測定の結果，検者内信頼性はICC(1,1)＝0.94（95％信頼区間：0.83-0.98），検者間信頼性はICC(2,1)＝0.86（95％信頼区間：0.60-0.96）であった．また，測定誤差はそれぞれ0.14 Nm/kg，0.22 Nm/kgであった．

妥当性を検討するため，膝伸展筋力と最大歩行速度との相関を調査した結果，552名が解析対象となった．平均年齢は74.4±6.6歳，女性394人（71％）であった．相関係数は，$r=0.58$（$P<0.01$）となり中等度の相関を示した（図）．

【結論】

本研究の結果，膝伸展筋力の測定は高い信頼性を有していることが明らかになった．また，膝伸展筋力は移動能力との妥当性を有しており，下肢筋力は移動能力を反映する指標であることが確認された．

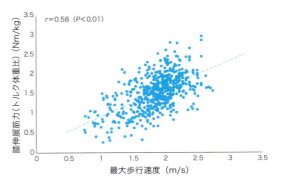

図　膝伸展筋力と最大歩行速度の散布図
$n=552$

Advanced!

①本研究遂行に当たり苦労した点

- 当初，検者によって測定値にばらつきが多かったため，どの検者が測定を実施しても同様の測定結果が出るように，測定マニュアルの徹底と十分なトレーニングを事前に行う必要があった．また本番の測定の際には，一度，対象者に練習試行を行わせたうえで測定を実施した．
- 妥当性の検討のために，多くのサンプルを集める必要があった．そのため，研究の期間が当初よりも長くなってしまった．

②検討したかったが，断念した点

- 対象者の層が比較的元気な高齢者であったため，本研究がより虚弱な高齢者にも当てはまるかは十分検討することができなかった．

（永井宏達）

[*1] 徒手筋力計を用いて評価した．
[*2] 級内相関係数（Intraclass Correlation Coefficients：ICC）を利用して信頼性を検討する場合，連続尺度（比例尺度・間隔尺度）である測定データの正規性が確認されていることが前提になる．
[*3] 検者内信頼性の測定は，初回の測定後，数時間経過後に再度測定を実施した．
[*4] Landis JR & Koch GG：The measurement of observer agreement for categorical data. Biometrics, 33：159-174, 1977
[*5] SEM（Standard Error of Measurement）の算出にはいくつかの方法があるが，本研究では以下の式を採用した．なお，SD（Standard Deviation：標準偏差）の算出には全測定データを使用した．
$SEM = SD\sqrt{1-ICC}$

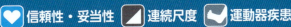

| 事例 | 人工膝関節全置換術後患者における膝関節屈曲角度評価の信頼性 |

使用する主な統計手法は

- Shapiro-Wilk 検定
- 級内相関係数（ICC）

研究フレーム

研究デザイン ▶ 横断研究
アウトカム ▶ ゴニオメーターを用いた膝関節屈曲角度（°）
本研究で用いた統計手法 ▶ Shapiro-Wilk検定，級内相関係数（ICC）

データ分析のイメージ

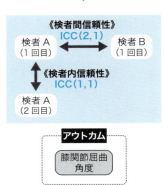

研究の概要と統計の選択

①目的
- 理学療法士によるゴニオメーターを用いた膝関節屈曲角度測定の信頼性を検討する．

②対象
- 人工膝関節全置換術後患者

③変数
- 膝関節屈曲角度（°）[*1]…アウトカム

④統計解析の目的
ⓐ 測定データの分布が正規分布しているかを確認したい[*2] → ⑤-ⓐ
ⓑ 検者内信頼性を検討したい → ⑤-ⓑ
ⓒ 検者間信頼性を検討したい → ⑤-ⓒ

⑤統計手法の選択
ⓐ 級内相関係数（ICC）を検討する際に，データは正規分布し

研究の流れ

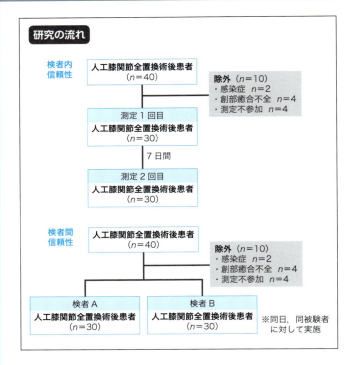

※同日，同被験者に対して実施

ていることが必須となる．正規性の検定 ➡ **Shapiro-Wilk検定**（シャピロ・ウィルク）

ⓑ これは，膝関節屈曲角度について，1人の検者が一定期間をおいて複数回行った測定結果が一致しているかどうか求めることを意味する（本研究では再テスト法[*3]を採用）．
　測定結果が一致しているかをICCとして表し，一般に0.7以上で一致度が高いと判断する[*4]．膝関節屈曲角度は連続尺度であるから ➡ **ICC(1,1)**

ⓒ これは，膝関節屈曲角度について，2人以上の検者間で測定結果が一致しているかどうかを求めることを意味する[*5]．
　異なるA，Bの検者が同じ測定をした結果が一致しているかをICCとして表し，一般に0.7以上で一致度が高いと判断する．膝関節屈曲角度は連続尺度であるから ➡ **ICC(2,1)**

データ分析のポイント

- 算出されたICCの値より，信頼性の強さを検討した[*6]．ICCの判定基準を表に示す．
- 95％信頼区間を算出することにより，検査の推定値を検討した．

表　ICCの値の判断基準

ICCの値	判定
0.0 −0.20	slight
0.21−0.40	fair
0.41−0.60	moderate
0.61−0.80	substantial
0.81−1.00	almost perfect

(Landis JR & Koch GG[*4]より引用)

まとめてみよう！ 解析結果の記載例

記載されているデータは全て架空

【統計解析】

検者内信頼性は，1名の理学療法士が同一患者に対して，2回の評価を実施した．検者間信頼性は，2名の理学療法士が同一患者に対して，同日に評価を実施した．統計解析は，検者内信頼性にICC(1,1)，検者間信頼性にICC(2,1)を用いた．また，各ICCの95％信頼区間を算出した．

【結果】

ICC(1,1)は0.87，95％信頼区間0.75-0.94となり，ほぼ完全な検者内信頼性を認めた（図1）．また，ICC(2,1)は0.73，95％信頼区間0.46-0.87となり，十分な検者間信頼性を認めた（図2）．

【結論】

今回の結果より，ゴニオメーターを用いた膝関節屈曲角度測定の検者内・検者間信頼性を得ることができた．臨床において，信頼性の高い指標として用いることができる．

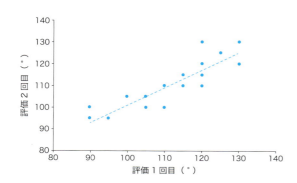

図1　ICC(1,1)：再現性を表した散布図
点線：近似曲線

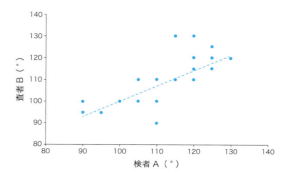

図2　ICC(2,1)：2名の検者の一致性を表した散布図
点線：近似曲線

Advanced!

①本研究遂行に当たり苦労した点
- 検者を選択する際に，検者の経験年数を考慮した．
- 被験者の手術後経過日を考慮し，術後の状態を調整した．

②検討したかったが，断念した点
- デジタルインクリノメータを用いて，ゴニオメーターで評価した角度の妥当性を検討したかったが，費用の面でデジタルインクリノメータを購入できなかったため断念した．

（田中友也）

---

*1　ゴニオメーターを用いて測定した．
*2　級内相関係数（Intraclass Correlation Coefficient：ICC）を利用して信頼性を検討する場合，連続尺度（比例尺度・間隔尺度）である測定データの正規性が確認されていることが前提になる．
*3　再テスト法（Test-retest method）：初回測定から1週間程度間隔をあけて，同じ検者が同じ被験者を測定する．
*4　Landis JR & Koch GG：The measurement of observer agreement for categorical data. Biometrics, 33：159-174, 1977
*5　複数の検者に測定方法を教え，同じ被験者を同じ日に交代で測定する．
*6　高い信頼性が得られなかった場合は，測定方法を見直すことや，Spearman-Brownの公式で必要な測定回数や検者数を算出し，再検討することを計画していた．

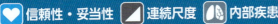

| 信頼性・妥当性 | 連続尺度 | 内部疾患 | | 信信頼性 | 連連続尺度 |

事例 がん患者における質問票による身体活動量評価の妥当性

使用する主な統計手法は

Bland-Altman 分析
信 連

研究フレーム

- **研究デザイン** ▶ 横断研究
- **アウトカム** ▶ 身体活動時間（IPAQ-sf 日本語版，三軸加速度付き活動量計；METs・min）
- **本研究で用いた統計手法** ▶ Bland-Altman 分析

データ分析のイメージ

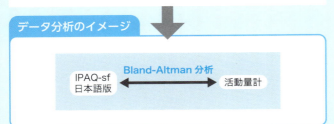

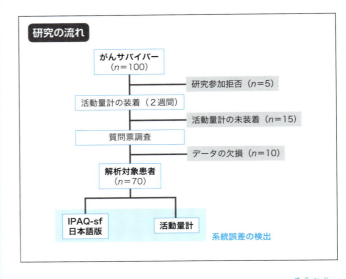

研究の流れ

れる測定値の差を比較することを意味する ➡ **Bland-Altman 分析**[*3]（ブランド・アルトマン）

なお，視覚的に系統誤差の有無を判断できる Bland-Altman プロットは，y 軸に 2 つの方法間の差を，x 軸に測定ペアの平均値を描けばよい．

研究の概要と統計の選択

① 目的
- 身体活動時間の主観的評価法と客観的評価法の測定値間に含まれる系統誤差を検出する．

② 対象
- がんサバイバー

③ 変数
- 身体活動時間（IPAQ-sf 日本語版；METs・min）[*1]
- 身体活動時間（三軸加速度付き活動量計；METs・min）[*2]
 …アウトカム

④ 統計解析の目的
- ⓐ 異なる評価法から得られた結果に系統誤差が含まれているかを検討したい → ⑤-ⓐ

⑤ 統計手法の選択
- ⓐ これは，同時に 2 つの方法で測定を行い，ペアとなって得ら

データ分析のポイント

- 相関分析は方法比較研究にしばしば用いられるが，一般的に 2 つの異なる事象の関連を評価する方法であり，相関係数の数値からは測定値の差やばらつきを明示的に評価することができない．
- 異なる評価法から得られた測定値間に含まれる系統誤差を，数値だけでなく，視覚的にもわかりやすくするために，Bland-Altman 分析を使用した．
- Bland-Altman 分析により，系統誤差は加算誤差と比例誤差に弁別することができる．加算誤差とは，測定値（真の値）の大小にかかわらず，特定方向に生じる誤差である．対して，比例誤差とは，測定値（真の値）に比例して大きくなる誤差である．
- 95％信頼区間が 0 を含まない場合，測定値が一定方向に分布しているとして，加算誤差が存在すると判定される．有意性検定の結果，回帰が有意と判断された場合，比例誤差が存在すると判定される．

記載されているデータは全て架空

まとめてみよう！ 解析結果の記載例

【統計解析】
　2つの測定値の差をy軸，2つの測定値の平均をx軸とする散布図（Bland-Altmanプロット）を作成した．そして，2つの測定値間の加算誤差の有無を判断するため，2つの測定値間の差の平均の95％信頼区間を求めた．さらに，比例誤差の有無を判断するために，作成したBland-Altmanプロットについて回帰式を算出し，有意性の検定を行った．統計学的有意水準は5％未満とした．

【結果】
　本研究では70名（63.8±18.6歳）のがんサバイバーを対象とし，IPAQ-sfおよび三軸加速度付き活動量計を用いた身体活動時間の評価を行った．2つの評価法から得られた測定値をもとにBland-Altmanプロットを作成し（図），分析を行った結果，2つの測定値の差の平均値および標準偏差は0.906±138.42であり，2つの測定値の差の平均の95％信頼区間は−1.816-0.004となり，加算誤差は存在しなかった．一方で，2つの測定値から得られた回帰分析の結果，$r=-0.18$，$P<0.01$となり，比例誤差が存在した（表）．

【結論】
　測定値である身体活動時間が大きくなるほど，2つの評価法の誤差が大きくなることが示唆された．

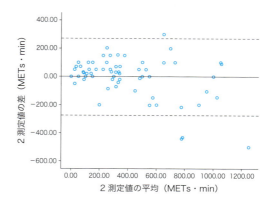

図　2つの測定値から作成したBland-Altmanプロット

表　IPAQ-sfおよび三軸加速度付き活動量計から得られた測定値間の系統誤差の有無

IPAQ-sf―活動量計	加算誤差		比例誤差	
	95％信頼区間	有無	回帰直線の傾き	有無
身体活動時間	−1.816-0.004	なし	−0.18，$P<0.01$	あり

Advanced!

① 本研究遂行に当たり苦労した点
● 三軸加速度付き活動量計のデータ欠損を最小限にするために，活動量計装着の指導を丁寧に行い，数日後に装着確認のためのテレフォンフォローアップを行った．

② 検討したかったが，断念した点
● 本研究の解析結果をディスカッションするなかで，身体活動を強度別（低強度，中強度，高強度）に分類して解析すると異なった結果が出てくるのではないかといった意見もあった．しかしながら，研究デザインを考える段階で事前に身体活動の強度別の基準を設定していなかったため，本研究での解析は断念した．

（立松典篤）

---

*1 IPAQ-sf：The short form of the International Physical Activity Questionnaire．国際的に標準で使用されており，かつ日本語版の妥当性がすでに確認されている質問票を用いて評価した（主観的評価法）．

*2 三軸加速度付き活動量計を用いて評価した（客観的評価法）．データ欠損による脱落を最小限にするため，対象者には2週間の装着をお願いし，その期間の有効な1週間分のデータを利用した．

*3 方法比較研究で一般的に用いられている方法である．

信頼性・妥当性　連続尺度　中枢神経疾患　信信頼性　連連続尺度　正正規分布（パラメトリック）

事例　脳卒中後片麻痺者における徒手筋力計を利用した筋力測定の信頼性

使用する主な統計手法は

- **Shapiro-Wilk検定**
- **級内相関係数（ICC）**
  信 連 正

研究フレーム

研究デザイン ▶ 横断研究
アウトカム ▶ 膝伸展筋力（N/kg；麻痺側，非麻痺側）
本研究で用いた統計手法 ▶ Shapiro-Wilk検定，級内相関係数（ICC）

データ分析のイメージ

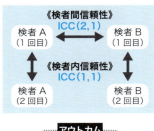

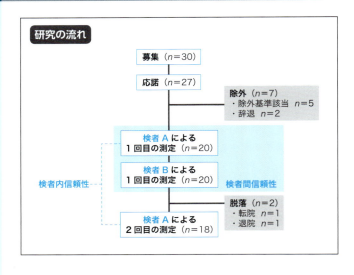

ⓐ-ⓐ
ⓑ 検者内信頼性を検討したい → ⑤-ⓑ
ⓒ 検者間信頼性を検討したい → ⑤-ⓒ

⑤ 統計手法の選択

ⓐ これは，「データは正規分布に従っている」という仮説を設定して統計量を計算し，有意水準と比較して仮説を検討する〔水準より小さい値（確率）であれば仮説は棄却され，非正規分布であるといえる〕➡ **Shapiro-Wilk検定**

ⓑ これは，膝伸展筋力について，1人の検者が複数回行った測定結果が一致しているかどうかを求めることを意味する．測定結果が一致しているかをICCとして表し，一般に0.7以上で一致度が高いと判断する（表）[*3]．膝伸展筋力は連続尺度であるから ➡ **ICC(1,1)**

ⓒ これは，膝伸展筋力について2人以上の検者間で測定結果が一致しているかどうかを求めることを意味する．異なるA,Bの検者が同じ質問をした測定結果が一致しているかをICCとして表し，一般に0.7以上で一致度が高いと判断する．膝伸展筋力は連続尺度であるから ➡ **ICC(2,1)**

データ分析のポイント

- 膝伸展筋力は，被験者の身体特性（主に体重）に大きく依存するために，今回の分析ではHHDを利用して得られた筋力（N）を体重にて正規化（N/kg）し，統計解析に利用した．

研究の概要と統計の選択

① 目的
- 徒手筋力計を利用した膝伸展筋力測定の信頼性を検討する．

② 対象
- 脳卒中後片麻痺者

③ 変数
- 膝伸展筋力（N/kg；麻痺側，非麻痺側）[*1]…アウトカム

④ 統計解析の目的
ⓐ 測定データの分布が正規分布しているかを確認したい[*2] →

表　ICCの値の判断基準

ICCの値	判定
0.0 −0.20	slight
0.21−0.40	fair
0.41−0.60	moderate
0.61−0.80	substantial
0.81−1.00	almost perfect

(Landis JR & Koch GG[*3]より引用)

160

記載されているデータは全て架空

まとめてみよう！ 解析結果の記載例

【統計解析】

　統計解析としては，検者内信頼性を検討するために，ICC（1,1）を検者Aの1回目と2回目の結果から算出した．また，複数検者での測定における信頼性を検討するために，検者Aと検者Bの評価結果からICC（2,1）を算出し，それぞれの値に対してLandisらのκ係数の指標[*3]を応用し0.70を基準値として評価の信頼性を検討した．

【結果】

　本研究には20名（52.2±7.5歳）の脳卒中後片麻痺者が参加した．1週間後に再度測定を行った際に，2名の対象が転院または退院したため，検者内信頼性については18名の結果よりICCを算出した．麻痺側においては，高い検者内信頼性〔ICC（1,1）＝0.96〕と検者間信頼性〔ICC（2,1）＝0.92〕が認められた．同様に，非麻痺側における信頼性についても，検者内信頼性〔ICC（1,1）＝0.86〕および検者間信

表　検者内信頼性および検者間信頼性に関する級内相関係数（ICC）を用いた統計解析の結果

	麻痺側		非麻痺側	
	検者内信頼性 ICC(1,1)	検者間信頼性 ICC(2,1)	検者内信頼性 ICC(1,1)	検者間信頼性 ICC(2,1)
検者A	0.96	—	0.86	—
検者A/検者B	—	0.92	—	0.79

上段に検者Aにおける検者内信頼性を示し，下段に検者Aと検者Bにおける検者間信頼性を示す．

頼性〔ICC（2,1）＝0.79〕の両方において基準値を満たし，高い信頼性が認められた（表）．

【結論】

　中枢神経障害を有する対象において，HHDを利用した膝伸展筋力の測定は検者内および検者間において高い信頼性を有するため，臨床応用が可能な評価である可能性が示唆された．

Advanced!

① 本研究遂行に当たり苦労した点

● 新規性の高い測定方法のために，各測定を行う前に測定の練習が必要かどうか検討する必要があった．ディスカッションの結果，測定前に実際に測定の練習をすることは評価の信頼性を向上させ，第一種の過誤（本来は信頼性が認められないのにかかわらず，人為的な調整により結果が変わってしまう）を生じる可能性があるため，評価の指導は紙面にて行い，測

定を実施した．

② 検討したかったが，断念した点

● 検者間信頼性を検討する目的として，一定期間（1週間）を設けて同一対象者を同一検者にて測定する必要があったが，転院および退院により2名の脱落者があったため，検者間信頼性については，18名での検討となってしまった．

（橋口　優）

[*1] HDD（Hand Held Dynamometer）を用いて評価した．より正確な値を測定するために，HHDはベルトを利用して椅子やベッドなどに固定して測定を実施した．

[*2] 級内相関係数（Interclass Correlation Coefficients：ICC）を利用して信頼性

を検討する場合，連続尺度（比例尺度・間隔尺度）である測定データの正規性が確認されていることが前提になる．

[*3] Landis JR & Koch GG：The measurement of observer agreement for categorical data. Biometrics, 33：159-174, 1977

統計手法の選び方
～考え方のキホン

[付録]

内容

- はじめに ... 162
- 統計手法の選択 ... 163
  - 群間・条件比較
    - t検定 ... 163
    - 分散分析（ANOVA） ... 163
    - χ^2検定 ... 163
  - ○○と△△の関連を検討する
    - Pearson/Spearmanの相関分析 ... 163
    - 重回帰分析 ... 164
    - ロジスティック回帰分析 ... 165
    - 生存分析① Kaplan-Meier法 ... 166
    - 生存分析② Cox比例ハザード分析 ... 166
  - ○○の介入効果を検証する
    - 反復測定二元配置分散分析（2way ANOVA） ... 166
  - カットオフ値を求める
    - ROC曲線 ... 167

はじめに

　本稿では，本書に登場する統計解析に関する補足事項を記載しています．最低限の事項について記載するため，必要に応じて各専門書を参照してください．本稿で紹介する統計解析（テスト）については，あくまでケース例であって，考え方や使用する統計ソフトによって違いが生じることがあります．

統計ソフトの種類

　臨床研究において一般的に用いられる統計ソフトは，SAS（SAS Institute Inc），SPSS（IBM Corporation），JMP（SAS Institute Inc），Stata（Stata Corp LLC），Rなどがあり，コマンドが必要なタイプ（SAS，Stata，R）や，ある程度の解析であれば変数を選択し設定を調整するだけで使用できるもの（SPSS，JMP，EZR）などいろいろな種類があります．使用にかかる費用としては，無料のRのようなソフトは比較的少なく，多くのソフトが有料で値段についてはばらつきがありますので，自身の環境に合わせて選択してください．

　P値の設定については事例によって異なりますが，一般的に5％未満を有意確率として設定することがほとんどです．多重補正などで設定を変更する必要がある場合もありますが，詳細については本文とこの付録を参照してください．

統計前の下準備

　統計を実施することを「統計をかける」といったりもします．統計を実施する前に，いくつかしておくべきことがあり

ます.

　まずは，各変数の種類（連続尺度，順序尺度，名義尺度など）が統計ソフトの尺度の選択で適切に設定されているかどうかの確認です．この設定が誤っていると，統計ソフトが正しく計算できなかったり，やりたいと考えていた統計解析とは異なる検定が行われたり，計算のエラーが出たりしますので十分に気をつけてください.

　次に大事なのは，変数の値や分布の確認です．連続尺度であれば，ヒストグラムなどを見て極端な外れ値がないか，分布の種類はどうか（正規分布しているのか？ 対数変換が必要か？ など）の確認をし，必要に応じて分布の検定を行うといいでしょう．名義尺度であれば割合がどのような分布をしているか，該当しない（0％）ものがないかなどを確認しておく必要があります．このように，数値だけでなくグラフなど視覚的な確認も合わせて行い，統計を実施する前に各変数の状況を把握することが重要です.

統計手法の選択

　統計手法をどのように選んだらよいか，基本的な考え方やポイントを「群間・条件比較」「○○と△△の関連を検討する」「○○の介入効果を検討する」「カットオフ値を求める」の4つに大きく分けて解説します.

群間・条件比較（フローチャート1）

- 扱うデータが2群（2条件）での比較なのか，3群以上（3条件以上）の多群比較なのかをまず確認します.
- 扱うデータの特性（くり返しがあるのか？ 正規分布しているのか？）・変数（アウトカム尺度）の種類を確認し，統計手法を選択します.
- 同じ対象者にくり返し測定するような場合は，対応のあるデータとして取り扱います.
　例）通常歩行速度と最大歩行速度の比較，介入前後の比較など

t検定

- **事前確認**：変数が正規分布し，比較する変数の分散が等質である場合に分析を実施します.
- **変数の投入方法**：比較したい連続尺度をアウトカムに投入し，群間で比較します.
- **確認すべき統計値**：t値，P値など

分散分析（ANOVA）

- **事前確認**：変数が正規分布し，比較する変数の分散が等質

である場合に分析を実施します.

- **変数の投入方法**：比較したい連続尺度をアウトカムに投入し，群間で平均値が同じかどうかを比較します.
- **確認すべき統計値**：F値，P値など
- 必要に応じてpost hoc test（Tukey法，Dunnett法，Scheffé法，Bonferroni法など）を実施します.

解釈のワンポイント

　t検定ならびに分散分析は，各群の平均値が同じかどうかを検討します．計算された検定統計量において有意となった場合，それぞれの平均値が異なると判断します.

　分散分析では結果が有意となった場合にpost hoc test（事後検定）を用いて各群間の比較が行われます（多重比較）．post hoc testは，検定をくり返し実施することにより生じるfamilywise error（誤って有意となる可能性が高まること）を避けるため，統計量に基づいて比較したり，P値の設定を調節したりする方法などによって実施されます．具体的な方法として，統計ソフト内にある特定の統計手法のコマンドを選択して実施する方法や，t検定などを複数回用いP値補正により有意水準を調節する方法などがあります（Bonferroni法など）.

　また，比較するものに群間差があった場合，どの程度違っているのかを解釈するために効果量を算出することもあります.

χ²検定

- **事前確認**：該当する分布が，0（該当なし）の場合や期待度数が5未満のセルが全セルの20％以上ある場合は，χ^2検定を実施すべきでないとの考え方があるため，そのような場合はFisherの正確確率検定など他の方法を用いる必要があります．実際のデータの分布ではなくて，あくまでも期待度数であることに注意してください.
- **変数の投入方法**：関係性をみたい変数（ペア）を選択します.
- **確認すべき統計値**：P値など

○○と△△の関連を検討する（フローチャート2）
Pearson/Spearmanの相関分析

- **事前確認**：変数（アウトカム尺度）が正規分布しているかどうかの確認をしましょう.
　正規分布している場合はPearsonを，非正規分布の場合はSpearmanの相関分析を実施します．また，二変数の散布図を描き，外れ値がないか確認しましょう.
- **変数の投入方法**：関係性をみたい変数（ペア）を選択します.

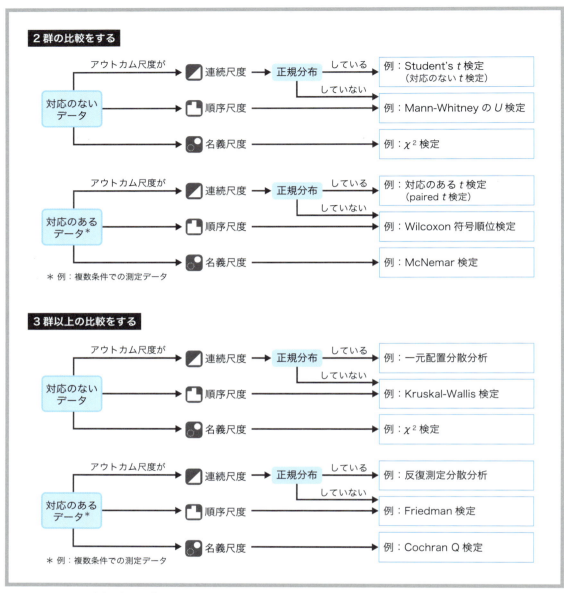

フローチャート1　統計手法の選び方〜群間・条件比較 編

- **確認すべき統計値**：Pearsonの積率相関係数（r），Spearmanの順位相関係数（ρ），P値など

解釈のワンポイント

相関係数 r は－1〜1までの値をとり，値の正負によって関係性の解釈が異なります．つまり，正の値であれば正の関係である（増えれば増える）ことを意味し，負の値であれば負の関係である（増えれば減る）ことを意味します．値の解釈については絶対値が1に近いほど関係性が強いことを意味します．

重回帰分析

- **事前確認**：要因どうしの関係性を相関分析によって確認し，関係性が高い場合（多重共線性あり）は使用する変数を吟味する必要があります．
- **変数の投入方法**：アウトカムを説明する仮説に沿ったモデルに応じて要因を選択します．
- **確認すべき統計値**：自由度調整済み R^2（モデル全体の適合度），標準偏回帰係数（標準 β 係数），P 値など

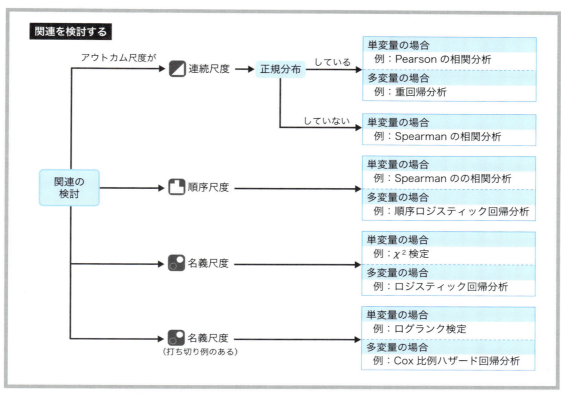

フローチャート2 統計手法の選び方～○○と△△の関連を検討する 編

解釈のワンポイント

R²はモデルの適合度を示すため，値が大きいほどモデルの当てはまりがよいことを示します．つまり，設定したアウトカムに対して投入した要因でどの程度説明できているかを示すのがR²です．

標準偏回帰係数はいわゆる回帰係数と同じであるため，相関係数である r と同様の解釈が当てはまり，正負によってアウトカムと要因の関係性の正負が決まります．また，多重共線性の確認は前述のように相関の高さから検討する場合もあれば，Variance Inflation Factor（VIF）から検討する場合もあります．

ロジスティック回帰分析

- **事前確認**：アウトカムに名義尺度を投入する際，参照するほう（群）をどれに設定するかを事前に確認します．参照する群は任意で選択できますが，結果の解釈が異なるため最初に決めておきましょう．
- **変数の投入方法**：関係性をみたい変数と，必要に応じて共変量を選択します．
- **確認すべき統計値**：オッズ比〔95％信頼区間（confidential interval：CI）〕，P値など

共変量

多変量解析を行う際に，アウトカムと要因との間に介在する可能性のある交絡因子などを共変量とみなし調整変数として投入する方法があります．重回帰分析やロジスティック回帰分析など多くの解析において用いられ，アウトカムと要因だけの関係性をみた検定（いわゆる単変量解析）よりも，共変量による影響を考慮した解析のほうが独立した両者の関係を示すことに適している検定方法であると考えられています．ただし，アウトカムと要因に大きな影響を与える可能性がある変数を測定できない場合も実際には多くあるため，解析可能な場合には，共変量が考慮すべき重要な因子の一つになるということは理解しておく必要があります．

解釈のワンポイント

ある要因において P 値が有意である場合に，オッズ比をあわせて確認します．オッズ比が1以上であれば，アウト

カムの事象に対して，なりやすいという意味合いで関係性が強いと解釈でき，逆に1より小さい場合はなりにくいという意味合いで関係が強いと解釈されます．ただし，オッズ比の信頼区間に1を含んでいる場合は，どちらの可能性もあるということを示しているので，その指標は有意とはならないので注意してください．

要因が名義尺度，順序尺度の場合は，Referenceに設定したカテゴリー（群）に対する結果が表れます．要因が連続尺度の場合は，単位量当たりの変化に対するオッズ比が算出されます．気を付けるべき点としては，信頼区間が大きすぎるときは，データの分布に問題がある場合があるため確認が必要です．

また，要因に投入する変数どうしの比較が研究の解釈上必要な場合は，変数の設定時に解釈の向きを可能なかぎりそろえるといいでしょう．つまり，ある変数はオッズ比が高いほうがネガティブな情報で，ある変数はオッズ比が小さいほうがネガティブな情報であるとすると結果の解釈に混乱を招くので，可能なかぎり参照するカテゴリーの設定を工夫して解釈の向きはそろえましょう．

例えば，アウトカムに要介護認定の有無を設定し，そのリスクを検定するため要因に年齢（連続尺度），性別（名義尺度）に加え，慢性疾患の有無（名義尺度），服薬数（連続尺度），転倒経験の有無（名義尺度），認知機能低下の有無（名義尺度）を設定したとしましょう．この場合，慢性疾患の有無，転倒経験の有無，認知機能低下の有無については，いずれも「有」の場合がリスクを高めるネガティブな意味合いになるため，参照するカテゴリーを「無」にそろえておく工夫をしたほうがよいということです．もし，1つだけ「有」を参照のカテゴリーにしていたら，解釈の向きが混在するためわかりにくくなってしまいます．

生存分析① Kaplan-Meier法

- **事前確認**：イベントの発生に対し時系列データがリンクしていることを確認します．また，イベントの発生以外の事象に対しては打ち切り扱いにするなど，取り扱い方法を事前に決定しておきます．
- **変数の投入方法**：従属変数にイベントの発生と時系列情報を設定し，独立変数に検定したい要因を名義尺度にて投入します．その際，独立変数において参照するカテゴリーを設定します．
- **確認すべき統計値**：ログランク検定を用いた場合，P値などを確認し，独立変数に投入されたカテゴリー間に有意な差があるかどうかを検討します．

生存分析② Cox比例ハザード分析

- **事前確認**：Kaplan-Meier法と同様に，イベントの発生に対し時系列データがリンクしていることと，イベントの発生以外の事象に対して打ち切り扱いにするなど取り扱い方法を事前に決定しておきます．
- **変数の投入方法**：従属変数にイベントの発生と時系列情報を設定し，独立変数に検定したい要因と共変量を投入します．必要に応じて，独立変数において参照するカテゴリーを設定します．
- **確認すべき統計値**：ハザード比（hazard ratio）と95％信頼区間，P値など

🗣 解釈のワンポイント

生存分析を実施する際には，累積生存確率や累積死亡関数を描画すると非常にわかりやすくなるため，可能なかぎり図示することが望ましいです．結果の解釈としては，ハザード比が1より大きい場合，アウトカム発生に対しその要因がリスクを上昇させていることを意味し，逆に1より小さい場合にはリスクを減少させていることを意味します．説明するモデル内で参照するカテゴリーを設定する際には，ロジスティック回帰分析のときと同様に，参照する群の設定をそろえたほうが結果の解釈がしやすいでしょう．

○○の介入効果を検証する
反復測定二元配置分散分析（2way ANOVA）

- **事前確認**：変数が正規分布し，比較する変数の分散が等質である場合に分析を実施できます．
- **変数の投入方法**：効果があるかどうかをみたい変数をアウトカムに投入し，時間要因（介入の前後など）と群要因（介入群と非介入群など）を設定します．
- **確認すべき統計値**：F値，P値，偏η（イータ）など

🗣 解釈のワンポイント

一般的に，介入効果があるかどうかについては，介入群において改善が認められる結果で，時間要因と群要因の交互作用がある場合に介入効果ありと解釈されます．実際のところ，この分析では介入が有意な効果を有するかどうかだけがわかるので，どの程度の改善が得られたかについてはわかりません．そこでこうした情報を得るために各群で介入前後の差分を計算し，t検定を用いて群間比較する方法があります．

その他，介入効果を検討する解析方法としては，反復測定二元配置分散分析以外に，その他の要因を含んだ混合モデルや回帰モデルを用いた解析方法もあります．

カットオフ値を求める
ROC曲線
- **変数の投入方法**：カットオフ値をみたい変数をイベント，事象（2値で表される判定や診断など）に対し該当する・しないを表す変数を要因に投入します．
- **確認すべき統計値**：Area Under the Curve（AUC：曲線下面積），P値など
- **カットオフ値を求める方法**：Youden-indexなどの方法を用いて算出し，カットオフ値に対する感度，特異度をあわせて確認し，値の解釈を行います．

感度と特異度

ある連続尺度における基準値が，ある事象に対してどの程度の予測能を有しているかについて検討する場合，感度（Sensitivity）と特異度（Specificity）によって判断されることが一般的です．感度は，疾患ありの人がある検査で陽性であった割合を示します．反対に特異度は，疾患なしの人がある検査で陰性であった割合を示します．感度と特異度の計算方法は図のとおりで，感度，特異度はそれぞれ0～1の間の値をとり，1に近い値ほどそれぞれにおいて優れていることを意味します．

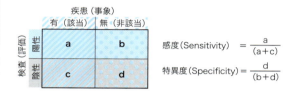

図　感度（Sensitivity）と特異度（Specificity）の算出方法

（土井剛彦）

索 引

数 字

2way ANOVA 166

欧 文

ANOVA 163

AUC 61

Bland–Altman 分析 158

Bonferroni 法 44, 50, 108, 110, 112

Cochran–Mantel–Haenszel 検定 89

Cochran Q 検定 164

Cox 比例ハザード回帰分析 14, 62, 86, 165

Cox 比例ハザード分析 166

Cramer's V 24, 72, 138, 139

Fisher の正確確率検定 13, 82

Friedman 検定 108, 110, 112, 164

ICC 154, 156, 160

Kaplan–Meier 曲線 62, 86

Kaplan–Meier 法 166

Kruskal–Wallis 検定 44, 46, 48, 164

Mann–Whitney の U 検定 ... 18, 20, 22, 96, 110, 126, 132, 164

Mantel–Haenszel 検定 88

McNemar 検定 164

Pearson の相関分析 74, 76, 78, 154, 163, 165

r（効果量） 44

ROC 曲線 60, 122, 124, 126, 128, 130, 132, 134, 136, 167

SEM（Standard Error of Measurement） 155

Shapiro–Wilk 検定 28, 31, 44, 52, 154, 156, 160

Spearman の相関分析 ... 66, 68, 70, 76, 146, 150, 163, 165

Stepwise 法 78

Student's t 検定（対応のない t 検定） 26, 28, 30, 32, 164

t 検定 163

Tukey 法 52, 56, 116, 118

Wilcoxon 符号順位検定 108, 164

Youden index 60, 122, 124, 126, 129, 130, 132, 134, 136

η^2（効果量） 100

κ 係数 138, 140, 142, 144

χ^2 検定 10, 12, 14, 16, 24, 36, 38, 40, 58, 60, 72, 82, 84, 86, 94, 138, 140, 163, 164, 165

ϕ 係数 16, 139, 140

あ

イータ2乗（η^2）（効果量） 100

一元配置分散分析 50, 54, 56, 164

ウィルコクソン（Wilcoxon）符号順位検定 108, 164

重み付け κ（カッパ）係数 146, 148, 152

か

カイ2乗（χ^2）検定 10, 12, 14, 16, 24, 36, 38, 40, 58, 60, 72, 82, 84, 86, 94, 138, 140, 163, 164, 165

カッパ（κ）係数 138, 140, 142, 144

カプラン・マイヤー（Kaplan–Meier）曲線 62, 86

カプラン・マイヤー（Kaplan–Meier）法 166

感度 167

級内相関係数 154, 156, 160

共分散分析 54, 92, 98, 104, 114, 118

曲線下面積 61

クラスカル・ウォリス（Kruskal–Wallis）検定 ……………………… 44, 46, 48, 164

クラメール（Cramer）'s V ……………………… 24, 72, 138, 139

効果量 η^2 ……………………… 100

効果量 d ……………………… 120

効果量 r ……………………… 44

交互作用 ……………………… 42

コクラン・マンテル・ヘンツェル検定 ……………………… 89

さ

残差 ……………………… 16

残差分析 ……………………… 24, 36

シャピロ・ウィルク（Shapiro-Wilk）検定 ……………………… 28, 31, 44, 52, 154, 156, 160

重回帰分析 ……………………… 26, 30, 32, 74, 76, 78, 164, 165

順序ロジスティック回帰分析 ……………………… 42, 68, 165

ステップワイズ（Stepwise）法 ……………………… 78

スピアマン（Spearman）の相関分析 ……………………… 66, 68, 70, 76, 146, 150, 163, 165

層別解析 ……………………… 26

層分け ……………………… 70

た

対応のある t 検定 ……………………… 120, 164

対応のない t 検定（Student's t 検定）……………… 26, 28, 30, 32, 164

多重比較 ……………………… 44, 50, 52, 56, 108, 110, 112, 116, 118

ダミー変数 ……………………… 46

単位変化量 ……………………… 64

調整済み残差 ……………………… 24

テューキー（Tukey）法 ……………………… 52, 56, 116, 118

特異度 ……………………… 167

は

反復測定一元配置分散分析 ……………………… 52, 116, 118

反復測定二元配置分散分析 ……………………… 90, 98, 100, 102, 104, 106, 114, 166

反復測定分散分析 ……………………… 164

ピアソン（Pearson）の相関分析 …… 74, 76, 78, 154, 163, 165

ファイ（ϕ）係数 ……………………… 16, 139, 140

フィッシャー（Fisher）の正確確率検定 ……………… 13, 82

ブランド・アルトマン（Bland–Altman）分析 ……………… 158

フリードマン（Friedman）検定 ……………… 108, 110, 112, 164

分散分析 ……………………… 163

偏相関分析 ……………………… 80

ボンフェローニ（Bonferroni）法 ……………… 44, 50, 108, 110, 112

ま

マンテル・ヘンツェル（Mantel-Haenszel）検定 ……… 88

マン・ホイットニー（Mann–Whitney）の U 検定 ……………… 18, 20, 22, 96, 110, 126, 132, 164

ら

リスク差 ……………………… 83

リスク比 ……………………… 83

ログランク検定 ……………………… 58, 165

ロジスティック回帰分析 ……………… 10, 12, 34, 38, 40, 60, 64, 84, 122, 128, 130, 134, 136, 165

執筆者一覧 ※所属は執筆時のもの

【編 集】

山田　実　筑波大学大学院人間総合科学研究科

【編集協力】

浅井　剛　神戸学院大学総合リハビリテーション学部

土井剛彦　国立長寿医療研究センター予防老年学研究部

【執 筆 （五十音順）】

浅井　剛　神戸学院大学総合リハビリテーション学部

阿部祐樹　季美の森リハビリテーション病院／筑波大学大学院人間総合科学研究科

石山大介　聖マリアンナ医科大学東横病院リハビリテーション室

上田雄也　神戸大学医学部附属病院リハビリテーション部／神戸大学大学院保健学研究科

上村一貴　富山県立大学教養教育

大路駿介　東京医科歯科大学スポーツ医歯学診療センター

大谷啓尊　神戸国際大学リハビリテーション学部

岡　智大　あんしん病院リハビリテーション科／神戸大学大学院保健学研究科

音部雄平　聖マリアンナ医科大学病院リハビリテーション部／筑波大学大学院人間総合科学研究科

筧　智裕　牛久愛和総合病院リハビリテーションセンター／筑波大学大学院人間総合科学研究科

紙谷　司　京都大学医学部附属病院臨床研究教育・研修部／京都大学大学院医学研究科

河村知範　岸和田徳洲会病院リハビリテーション科

木村鷹介　JCHO東京新宿メディカルセンターリハビリテーション室／筑波大学大学院人間総合科学研究科

國枝洋太　東京都済生会中央病院認知症疾患医療センター／首都大学東京大学院人間健康科学研究科

久保宏紀　伊丹恒生脳神経外科病院リハビリテーション部

小山真吾	聖マリアンナ医科大学病院リハビリテーション部／筑波大学大学院人間総合科学研究科
佐藤惇史	東京大学医学部附属病院国立大学病院データベースセンター／筑波大学大学院人間総合科学研究科
澤　龍一	国際医療福祉大学成田保健医療学部
立松典篤	国立がん研究センター東病院骨軟部腫瘍・リハビリテーション科
田中友也	苑田会人工関節センター病院リハビリテーション科／筑波大学大学院人間総合科学研究科
土井剛彦	国立長寿医療研究センター予防老年学研究部
永井宏達	兵庫医療大学リハビリテーション学部
西尾尚倫	埼玉県総合リハビリテーションセンター理学療法科
橋口　優	群馬パース大学保健科学部
飛山義憲	東京工科大学医療保健学部
福元喜啓	神戸学院大学総合リハビリテーション学部
本田寛人	藍野大学医療保健学部
三栖翔吾	甲南女子大学看護リハビリテーション学部
山田　実	筑波大学大学院人間総合科学研究科
和田　治	あんしん病院リハビリテーション科

編者プロフィール

【編集】

山田 実 （やまだ　みのる）

2008年度より京都大学大学院医学研究科助手，'10年度より同大学院助教，'14年度より筑波大学人間系准教授（現職）．現在の専門は，老年学．特に介護予防，フレイル，サルコペニアの研究に従事．大学では，老年学の教鞭をとる傍ら，理学療法士や作業療法士，保健師などの医療専門職種の大学院生の指導にあたる．受賞歴：平成24年度長寿科学賞，The Geriatrics & Gerontology International Best Article Award 2012，同誌 Best Reviewer Award 2016など．

【編集協力】

浅井 剛 （あさい　つよし）

2005年神戸大学医学部保健学科理学療法学専攻卒業，'07年神戸大学大学院博士課程前期課程修了（保健学修士），'13年神戸大学大学院博士課程後期課程修了（保健学博士）．'05年神戸学院大学総合リハビリテーション学部医療リハビリテーション学科助手，'09年神戸学院大学総合リハビリテーション学部医療リハビリテーション学科助教（現職）．高齢者の転倒，介護予防，小型加速度センサを用いた歩行解析，二重課題下における歩容変化の研究に従事．

土井剛彦 （どい　たけひこ）

地域リハビリテーションに従事し，2012年神戸大学大学院博士課程を修了（保健学）．'10年より国立長寿医療研究センターにて研究員として所属し，'15年には Albert Einstein College of Medicine で外来研究員として研究活動を行い，現職（国立長寿医療研究センター室長）．専門領域はリハビリテーション科学，老年学で，高齢者の健康増進や介護予防に関する研究を行っており，第49回日本理学療法学術大会で「優秀賞」，The Geriatrics & Gerontology International Best Article Award 2015などを受賞．

メディカルスタッフのためのひと目で選ぶ統計手法

「目的」と「データの種類」で簡単検索！ 適した手法が 76 の事例から見つかる、結果がまとめられる

2018 年 6 月 1 日　第 1 刷発行	編　集	山田　実
2023 年 11 月 10 日　第 5 刷発行	編集協力	浅井　剛，土井剛彦
	発行人	一戸裕子
	発行所	株式会社　羊　土　社
		〒 101–0052
		東京都千代田区神田小川町 2-5-1
		TEL　　03（5282）1211
		FAX　　03（5282）1212
		E-mail　eigyo@yodosha.co.jp
ⓒ YODOSHA CO., LTD. 2018		URL　　www.yodosha.co.jp/
Printed in Japan		
ISBN978-4-7581-0228-5	印刷所	日経印刷株式会社

本書に掲載する著作物の複製権，上映権，譲渡権，公衆送信権（送信可能化権を含む）は（株）羊土社が保有します．
本書を無断で複製する行為（コピー，スキャン，デジタルデータ化など）は，著作権法上での限られた例外（「私的使用のための複製」など）を除き禁じられています．研究活動，診療を含み業務上使用する目的で上記の行為を行うことは大学，病院，企業などにおける内部的な利用であっても，私的使用には該当せず，違法です．また私的使用のためであっても，代行業者等の第三者に依頼して上記の行為を行うことは違法となります．

JCOPY ＜（社）出版者著作権管理機構　委託出版物＞
本書の無断複写は著作権法上での例外を除き禁じられています．複写される場合は，そのつど事前に，（社）出版者著作権管理機構（TEL 03-5244-5088，FAX 03-5244-5089，e-mail：info@jcopy.or.jp）の許諾を得てください．

乱丁，落丁，印刷の不具合はお取り替えいたします．小社までご連絡ください．

羊土社のオススメ書籍

PT・OTのための 臨床研究 はじめの一歩

研究デザインから統計解析、ポスター・口述発表の
コツまで実体験から教えます

山田 実／編著
土井剛彦, 浅井 剛／著

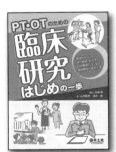

はじめての研究でも大丈夫！現役研究者の実体験と身近な例から「なにをすべきか」がわかります。臨床業務と研究両立のコツ,研究計画書,スライド・ポスター例まで付録も充実.自分で研究を進める力が身につきます！

■ 定価3,520円（本体3,200円＋税10%）　■ B5判
■ 156頁　■ ISBN 978-4-7581-0216-2

ぜんぶ絵で見る 医療統計

身につく！　研究手法と分析力

比江島欣慎／著

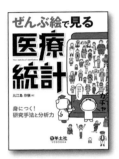

まるで「図鑑」な楽しい紙面と「理解」優先の端的な説明で, 医学・看護研究に必要な統計思考が"見る見る"わかる. 臨床研究はガチャを回すがごとし…？！統計嫌い克服はガチャのイラストが目印の本書におまかせ！

■ 定価2,860円（本体2,600円＋税10%）　■ A5判
■ 178頁　■ ISBN 978-4-7581-1807-1

医療統計解析 使いこなし 実践ガイド

臨床研究で迷わないQ&A

対馬栄輝／編

「結局, 統計解析ってどうやったらいいの？」そんな疑問にお答えします！統計手法の選び方, 論文への書き方から統計ソフトを使った具体的な解析手順まで, 数式なし・Q&A形式で楽しくわかる！

■ 定価3,080円（本体2,800円＋税10%）　■ A5判
■ 254頁　■ ISBN 978-4-7581-0248-3

スッキリわかる！ 臨床統計 はじめの一歩 改訂版

統計のイロハからエビデンスの
読み解き方・活かし方まで

能登 洋／著

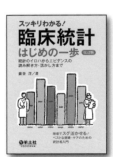

エビデンスを診療やケアに活かすための超入門書！「論文を読む際はどこを見る？」「臨床研究は何から始めるべき？」などの初歩的な疑問が数式なしでスッと理解できます. EBMを実践したい医師・看護師にオススメ！

■ 定価3,080円（本体2,800円＋税10%）　■ A5判
■ 229頁　■ ISBN 978-4-7581-1833-0

発行　羊土社 YODOSHA　〒101-0052　東京都千代田区神田小川町2-5-1　TEL 03(5282)1211　FAX 03(5282)1212
E-mail：eigyo@yodosha.co.jp
URL：www.yodosha.co.jp/

ご注文は最寄りの書店, または小社営業部まで

羊土社のオススメ書籍

ていねいな保健統計学 第2版

白戸亮吉,鈴木研太／著

看護師・保健師国試対応！難しい数式なしで基本的な考え方をていねいに解説しているから、平均も標準偏差も検定もこれで納得！はじめの一冊に最適です．第2版では統計データを更新．国試過去問入りの練習問題付き．

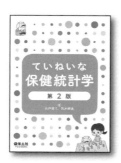

- 定価2,420円（本体2,200円＋税10％）
- 199頁　■ ISBN 978-4-7581-0976-5
- B5判

短期集中！オオサンショウウオ先生の医療統計セミナー
論文読解レベルアップ30

田中司朗,田中佐智子／著

一流医学論文5本を教材に、正しい統計の読み取り方が実践的にマスターできます．数式は最小限に、新規手法もしっかりカバー．怒涛の30講を終えれば「何となく」の解釈が「正しく」へとレベルアップ！

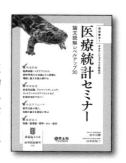

- 定価4,180円（本体3,800円＋税10％）
- 198頁　■ ISBN 978-4-7581-1797-5
- B5判

基礎から学ぶ統計学

中原 治／著

理解に近道はない．だからこそ、初学者目線を忘れないペース配分と励ましで伴走する入門書．可能な限り図に語らせ、道具としての統計手法を、しっかり数学として（一部は割り切って）学ぶ．独習・学び直しに最適

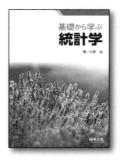

- 定価3,520円（本体3,200円＋税10％）
- 335頁　■ ISBN 978-4-7581-2121-7
- B5判

あなたの臨床研究応援します
医療統計につながる正しい研究デザイン、観察研究の効果的なデータ解析

新谷 歩／著

臨床研究法が求めている「科学性」とはなにか、観察研究と介入研究のどちらをすればよいか…臨床医が陥りやすい事例を用い、臨床研究法下の注意、可能性、そして、どのような臨床研究を目指せばよいかをわかりやすく．

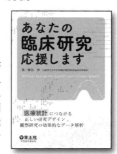

- 定価3,080円（本体2,800円＋税10％）
- 175頁　■ ISBN 978-4-7581-1851-4
- A5判

発行　羊土社 YODOSHA
〒101-0052　東京都千代田区神田小川町2-5-1　TEL 03(5282)1211　FAX 03(5282)1212
E-mail：eigyo@yodosha.co.jp
URL：www.yodosha.co.jp/

ご注文は最寄りの書店、または小社営業部まで

羊土社のオススメ書籍

リハに役立つ 治療薬の知識とリスク管理

宮越浩一／編

よく使われる薬剤を中心に，副作用やリハに影響する因子について丁寧に解説．運動療法や離床時に注意すべきことやリハ中止の基準，主治医への報告のタイミングがよくわかる．急性期から在宅リハまで広く役立つ1冊．

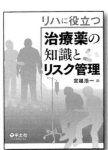

- 定価3,960円（本体3,600円＋税10%） ■ A5判
- 256頁 ■ ISBN 978-4-7581-0243-8

リハに役立つ 検査値の読み方・とらえ方

田屋雅信，松田雅弘／編

各検査値の基準値をグラフ化し，異常値の原因・症状が一目でわかるよう工夫しました．リハスタッフが確認すべきこと，リハの中止基準，疾患ごとの検査値を丁寧に解説．case studyもあるので臨床ですぐ活かせる！

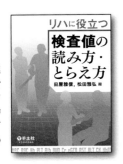

- 定価3,740円（本体3,400円＋税10%） ■ A5判
- 272頁 ■ ISBN 978-4-7581-0227-8

リハに役立つ 論文の読み方・とらえ方

赤坂清和／監，
藤本修平，三木貴弘／編

論文抄読会やステップアップのための自己学習，「論文を読むこと」が目的になっていませんか？論文の構成や統計知識の基本をおさえ，情報を臨床に活かす能力が身につく！豊富な英単語と例文で英語論文も怖くない！

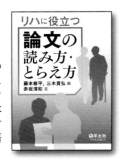

- 定価3,960円（本体3,600円＋税10%） ■ A5判
- 208頁 ■ ISBN 978-4-7581-0247-6

リハの現場でこんなに役立つ iPhone活用術

河村廣幸／編

セラピストのためのiPhone・iPad活用本が登場！臨床を，研究を，勉強を…ちょっと楽しく，便利にする使い方をご紹介！アプリに使われるのでなく，アイディアで使いこなすための1冊です．

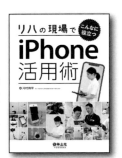

- 定価3,740円（本体3,400円＋税10%） ■ B5判
- 223頁 ■ ISBN 978-4-7581-0241-4

発行 羊土社 YODOSHA
〒101-0052　東京都千代田区神田小川町2-5-1　TEL 03(5282)1211　FAX 03(5282)1212
E-mail：eigyo@yodosha.co.jp
URL：www.yodosha.co.jp/

ご注文は最寄りの書店，または小社営業部まで